肺病 百方 临床应用

U0308640

主　编　付　义　刘　青

副主编　（按姓氏笔画排序）
杨春艳　吴洪波　沈云霞
陈　冰

编　委　（按姓氏笔画排序）
王　希　王艳琼　牛兴宇
付　义　皮安妮　刘　青
刘　俊　齐华隆　杨春艳
李建梅　苏　婷　吴洪波
吴艳蕊　沈云霞　张　楠
张平云　张俊图　张爱华
陈　冰　景海卿　曾科星
管　娟

中国中医药出版社
·北　京·

图书在版编目（CIP）数据

肺病百方临床应用 / 付义，刘青主编 . —北京：中国中医药出版社，
2019.6

ISBN 978 – 7 – 5132 – 5508 – 0

Ⅰ . ①肺… Ⅱ . ①付… ②刘… Ⅲ . ①肺病（中医）—验方—
汇编 Ⅳ . ① R289.5

中国版本图书馆 CIP 数据核字（2019）第 050446 号

中国中医药出版社出版

北京经济技术开发区科创十三街 31 号院二区 8 号楼

邮政编码 100176

传真 010-64405750

河北仁润印刷有限公司印刷

各地新华书店经销

开本 880 × 1230 1/32 印张 12.25 字数 270 千字

2019 年 6 月第 1 版 2019 年 6 月第 1 次印刷

书号 ISBN 978 – 7 – 5132 – 5508 – 0

定价 49.00 元

网址 www.cptcm.com

社 长 热 线 010-64405720

购 书 热 线 010-89535836

维 权 打 假 010-64405753

微信服务号 zgzyycbs

微商城网址 https://kdt.im/LIdUGr

官 方 微 博 http://e.weibo.com/cptcm

天猫旗舰店网址 https://zgzyycbs.tmall.com

如有印装质量问题请与本社出版部联系（010-64405510）

前　言

　　肺为"华盖"，主皮毛而开窍于鼻，直接与外界相通，是人体卫外的第一道防线；而肺又为"娇脏"，易于感受邪气为病，故肺系疾病为临床之"大"病，极为常见而多发。随着社会经济发展、环境的改变，当下又面临诸多新问题与挑战：抗生素滥用与抗生素资源枯竭、病原体升级变异与耐药、雾霾、新发传染病增多、慢性肺病反复发作致患者负担沉重。中药复方因其整体调节、多靶点机制，而非特异性作用较强，具有调节免疫功能及抗炎、抗感染作用，业已证明在肺病领域大有可为。本书基于临床实践精选肺病常用方剂100首，以方为纲，以案为目，列出处（方源）、组成、用法、功用、主治、临床应用6栏，对方剂的肺病临床应用进行系统梳理及阐释，并附有方歌以便于记忆。为尊崇古义，便于读者参详，于"组成"中标示原方的药物炮制细节及剂量，于"用法"中呈现原著的煎服法。"临床应用"的医案大多选自中医优秀期刊，为当今中医同道的临床经验结晶，内容通俗易懂，便于参考学习。本书旨在为从事中医、中西医结合肺病专科及相关工作者提供一本"肘后方"，便于临床中参阅提高，也可对初学者教学使用。另须说明：①书中方剂现代药量仅供参考，具体剂量请根据临床调整。②所列方剂并非肺病专用，而医肺病亦不限此百方。③案例仅供参考，具体治疗请遵医嘱。④参考文献按图书出版标准进行了局部编辑加工。囿于著者水平，书中难免纰漏，不足之处请读者斧正。

《肺病百方临床应用》编委会

2019 年 6 月

目 录

1 桂枝汤

【出处】《伤寒论》

【组成】桂枝去皮，三两（9g），芍药三两（9g），甘草炙，二两（6g），生姜切，三两（9g），大枣擘，十二枚（6g）。

【用法】上五味，㕮咀。以水七升，微火煮取三升，适寒温，服一升。服已须臾，啜热稀粥一升余，以助药力，温覆令一时许，遍身漐漐微似有汗者益佳，不可令如水流漓，病必不除。若一服汗出病瘥，停后服，不必尽剂；若不汗，更服，依前法；又不汗，后服小促其间，半日许，令三服尽；若病重者，一日一夜服，周时观之。服一剂尽，病证犹在者，更作服；若汗不出者，乃服至二三剂。禁生冷、黏滑、肉面、五辛、酒酪、臭恶等物（现代用法：水煎服，用量按原方比例酌减，温覆取微汗）。

【功用】解肌发表，调和营卫。

【主治】外感风寒表虚证。恶风发热，出汗头痛，鼻鸣干呕，苔白不渴，脉浮缓或浮弱。时发热、汗自出者。身疼痛，气上冲逆，产后中风，持续数日不解，头微痛，恶寒，心下闷，干呕，汗出，阳旦证仍在者。

【临床应用】

案一：太阳中风

许叔微医案：治其乡人吴得甫，得伤寒，身热，自汗，恶风，鼻出涕，脉关以上浮，关以下弱。此桂枝证也，仲景法中第一方，而世人不研耳。使服之，一暖而微汗解，翌日诸症顿除。桂枝 9 克，白芍 9 克，炙甘草 6 克，生姜 9 克，大枣 6 克。

按语：本案为太阳病桂枝证。广义伤寒，为外感的总称，桂枝证为太阳表虚证，故云得伤寒，实即太阳中风，故治以桂枝汤。患者身热，自汗，恶风，脉关以上浮，关以下弱，符合《伤寒论》"太阳病，头痛发热，汗出恶风"的主证，故以解肌发汗之轻剂，桂枝汤主之。脉关以上浮，关以下弱者，即原文第 12 条太阳中风，阳浮而阴弱的异词，又即原文第 2 条，脉浮缓之意。桂枝汤为伤寒论第一方，世称群方之冠，功能解肌发汗，滋阴和阳，调和营卫。太阳中风，表虚自汗，而热不解，服桂枝汤后，温覆取微似汗，以遍身絷絷汗出为佳。所谓解肌发汗，就是邪由皮毛深入肌肉一层，身热不因汗出而有所减退，故用桂枝为君药，宣通心阳，加强发汗作用。表虚自汗的原因，是在内的营阴不固，故以白芍为臣药，益阴和里以止汗。桂枝味辛性温，温通卫阳，解肌发汗，祛在表之风邪，即古人所谓"桂枝前锋，发表宰宗"。白芍味酸苦，性微寒，益阴和阳，固在里之营阴。生姜味辛性温，佐桂枝解表。大枣味甘性温，佐白芍和里。甘草味甘性平，有安内攘外之功，和养胃气，调和诸药，为发汗之资。服桂枝汤解肌发汗，微汗出后，即能止汗，这是桂枝汤的妙用所在。许氏精研伤寒论，为伤寒大家，最善用伤寒方，辨证论治，独具手眼，故本案患者一啜而病顿除。桂枝辛温，属于温热药物，凡表病化热，或温热病高热，口干舌燥，吐血，咯血，小便黄赤短数，内有火热者，均不宜用。仲景《伤寒例》三云"桂枝下咽，阳盛则毙"，这是应当谨记的一条教训。应用桂枝汤的要诀，病者常自汗出，小便正常，手足温和，或手指稍露出外则觉微冷，覆之则温，浑身发热，微烦而又恶寒，才可用之勿误。仲景《伤寒论》中，以桂枝汤加减化裁共有 19 方之多，疗效卓著。但是，如不很好地掌握适应证，亦为害非浅，高明如王清任，他在《医林改错》中说："发热有汗之证，从未见桂枝汤治愈一人。"杨素园大不以为然，说："常治风伤卫证，半剂辄愈。"王孟英说："改错所云者，乃温热证也。若风寒伤卫，岂可不遵仲景之法而不用桂枝汤。"余亦谓然。近人多谓近世无桂枝证，或谓古方不可治今病，道听途说，人云亦云，凡此种种，都是未读《伤寒论》的缘故，希望研究中医的人，认真读一读《伤寒论》吧！（摘自：熊寥笙. 伤寒名案选新注. 成都：四川人民出版社，1981.）

案二：过敏性鼻炎

孙某，男，32 岁。2016 年 9 月 3 日初诊。罹患过敏性鼻炎 10 余年，每年换季时发作，尤多见于晨起。刻下发作，鼻痒，鼻塞，喷嚏不断，流清涕。恶寒畏风，平素易感冒伤风。舌淡红，苔薄白，脉细弱。西医诊断：过敏性鼻炎。中医诊断：鼻鼽。辨证：肺气虚，卫表不固。方药：桂枝汤加减。处方：桂枝 12g，白芍10g，苍耳子 10g，升麻 6g，乌梅 10g，石榴皮 10g，辛夷 6g，生姜 6g，甘草 3g。7 剂，水煎服。嘱注意保暖，饮食清淡，避免感冒，并嘱患者隔日灸血海、曲池及肺俞穴调理气血，提高免疫力。2016 年 9 月 10 日二诊。服药 1 周后，症状明显改善。晨起后仍时有喷嚏发作并流涕，但持续时间明显变短。舌淡苔薄白，脉平。处方：上方减辛夷、升麻，加黄芪 15g，白术 10g。7 剂，水煎服。嘱继续隔日艾灸 3 个穴位。2016 年 9 月 20 日三诊。上述症状基本消失。舌淡苔薄白。改方：黄芪 15g，白术 10g，防风 6g，乌梅 10g，石榴皮 10g，甘草 3g。7 剂，水煎服。嘱继续隔日灸 3 个穴位。2016 年 9 月 29 日四诊。上述症状消失，舌红苔薄白。嘱需继续注意保暖，避免感冒，并改服中成药玉屏风颗粒 1 次 1 袋，1 天 3 次。服用 2 周，以益气固表。嘱其每于季节变换前服用以达固表防变之功，并可加足三里穴艾灸以增强体质。后 2017 年 10 月偶遇患者陪同家人来诊，述按医嘱调护，再未犯。

按语：本例过敏性鼻炎迁延日久，且平素易伤风感冒，属肺气虚损，肺卫不固。予桂枝汤调和营卫，并加苍耳子、辛夷宣通鼻窍，升麻升举阳气。现代药理学研究显示，乌梅、石榴皮具有良好的抗过敏作用。诸药合用，改善症状并调和营卫，辅以艾灸提高机体抵抗力，是以取得明显疗效。[摘自：于少丽. **过敏性鼻炎验案一则**. 内蒙古中药，2018，37(2)：91.]

案三：自汗

谭某，男，46 岁。2015 年 8 月 14 日初诊。主因"汗出 2 月"就诊于门诊。2 个月前患者无明显诱因出现汗出，多发于醒后，以背部为主，活动后不加重，伴恶风，怕冷，偶感烘热，未经治疗。就诊时可见：汗出，烦躁，眠差，纳可，二便调，不善与人交流，舌红，苔白腻，脉弦。既往失眠 2 年，间断睡前口服氯硝西泮片 1mg，诊断糖尿病 6 个月，未口服药物治疗。中医诊断：自汗。证属阴阳失调，营卫不和。治法：调和阴阳，调和营卫。方用桂枝汤加减。处方：桂枝 18g，白芍 18g，甘草 6g，生姜 3 片，大枣 5 枚，泽泻 20g，鹿衔草 15g。7 剂，水煎服，日 1 剂，早晚分服。2015 年 8 月 21 日二诊：服药后汗出明显好转，仍眠差，舌脉同前，继续服用前方，前方基础上加用炒酸枣仁 30g，夜交藤 30g，磁石（先煎）30g。7 剂。磁石先煎 1 小时，余药煮沸后同煎 20 分钟。2015 年 8 月 28 日三诊：患者自觉睡醒后汗出、恶风、怕冷症状基本消失，烦躁、烘热感、睡眠不佳等症状较前改善，仍不善与人交流。舌红，苔白，脉弦。继续前法。以前方加浮小麦 10g，甘草 30g，大枣 10 枚。2015 年 9 月 4 日四诊：患者汗出消失，烦躁、睡眠好转，主动与人交流。舌脉同前，继续服用上方，嘱继续口服上方 14 剂后停药。

按语：汗出多发于醒后，机体夜间卫气入内，营气走外，白昼时营气入内，卫气走外，睡醒时是机体阴阳、营卫出入交换的时间点，这时出现汗出，应归为营卫、阴阳的出入、升降路径失调。活动后不汗出，可以判断患者无气虚表现。故予以桂枝汤调和阴阳、营卫。《医碥·汗》曰："汗者，水也，肾之所主也。内藏则为液，上升则为津，下降则为尿，外泄则为汗。"泽泻、鹿衔草均入肾经，肺主通调水道，居于上焦，主气血津液向外、向下；肾主水，居于下焦，主气血津液向内、向下；治疗中为保持气血津液运行的平衡，加用向内下入肾脏的泽泻、鹿衔草，制衡肺脏过度向外上发散。[摘自：汤艳霞，刘亚芳，冀旭艳，等．李宝玲主任医师运用桂枝汤类方治疗自汗验案举隅．光明中医，2018, 33(7): 1025–1027.]

② 麻黄汤

【出处】《伤寒论》

【组成】麻黄_{去节}，三两（9g），桂枝_{去皮}，二两（6g），甘草_炙，一两（3g），杏仁_{去皮、尖}，七十个（9g）。

【用法】上四味，用水九升，先煮麻黄，去上沫，内诸药，煮取二升半，去滓，温服八合，覆被取微汗，不需啜粥，余如桂枝法将息（现代用法：用量按原方比例酌减，水煎服，温覆取微汗）。

【功用】发汗解表，宣肺平喘。

【主治】外感风寒表实证。恶寒发热，头身疼痛，无汗而喘，舌苔薄白，脉浮紧。

【临床应用】

案一：感冒

患者（本文笔者），男，52岁。2016年5月23日晚上散步汗出，当风感寒，晚间便觉乏力，随后腹泻2次，夜间渐恶寒，随后发热，全身疼痛，腰痛，关节酸痛，无汗，未行处理。5月24日凌晨5：00左右自测体温37.7℃，8：00复测体温38.0℃，诸症未减，舌红苔薄白，脉紧。7：30至单位后，即赴中药房配麻黄汤1剂。处方：麻黄9g，桂枝6g，苦杏仁6g，甘草片6g，葛根12g，煎药室煎煮。10：00取回服用200mL，服后数分钟周身汗出，覆被睡至 12：00，热退身凉，诸痛皆减。14：00 自测体温37.3℃，诸症全消，步行至单位上班。

患者（笔者之子），男，27 岁。2016 年 1 月 26 日因天气极寒，晚间外出受寒，回家便感身体不舒。27 日晨，恶寒，发热，体温38℃，身痛，头痛，鼻塞，嗳气，无汗，苔薄白，脉浮紧，此麻黄汤证。《伤寒论》曰："太阳病，或已发热，或未发热，必恶寒，体痛，呕逆，脉阴阳俱紧者，名为伤寒。""太阳病，头痛，发热，身疼，腰痛，骨节疼痛，恶风，无汗而喘者，麻黄汤主之。"嘱服感冒胶囊 1 粒，汗出热退。为防寒热再起，也为验证麻黄汤效果，下午配麻黄汤原方 1 剂（麻黄 9g，桂枝 6g，苦杏仁 6g，甘草片6g），煎好备用。18：00 再发热至 38℃，服药 200mL，不久汗出热退，卧床休息。28 日诸症已消。

按语：以上为笔者和笔者之子伤寒实录。2015 年识麻黄证而未用药，信心不足也；2016 年抱着试一试的心理，如西药不效再用，后服之有效，然不知是西药还是中药发挥了关键作用。2016年初夏，笔者再感风寒出现麻黄汤证时，以中医思维和麻黄汤处方用药，亲自以身试药，效果如期，1 剂而愈。如此，增强了自己学习中医、运用经方的信心，证明只要辨证准确，用药得当，定可"覆杯而愈"。[摘自：吴祝平．运用麻黄汤自疗体会．中国民间疗法，2018，26(6)：108．]

案二：鼻衄

1989 年孟春，曾治愈一刘姓男患者，初始感头痛身重，鼻塞流涕，微恶风寒，自服感冒清、板蓝根冲剂及银翘解毒片 3 日不愈，且增鼻流清血，点滴而下，时作时止，甚为慌张。视其舌质偏淡，苔色薄白偏腻，脉象浮紧有力。辨为风寒束表，阳气怫郁所致。予以麻黄汤，麻黄9g，桂枝6g，杏仁9g，生甘草9g。2剂即愈。

按语：风寒束表之鼻衄，此用麻黄汤开腠发汗，使表气一通，则鼻衄不治自止。[摘自：林家坤.麻黄汤治鼻衄.江苏中医, 1992, (7): 5.]

案三：过敏性鼻炎

闫某，男，62岁。2010年9月2日初诊。有过敏性鼻炎史20年，反复喷嚏，鼻流清涕，遇冷症状加重，无明显季节性。曾用过马来酸氯苯那敏片、阿司咪唑片、酮替芬片、氯雷他定片等抗组胺药物，效果不明显。20天前患者无明显诱因出现频繁喷嚏，鼻流清涕，遇冷空气喷嚏加重，难以自制，严重影响其日常工作及生活，于北京某医院就诊，予丙酸倍氯米松鼻气雾剂、氯雷他定片等药物治疗，但患者喷嚏及鼻塞流涕等症状未见明显减轻，遂转求中医诊治。就诊时患者仍反复喷嚏，鼻塞流涕，咽痒，咳嗽，余无其他不适症状，舌红，苔白，脉浮滑。西医诊断：过敏性鼻炎。中医诊断：鼻鼽。证属风寒袭肺。治以宣肺散寒，化湿通窍。以麻黄汤加味治疗。用药如下：生麻黄、炙甘草各6g，桂枝、杏仁、生姜、苍耳子、陈皮各10g，茯苓20g。水煎服，每日1剂。二诊：2010年9月9日复诊，患者诉喷嚏频率明显减少，无鼻流清涕，舌红，苔黄，脉弦滑。仍以麻黄汤加味治疗。用药如下：生麻黄、炙甘草各6g，桂枝、杏仁、生姜、苍耳子、陈皮各10g，生石膏、生黄芪各30g，茯苓20g。停药至今，未再发作。

按语：过敏性鼻炎是鼻腔黏膜的变应性疾病，鼻炎是鼻腔黏膜和黏膜下组织的炎症，表现为充血或者水肿，患者经常会出现喷嚏、鼻塞、流清水涕、鼻痒、咽喉部不适、咳嗽等症状。鼻腔分泌的稀薄液体样物质称为鼻涕或者鼻腔分泌物，其作用是帮助清除灰尘、细菌，以保持肺部的健康。喷嚏、鼻痒、流涕和鼻塞是过敏性鼻炎最常见的四大症状。其西医治疗主要有脱敏治疗、口服抗组胺药物、吸入糖皮质激素等。中医认为，过敏性鼻炎属于"鼻鼽"范畴，肺主气，司呼吸，上连气道、喉咙，开窍于鼻，外合皮毛，为五脏之华盖，风为百病之长，"伤于风者，上先受之"，鼻为肺之窍，故鼻痒鼽嚏。因此，本病病位在肺，主要病机为风寒恋肺。本案采用麻黄汤加味治疗，方中麻黄宣肺散寒，桂枝、生姜解表散寒，加茯苓健脾化湿，与桂枝合用温化痰饮，杏仁肃肺降气，苍耳子散风通窍，陈皮理气开窍，甘草调和诸药。

[摘自：李寿喜，苗青. 麻黄汤治验 2 则. 陕西中医，2011, 32(6): 752–753.]

③ 桂麻各半汤

【出处】《伤寒论》

【组成】 桂枝_{去皮}，一两十六铢（4g），芍药、生姜_切、甘草_炙、麻黄_{去节}，各一两（各3g），大枣_擘（4枚），杏仁_{汤浸，去皮、尖及两仁}_{者，二十四枚}（3g）。

【用法】 上七味，以水五升，先煮麻黄一二沸，去上沫，内诸药，煮取一升八合，去滓，温服六合（现代用法：用量按原方比例酌减，水煎服）。

【功用】 发汗解肌，调和营卫。

【主治】 表郁轻证。太阳病，得之八九日，如疟状，发热恶寒，热多寒少，一日二三度发，面色反有热色，无汗，身痒者。

【临床应用】

案一：发热

郭某，男，27岁，2003年6月20日就诊。患者因6天前淋雨后发热，每天下午3～5点开始发热，入夜至38.5℃，自服维C银翘片及其他退烧药，虽汗出而热未解。刻诊：微恶寒，怕风，发热，体温38.2℃，纳眠均差，二便尚调，舌淡红，苔薄白，脉浮缓。胸透及血常规检验均无异常。证属外感风寒，邪郁于表。治宜调和营卫，解表发汗。予桂麻各半汤加减。桂枝12g，炙麻黄12g，白芍12g，杏仁10g，炙甘草10g，桔梗15g，苍耳子15g，防风 15g，蝉衣 10g。日 1 剂，水煎服。服 2 剂后遍体微汗出，热退身凉，继服 1 剂，诸症消失，身体复常。

按语： 患者因淋雨后风寒之邪外袭，郁于肌表，不得外达，未能及时就诊，自服解表药，又不得其法，故虽汗出而热未能解。邪郁日久不解，可见恶寒发热定时发作如疟状。恶寒发热乃正气奋起抗邪外出，邪郁不解，病欲自解又不得解，正邪交争所致。纵观脉症，与《伤寒论》原文第 23 条"太阳病，得之八九日，如疟状，发热恶寒，热多寒少，其人不呕，圊便欲自可，一日二三度发……宜桂枝麻黄各半汤"相符，故投予桂麻各半汤加减，既调和营卫而不留邪，又解表发汗而不伤正，刚柔相济，故获效甚良。[摘自：陈汉锐，连乐燊. 桂枝麻黄各半汤验案举隅. 国医论坛，2005，(3)：9.]

案二：中风偏瘫感风寒

李某，女，73 岁。1 年前患中风致残，右侧上下肢瘫痪，失音，听觉尚可，久医无效。延至今年 9 月上旬，突发小便频数，日夜 20 余次，有急胀感，口不渴，诸医初以清热利尿通淋之法，效果不理想，继则以补肾温命门之法，仍不见效。至中旬病势日增，且有形寒怕冷喜闭门关窗之感，并打手势指胸腹，意则胸闷气逼、腹部有发烧难忍之状，头昏晕，小便频数，一日数十溲，近 3 天饮食与水俱不能入口，强入则哕。如此 3 天水米不入，舌苔淡白，脉浮紧而弦，大便 2 天未通。其人素有高血压病史，且形体肥胖。检查：体温 38℃，血压 22.0/13.3kPa，尿常规示白细胞 2 ～ 4 个 / 高倍视野，其余均正常。桂麻各半汤化裁，方药：麻黄 8g，嫩桂枝 8g，杭白芍 10g，光杏仁 10g，生姜 3 片，大枣 10 枚，炙甘草

5g。水煎微温服,禁生冷、黏滑、肉类、五辛食物。1剂微汗出而病大减,3剂而诸症尽退。

按语:桂麻各半汤是仲师伤寒论方,然亦是风伤卫,寒伤营,风寒两伤营卫方也。中风偏瘫是其痼疾,风寒两伤营卫是其新感并病。此由风寒内陷,营卫不通,三焦阻塞,上焦不宣发;肺为脏腑之华盖,主皮毛,肺失宣降,故形寒怕冷,闭门关窗;中焦脾失健运,风寒阻隔,故水谷不入而哕;下焦肾与膀胱,上不能宣发,中不能通调,其下决渎失司,气化失常,故腹烧如焚,欲解不解,欲通不通,小便一日数十次。此病属鬼门不开,三焦闭塞,营卫运行受阻,上下不能通调,故诸症丛生。余以麻、桂开鬼门(犹如提壶揭盖),白芍敛阴和阳,杏仁宣通肺气,生姜升散止哕,大枣调和脾胃,炙草和诸药育阴,故鬼门一开,风寒随微汗而去,三焦得以通调,营卫运行恢复,则诸症霍然而解。[摘自:**胡笑文.桂麻各半汤验案1则.江西中医药**,1997,(4):37.]

案三:无汗症

施某,男,43岁。1980年6月25日初诊。患者全身无汗已4个多月。心中烦闷而热,遍身肌肤烧灼感(腋下体温38.5℃),胸、背、臂部皮肤有粟粒状突起(鸡皮疙瘩),并感针刺样瘙痒。时值盛夏,凡在烈日之下,步行三五分钟,或气候炎热,虽不外出,坐于室内亦觉心烦肌热。面色深红,额上筋脉浮露,齿干,舌质红,苔薄滑微黄,脉浮疾数,右关略弦。在香港时,曾请中西医治疗,罔效,在内地经某附属医院检查诊断为内分泌功能失调,先用西药,后服中药,均未见效。既往史:无特殊病变,经现代医学各种化验检查,身体各部无异常发现,素嗜烟、茶,不敢喝酒,但经常浴冷水和喝菊花、麦冬等泡的凉茶。根据病人的临床表现和生活习惯以及治疗经过，拟诊为寒凉阻遏，肌表闭塞，阳气怫郁，营卫失调。治以通阳开表发汗，调和营卫。方取桂麻各半汤加味：麻黄（去节）9g，桂枝 6g，白芍 6g，生甘草 4g，杏仁 10g，生姜 3g，大枣 4 枚，干浮萍 6g，鲜葱白 7 个（每个 8 寸，连根后入）。上方服 3 剂仍无汗，惟觉皮肤稍有粟粒状隆起，针刺瘙痒感较剧，但心中烦热，其他症状有减轻。此乃药力达表之征，由于寒遏卫分过久，车薪杯水，未能济事，然时当暑热，开表峻剂又不宜过量，恐一汗遂漏不止，耗伤阴液，发生他变，故循序渐进，仍按原方服用。又服 3 剂，初见鼻头汗珠出，继而额上微似有汗，余处无汗。再进 3 剂，即头面胸背汗出敞敞，诸症随之渐消，脉已平，停药观察，随访 2 周，一切均正常，无任何不适感。

按语： 本例无汗而见胸背臂部"肉上粟起"如鸡皮状，有如太阳伤寒麻黄汤证或葛根汤证，但无恶寒，头身疼痛，也无项背强而恶风；无汗兼有心中烦热，脉搏疾数，酷似表寒里热"不汗出而烦躁"的大青龙汤证，但身不疼，无表寒证；无汗而心中烦闷与阳明病，无汗、心中懊侬（199 条）的湿热郁蒸于内略相似，然无"小便不利"之现象，苔虽微黄，乃是嗜烟、茶之故；无汗身热，又似阳明病，无汗，其身如虫行皮中状者（196 条）的津血不足，不能化汗达邪之象，但无久病液亏阴虚之征；若谓阳应不能化汗、鼓邪外出，又不见有阳气不足等虚证。综合分析，推求病因，断定为寒闭肌表，阳气怫郁，导致营卫失调，故运用通阳开表，调和营卫法，宗仲景方化裁，遂使数月之奇疾，不十剂而霍然病愈。[摘自：周石卿，李吉茂.无汗症治验.新中医，1982,(11): 19–20.]

4 桂枝新加汤

【出处】《伤寒论》

【组成】桂枝三两，去皮（9g），芍药四两（12g），甘草炙，二两（6g），人参三两（9g），大枣擘，十二枚（4枚），生姜四两（12g）。

【用法】上六味，以水一斗二升，煮取三升，去滓，温服一升（现代用法：用量按原方比例酌减，水煎服）。

【功用】调和营卫，益气养营。

【主治】发汗后，身疼痛，脉沉迟者。脉沉迟，或痹，或四肢拘挛、心下痞塞者。

【临床应用】

感冒

案一

曹某，女，37岁，教师。1995年3月15日初诊。素体羸弱，夙有头痛旧恙，不任风寒。多日来头痛身痛，曾按感冒服解热镇痛西药及辛散发汗之中药不应，多方延医，杂药频投，症情有增无减。面黄少华，言语低微，头痛背痛，身体酸痛，困乏无力，心悸气短，舌淡脉沉迟而弱。此系任教劳心，耗血伤精太过，复用辛散，损伤气阴，营卫虚而不和。脑乏濡养则头痛，体失滋育则身痛，脉道虚则觉迟而弱。治宜桂枝新加汤加味，益气养阴，填精补血，调和营卫。予桂枝10g，白芍12g，人参（另煎兑服）、炙甘草、当归各 10g，川芎 6g，鹿角胶（烊化）10g，生姜 5 片，大枣（擘）6 枚，水煎服，日 1 剂。服药 5 剂，身痛大减，气力见增。守方又进 5 剂，诸证悉除，自觉轻快有力，旧年头痛竟愈。[摘自：张跃霞，李忠林，李庆升，等.《伤寒论·太阳篇》桂枝新加汤证浅探. 河北中医药学报，2003，(1): 32.]

案二

患者，男，22 岁，医学生。1997 年 5 月 8 日就诊。昨日下午参加校内打扫卫生达 2 小时之久，汗出甚多，衣裤尽湿。当夜即畏寒、发热、头身疼痛，自服速效感冒胶囊 2 粒，药后汗出热减。今晨起床后全身骨节酸楚，肌肉挛痛，畏寒，微热（37.5℃），口淡乏味。舌苔薄白，脉细无力。方以桂枝新加汤加味。桂枝 9g，白芍 12g，炙甘草 5g，生姜 6 片，红枣 4 枚，党参 15g，当归 9g。水煎温服，每日 1 剂。2 剂即愈。

按语：学生之体，营血本弱。汗出过多，正气益虚，邪气袭之，感冒作矣。再服速效感冒胶囊，强令汗出，更劫阴液。营血受损，肌肉失养，故见周身疼痛，肌肉拘挛，脉细无力。桂枝新加汤为调和营卫兼和血益气养阴之剂。以桂枝汤调和营卫；加重生姜宣通卫阳；芍药滋养营血；加党参补益气血；其中芍药、甘草合用又能酸甘化阴，缓急止痛。笔者再加当归则取其养血和血，增强汗后补虚之功。[摘自：李华. 桂枝汤加减治愈太阳病变证两则. 时珍国医国药，2000，(2): 58.]

案三

刘某，女，41 岁。1989 年 10 月 3 日初诊。自诉：头身疼痛，伴微恶风寒，微汗出，口微渴喜热饮。全身乏力 2 天，病人已生 3 胎，素体虚弱，3 天前恶寒发热，头身疼痛，鼻塞流涕，喷嚏不已。自认为伤风小恙，连服 2 次解热止痛散，每次 2 小包，并复被取汗，汗出过多，衣被皆湿。得汗后，即感寒热、头身痛等症得以减轻，但次日又感头身疼痛，微恶风寒，且口微渴喜热饮，时时微汗出。延至第 3 天（10 月 3 日）来诊。望其精神萎靡不振，苔薄而微乏津，舌质淡嫩，脉细无力。证属虚人感冒发汗后，致使营阴卫气虚损，余邪尚存。治宜养营益气，少佐疏风解表。桂枝新加汤加减。党参 25g，桂枝 15g，白芍 20g，炙甘草 10g，大枣 12g，葛根 20g，川芎 10g，白蒺藜 15g，生姜 10g。服 2 剂而愈。

［摘自：林振中 . 桂枝新加汤治身痛证举隅 . 国医论坛，1997, (2): 14-15. ］

5 葛根汤

【出处】《伤寒论》

【组成】 葛根四两（12g），麻黄去节，三两（9g），桂枝去皮，二两（6g），生姜切，三两（9g），甘草炙，二两（6g），芍药二两（6g），大枣擘，十二枚（6g）。

【用法】 上七味，以水一斗，先煮麻黄、葛根，减至二升，去上沫，内诸药，再煮取三升，去滓，每次温服一升，覆取微似汗（现代用法：用量按原方比例酌减，水煎服）。

【功用】 发汗解表，升津舒筋。

【主治】 治外感风寒表实证。恶寒发热，头痛，项背强几几，身痛无汗，腹微痛，或下利，或干呕，或微喘，舌淡苔白，脉浮紧者。

【临床应用】

案一：感冒

患者，女，24岁。2012年6月26日初诊。主诉：咽痛2天。刻下：咽痛，鼻塞，流清鼻涕，恶风畏寒，无咳嗽，全身酸痛，以项背部为甚，舌淡，苔白，脉浮略数。中医诊断：风寒外束，太阳经输不利感冒。治法：发汗解表，舒筋通络。治以葛根汤加减。葛根15g，麻黄10g，桂枝10g，赤芍8g，甘草10g，苦杏仁10g，柴胡10g，桔梗6g，连翘10g。水煎服，每日1剂，分3次服用。服1

剂后，患者诉药后汗出，症状大减，继续服用2剂后诸症悉平。

按语：《伤寒论·辨太阳病脉证并治》曰："太阳病，项背强几几，无汗恶风，葛根汤主之。""项背强几几"，形容受风寒而致项背肌肉拘紧牵强的不适感觉。本案患者全身酸痛，以项背部为甚，流清鼻涕，舌淡，苔白，脉浮略数，辨证当属外感风寒，寒客太阳经输，经气不利之感冒。故以葛根汤发汗解表，散寒舒筋通络，汗透而愈。[摘自：何庆勇．古方治疗外感病三则．中国中医药信息杂志，2013, 20(4): 84.]

案二：慢性鼻炎

贾某，男，29岁。2016年11月24日初诊。反复鼻塞2年，夜间明显，憋气，常因此而憋醒，遇有异味则喷嚏不止，鼻腔干燥，中西药皆用，疗效甚微。伴有畏寒，无汗，口干，欲温饮，口苦，纳可，心中稍烦，夜尿频，大便调。舌淡红，苔薄白，根白腻。右脉沉弱无力，左脉沉略滑。考虑为三阳少阴合病，给予葛根汤加减。处方：葛根30g，麻黄6g，桂枝12g，白芍12g，细辛5g，炮附子9g，石膏30g，柴胡12g，黄芩12g，辛夷9g，苍耳子9g，苍术12g，生姜3片，大枣4枚。7剂后，鼻塞明显减轻，夜间无憋气，鼻干、口干减轻，舌象同前，脉较前有力，上方减轻，共服用20余剂，症状尽数消退。

按语：鼻位于手足阳明经与手足太阳膀胱经交汇处，其中"大肠手阳明之脉……上夹鼻孔……胃足阳明之脉，起于鼻之交頞中，旁约太阳之脉，下循鼻外……小肠手太阳之脉……其支者，别颊上䪼抵鼻，至目内眦，斜络于颧……膀胱足太阳之脉，起于目内眦，上额交颠"，所以，慢性鼻炎多从太阳阳明论治，而葛根汤证为太阳与阳明合病正治之法，其中葛根能清热生津，解郁热，麻黄能发散风寒，并能宣肺，桂枝、芍药则调和营卫，姜草枣则能建中补虚。兼畏寒肢冷，则加麻黄细辛附子汤；兼鼻干、口干，则加麻杏石甘汤；兼口苦、咽干，则加小柴胡汤；兼纳差、便溏，则合理中、平胃之类。其中入鼻之引经药必不可少，苍耳子、辛夷、细辛皆能发散风寒，通鼻窍，均可随症加减。[摘自：徐成振，刘淑琴.葛根汤临证举隅.湖南中医杂志，2017，33(11)：90-91.]

案三：鼾症

刘某，男，12岁。2017年9月6日初诊。自诉打鼾，鼾声如雷，严重影响同学及家人睡眠，深以为恶，多次到耳鼻喉科检查，诊断为过敏性鼻炎，建议手术治疗。刻诊：形体肥胖（体质量70kg），面显油腻，其母代诉，从小学三年级体重增加后开始打鼾，有鼻塞、喷嚏症状，但不明显，项背肌肉紧张，易口渴，喜冷饮，食欲亢进，大便可，舌淡红，苔薄稍黄，脉细数。中医诊断为鼾证，证属阳热内郁、肺气不宣，治以开宣肺气、除热止鼾。处方：葛根10g，麻黄8g，桂枝8g，白芍6g，生姜6g，大枣4枚，川芎10g，桔梗6g，黄芩10g，辛夷（包煎）6g，生甘草6g。7剂，每日1剂，水煎，分2次口服。2017年9月13日二诊：母亲代诉鼾声、鼻塞较前减轻，继续服用15剂，痊愈告终。

按语：肺开窍于鼻，打鼾是由于鼻窍不通，肺气不得正常宣发所致，故用葛根汤宣发肺气，酌加宣通鼻窍之药，从而鼾声可止。临床中该类患儿形体壮实，肥胖，鼾声粗大，多伴有鼻炎。[摘自：刘延庆，应栩华.葛根汤治疗儿科疾病验案举隅.中医儿科杂志，2018，14(3)：31-33.]

⑥ 麻黄加术汤

【出处】《金匮要略》

【组成】 麻黄去节，三两（9g），桂枝去皮，二两（6g），甘草炙，一两（3g），杏仁去皮尖，七十个（6g），白术四两（12g）。

【用法】 上五味，以水九升，先煮麻黄，减二升，去上沫，内诸药，煮取二升半，去滓，温服八合，覆取微似汗（现代用法：用量按原方比例酌减，水煎服）。

【功用】 发汗解表，散寒祛湿。

【主治】 风寒夹湿痹证。身体烦疼，无汗等。

【临床应用】

案一：感冒

马某，女，56岁。2010年8月10日就诊。半月前淋雨后发热、恶寒、头项强痛、身痛，输液治疗半月症状未好转。发热半月，体温38.2℃左右，恶寒、头项强痛、身痛、身重，腹胀，舌质淡红，苔白腻，脉浮紧。血常规检查：WBC 10.6×10⁹/L，N 0.75，L 0.25。诊断为太阳病，辨证为寒湿中太阳经。治宜解表散寒，除湿止痛。方用麻黄加术汤加减。麻黄6g，桂枝10g，杏仁10g，炙甘草6g，苍术12g，薏苡仁30g，葛根30g。水煎服，每日1剂。服药1次后出汗症状大减，服完1剂症状消失而愈。

按语： 发热半月仍有太阳经之症状，如发热、恶寒、头项强痛、身痛、脉浮紧，同时还有身重等湿邪症状，故用麻黄加术汤加减解表散寒、除湿止痛，1 剂而愈。[**摘自：**龚贵川 . 经方治案四则 . 实用中医药杂志, 2014, 30(9): 876.]

案二：大叶性肺炎

王某，男，45 岁，煤矿工人。因发热恶寒、咳嗽、气喘 3 天，在当地村卫生所治疗未果而前来我院就诊。患者脸色苍白，发热恶寒，无汗，头不痛而重，呼吸急促，咳痰量少色白，口渴喜热饮，舌色暗红，舌体胖大边有齿痕，舌苔白湿润而厚腻满布，两手脉皆弦而数，脉搏 101 次 / 分，体温 39.8℃。血常规化验：白细胞 25×10^9/L，中性粒细胞百分比 97%。X 线检查：左肺上叶阴影，边缘不规则。诊断为"大叶性肺炎"。遂收治住院治疗。初诊诊断为太阳寒湿证，患者由于素体湿盛，复感寒湿，内外合邪袭于太阳。治当辛温发汗，散寒除湿。遵循张仲景之法，治以加减麻黄加术汤。麻黄 4g，桂枝 5g，制苍术 8g，枳壳 7g，陈皮 9g，半夏 6g，茯苓 9g，杏仁 6g，瓜蒌仁 9g，生姜 6g。2 剂，水煎服。同时用抗炎治疗。患者当晚遍身微微汗出，体温降到 36.5℃。以上方加减继续服用 5 剂，病情逐渐稳定。但患者舌苔仍厚腻。患者住院 5 天后突然高热寒战，无汗，烦躁不安，咳嗽痰黄稠，左侧胸胁胀痛，恶心呕吐，体温 40.1℃。两手脉弦滑而数，苔黄厚腻，大便数日未行，但腹部按之柔软无疼痛。复诊为太阳少阳合病。治疗在辛温发汗、散寒除湿基础上，和解少阳。以上方加黄芩 6g，柴胡 4g。3 剂，水煎服。服药后，患者全身微微汗出，到午夜体温降为 37.2℃。到第 4 天，患者呼吸平稳，咳嗽减轻，痰少色微黄，大便已行，胸胁胀痛明显减轻，但仍有恶心欲吐、胸胁不舒之感，苔黄微腻，脉弦细而滑。可见，患者是太阳证已罢，而转属少阳，故以小柴胡汤加减继续治疗。柴胡7g，黄芩4g，姜半夏6g，茯苓9g，白蔻仁2g，太子参9g，生姜6g。2剂，水煎服。服用上方第3天后，患者体温恢复正常。用加减二陈汤调理一周后，症状、体征完全消失。血常规化验，白细胞及中性粒细胞恢复正常。X线检查，患者肺炎病灶已消散吸收而痊愈出院。[摘自：李军，王成天.加减麻黄加术汤临床应用.中国民族民间医药，2012, 21(8): 123.]

案三：高热

李某，男，45岁。主诉"反复高热3周余"，于2011年9月13日15：00初诊。患者自诉于2011年8月21日无明显诱因出现发热，于某医院就诊。查：体温39.5℃，血常规未见明显异常，C反应蛋白28mg/L，EB病毒（－），衣原体（－），布氏菌（－）。予西药（具体不详）治疗无效。2011年8月31日复查血常规：白细胞$5×10^9$/L，淋巴细胞0.62，中性粒细胞0.29。自服退热药后有汗出，体温略有下降。但转而又发热，自觉每晚7：00～8：00热起，晚10：00左右体温最高达40℃。刻诊：体温39℃，夜间加重，伴恶寒，头痛，手足凉，身痛，咳嗽，无恶心，无咽痛，无汗出，纳可，睡眠一般，二便尚调。查浅表淋巴结无肿大，舌胖，色暗红，苔薄白腻，脉浮细濡数。西医诊断：发热原因待查。中医诊断：高热，证属外感寒邪，内有湿阻，郁而发热。治法：解表散寒，祛湿除热。方用麻黄加术汤。生麻黄10g，炒杏仁10g，桂枝10g，甘草10g，麸炒苍术15g。7剂。每日1剂，水煎，分2次温服。嘱其热退后停服。2011年9月20日二诊：患者诉上方仅服3剂后，周身汗出，发热已退，疼痛大减，偶有咳嗽，疲乏，舌红，苔薄白，脉转为缓象。继予人参败毒散善后调理。1周后随访，热退、咳减、疲乏消失，宛若常人。

按语：麻黄加术汤出自《金匮要略》，书云："湿家之为病，一身尽疼，发热，身色如熏黄也……湿家身烦疼，可与麻黄加术汤发其汗为宜，慎不可以火攻之。"患者发热、恶寒、头痛、无汗出，系太阳伤寒之证；周身酸楚、苔白而腻、脉细濡数为湿邪内阻所致；外有寒邪，内有湿阻，内外合邪，气机郁而不畅则发热；而湿邪黏腻留恋，故久热不退。方用麻黄加术汤，以麻黄汤外散风寒、解表发汗，加苍术内解湿邪，并防麻黄发汗太过而成虚脱之证，以达到仲景所谓"小汗法"之旨。故3剂后外寒得散、内湿得除、气机得畅而病愈。临床体悟，在熟读中医经典的基础上善于运用经方，并勤加思考，才能辨证准确，有的放矢，在治疗急危重症时方可取得满意疗效。[摘自：汪刚，齐文升. 齐文升教授用麻黄加术汤治疗高热1则. 中国中医急症，2013, 22(1): 64.]

7 银翘散

【出处】《温病条辨》

【组成】连翘一两（30g），银花一两（30g），苦桔梗六钱（18g），薄荷六钱（18g），竹叶四钱（12g），生甘草五钱（15g），芥穗四钱（12g），淡豆豉五钱（15g），牛蒡子六钱（18g）。

【用法】上杵为散。每服六钱（18），鲜苇根汤煎，香气大出，即取服，勿过煮。肺药取轻清，过煮则味厚入中焦矣。病重者，约二时一服，日三服，夜一服；轻者，三时一服，日二服，夜一服；病不解者，作再服（现代用法：作汤剂，水煎服，用量按原方比例酌减）。

【功用】辛凉透表，清热解毒。

【主治】温病初起。发热，微恶风寒，无汗或有汗不畅，头痛口渴，咳嗽咽痛，舌尖红，苔薄白或薄黄，脉浮数。

【临床应用】

案一：流行性感冒

邓某，女，58岁，家住山东省烟台莱州市。2017年12月20日初诊。自述1日前去同村亲戚家拜访后感头痛，鼻塞声重，咳嗽，咽痛，浑身酸痛，乏力，微有汗出，食欲不振，后感恶寒，自行量体温37.7℃，自服"感冒灵颗粒"1包，后仍微有汗出，恶寒稍解，余症状未见缓解，故来诊。询问患者是否有感风寒之气，患者否认，并补充说家中亲戚感冒颇重，前去探望，恐被其传染，且村中大半人家均有患感冒者，且症状多有相似。又问患者近来天气如何，患者述入冬以来天气较往年干燥温暖，近期并未有雨雪。又问患者睡眠、二便、经带情况，患者诉睡眠梦多，心情微烦，大小便较之往常未见变化，已停经 7 年，白带亦无异常。后观其舌脉，舌质红，边尖尤甚，苔薄白略干，脉浮数。体温 37.2 ℃。笔者综合其症状体征及舌脉，辨证分析如下：本病西医属流行性感冒，中医辨证可归属于风温邪袭肺卫证。患者无明显诱因出现上述症状，结合当时流行性感冒各地频发，患者先前接触过被感染者，且症状典型，故判断其为流行性感冒。中医辨证为邪犯于表，卫气被郁，开合失司，故可见发热，恶寒，微有汗出；卫气郁滞，经脉不利，头为诸阳之会，故见头痛，浑身酸痛；肺开窍于鼻，邪从口鼻而入，侵袭于肺，肺为娇脏，气机失于宣降，通调水道之功受损，故见鼻塞声重、咳嗽；温热之邪搏结气血，郁于肺之门户，则见咽痛；温热之邪易伤津耗气，但病邪初犯人体，津伤不甚，故见乏力，舌苔略干，而二便未见异常；邪尚在表故见脉浮数，苔薄白；邪虽尚未传入里，然阳热之邪仍微扰心神，故梦多微烦。综合脉症，治当辛凉透表，清热解毒，宣肺泄热。故予银翘散加减。处方如下：金银花 30g，连翘 30g，竹叶 12g，荆芥穗 12g，牛蒡子 18g，淡豆豉 15g，薄荷 18g，生甘草 15g，芦根 18g，桔梗 18g。用法：纳上药，水量没过药煎服，勿过煎。每日一剂，分三次温服。病愈即可停药，不可过服。3 日后，患者复诊，自述仍稍有咳嗽，余症悉除。嘱其停药，饮食清淡，勿食辛辣，勿食肥甘厚腻，以防病复。随访 1 周，未见反复。

[摘自：曲江凤，余江维，余国君，等．银翘散治疗流行性感冒经验总结．中西

医结合心血管病电子杂志，2018, 6(14): 148-150.]

案二：急乳蛾

李某，男，10岁。因"咽喉疼痛，发热一天"于2015年12月23日前来就诊。症见：咽喉疼痛，吞咽时加重，发热，恶寒，头痛，咳嗽，未曾吐痰，纳差，二便调，测体温39℃，自服头孢克肟分散片，效果不佳。查：扁桃体红肿，左侧扁桃体Ⅱ度肿大，右侧扁桃体Ⅰ度肿大，散在白色脓点，手心热。舌边尖红，苔薄白，脉滑数。中医诊断：乳蛾，热毒搏结证。西医诊断：急性化脓性扁桃体炎。治法：清热解毒，散结消肿。处方：金银花15g，连翘15g，牛蒡子9g，桔梗9g，甘草5g，淡竹叶9g，荆芥9g，淡豆豉9g，薄荷5g，浙贝母15g，玄参30g，僵蚕15g，三棱12g，莪术12g。嘱煎2次，每次15分钟，将2次药液混匀，日3次，温服。忌食辛辣油腻之品。26日复诊述：服药后咽喉已不疼痛，偶有咳嗽，纳可，大便一日2次，测体温36.5℃。查：扁桃体红肿不甚明显，两侧扁桃体均呈Ⅰ度肿大，白色脓点不可见，舌边尖红，苔薄白，脉细微数。诊断如前，效不更方，继服前方3剂而愈。

按语： 热毒搏结证是急乳蛾中最常见的一种证型，褚老在治疗热毒搏结证时，宗《咽喉经验秘传》"凡患喉症……内有实火，非用降火解毒重剂与通二便之药，断难取效"，采用银翘散加味汤，将吴氏银翘散改散为汤，取原方加玄参、浙贝母、白僵蚕解毒散结消肿。若喉核肿大可加三棱、莪术化瘀散结，甚者可加入全蝎、蜈蚣以增加解毒散结之功。往往收到一剂知、两剂已之奇效。褚老认为，银翘散小剂量可疏散风热，加大剂量则能清热解毒，常见褚老诊治小儿扁桃体肿大，诊脉后往往轻触患儿手心曰"手心热，阴虚啊"，即处银翘散方，不曾见加入养阴之药，初不解，褚老云："小儿体质易虚易实，邪热一清，阴津可自恢复，不必专注滋阴。"实乃临床家之切身按语。[摘自：吴焕波，褚玉槐．褚玉槐主任医师治疗乳蛾经验介绍．光明中医，2017,32(23):3387-3388.]

案三：肺痈初期

患者，女，36岁。今晨起床突感不适，患者主诉恶寒发热，咳嗽胸痛，呼吸不利。发病急骤，热势较高，口干鼻燥，痰黏白，痰量增多，接诊时其舌苔薄黄，脉浮而数。此病机是风热袭表，内犯于肺，肺失宣肃。治法宜疏散风热，清肺解表。治以银翘散加减。金银花15g，连翘15g，薄荷10g，牛蒡子10g，荆芥穗10g，淡豆豉10g，桔梗10g，竹叶10g，芦根10g，杏仁10g，甘草6g。水煎服，每日1剂。服用3剂后，肺痈初期症状明显好转。若内热甚，加生石膏20g，鱼腥草15g，以清肺；若咳重痰多，加前胡10g，桑白皮10g，以止咳化痰；若胸痛甚加瓜蒌皮15g，郁金10g，桃仁10g，以润肺化痰。继服6剂，肺痈初期症状即止。

按语： 古人云：用药如用兵。熟知药物性味归经，了然药物功效于心间，临证遣方用药精当，所选方药，有的放矢，直达病所，且注重整体，能根据症情特点灵活变通，既善应用经典古方，而又不尽拘泥于古方。清热是治疗肺痈的关键所在，包括清宣肺气和清热肃肺两个方面。和解清化方以解其表而和其里，清其热而解其毒为法。综观全方，其配伍特点是辛凉之中配伍少量辛温之品，不悖辛凉治热之旨。疏散风邪与清热解毒相配以成外散内清之功。因此，肺痈初期患者采用银翘散治疗，有治疗时间短、见效快等特点，值得临床推广。［摘自：高庆华. 银翘散治疗肺痈初期.
世界最新医学信息文摘，2016, 16(51): 155.］

8 越婢汤

【出处】《金匮要略》

【组成】 麻黄六两（18g），石膏半斤（24g），生姜三两（9g），甘草二两（6g），大枣十五枚（5枚）。

【用法】 上五味，以水六升，先煮麻黄，去上沫，内诸药，煮取三升，分温三服（现代用法：用量按原方比例酌减，水煎服）。

【功用】 发汗利水。

【主治】 风水夹热证。风水恶风，一身悉肿，脉浮不渴，续自汗出，无大热者。

【临床应用】

案一：急性支气管炎

刘某，女，50岁，教师。发热、咳嗽咳黄痰、胸闷气急4天，体温最高达39℃，舌苔黄，脉数有力。查体：两肺散在哮鸣音。胸透：两肺纹理增粗。辨证：肺热壅盛，肺气上逆。治宜宣肺平喘，止咳化痰。治以越婢汤加味。方药如下：麻黄10g，石膏15g，甘草6g，前胡12g，桔梗12g，黄芩12g，杏仁9g，桑白皮5g，鱼腥草30g。共服10剂，诸症悉平。[**摘自：李跃进.越婢汤治验2例.河北中医**，1998, (4): 196.]

案二：慢性支气管炎急性发作

聂某，女，54 岁。1972 年 11 月 3 日初诊。咳嗽多年，秋冬尤甚，近因天气冷冒寒，引起咳嗽，发热（38.8℃），微恶寒，痰黄，喘急，夜难平卧，烦躁，口燥思饮，食欲减少，大便秘，小便黄，舌淡黄少津，脉浮数。证属阴虚肺燥，风寒伏热。应散寒解表，清肺泄热。治以越婢汤加味。处方：麻黄 5g，石膏 20g，杏仁 10g，条芩 10g，桑皮 10g，竹叶 10g，川贝母 10g，白茅根 15g，鱼腥草 10g，葶苈子 6g，生姜 3 片。二诊：3 剂热减（37.8℃），不恶寒，咳嗽仍频，气喘，能平卧下，痰少而稀，色淡黄。改方：麻黄 3g，石膏 15g，黄芩 10g，苏子 10g，葶苈子 5g，桑皮 10g，百部 15g，浙贝母 10g，麦冬 15g，茅根 10g，枳壳 10g，甘草 3g，大枣 5 个。4 剂症状基本消失。前方加减 4 剂巩固治疗。[**摘自：漆济元 . 加减越婢汤验案三则 . 江西中医药，1988, (3): 7-8.**]

案三：咳喘

张某，男，58 岁。3 年前劳动受寒咳喘，羔延 5 年余，每当天气严寒或劳累咳喘加重。近数日因气温骤降，体受寒，病复重，昼夜咳喘，抬肩呼吸，不能平卧，喉中痰鸣，形寒恶风，手足欠温，面色白，体瘦纳呆，舌苔白腻，脉浮。证属外寒束表，脾阳素虚，肺虚痰饮而致。治宜温阳健脾，宣肺化饮。药用越婢汤化裁。麻黄 10g，石膏 20g，甘草、桂枝、白术、苏子、白芥子、紫苏、桔梗、桑皮各 10g，生姜 3 片，大枣 2 枚为引。上方 6 剂咳喘好转。续用上方加减服 24 剂，诸症趋于解除，后以六君子汤加减合补中益气丸调治 3 个多月，随访数月未复发。[摘自：吕延亭 . 越婢汤临床应用举隅 . 陕西中医，1987, (12): 26.]

9 大青龙汤

【出处】《伤寒论》

【组成】麻黄_{去节，六两}（18g），桂枝_{去皮，二两}（6g），甘草_{炙，}二两（6g），杏仁_{去皮尖，四十枚}（6g），石膏_{鸡子大，碎}（12g），生姜_{切，}三两（9g），大枣_{十二枚，擘}（3g）。

【用法】上七味，以水九升，先煮麻黄，减二升，去上沫，内诸药，煮取三升，去滓，温服一升，取微似汗。汗出多者，温粉扑之；一服汗者，停后服；若复服，汗多亡阳，遂虚，恶风，烦躁，不得眠也（现代用法：用量按原方比例酌减，水煎服）。

【功用】发汗解表，兼清里热。

【主治】外感风寒，里有郁热证。恶寒发热，头身疼痛，无汗烦躁，口渴，脉浮紧。

【临床应用】

案一：头痛

王某，男，35 岁。2003 年 10 月 7 日初诊。头痛反复发作 5 年，每受风寒则头部疼痛剧烈，常用各种止痛片缓解。诊见：前额头痛连及后项，恶寒肢冷，无汗，烦热口干，二便正常，舌红，苔薄白，脉象浮数小滑。外表为风寒所束，内有郁热，证属大青龙汤证。处方：麻黄、桂枝各 6g，苦杏仁 10g，石膏 30g，细辛、甘草各 5g，生姜 2 片，红枣 5 枚。每天 1 剂，水煎服。服 3 剂即头痛消失。再以上方加减调理 10 余天，诸症悉除。追访 1 年未复。

按语：从方证来看，大青龙汤是属于表实里热证，以发表清里治法，主药是麻黄、桂枝配石膏。大青龙汤是表示一个治法，方从法立，临床治疗表实里热病证不一定用大青龙汤，比如以细辛、防风配合生石膏、炒栀子治疗神经性头痛；白芷、川芎配黄芩、蒲公英等治疗鼻窦炎头痛等表现表实里热者，亦颇有效，此乃师其法，毋泥其方。当然，被誉为医方之祖的《伤寒论》方无疑是范本，须通透理解方能不囿于教条而运用自如。[**摘自：胡炜，沈丹**.《伤寒论》方临证应用体会.新中医, 2018, 50(4): 198–200.]

案二：重症感冒

患者，男，42 岁。2012 年 7 月 12 日初诊。患者畏寒发热 3 天。患者 4 天前运动后（当天比较炎热）洗完澡即在空调房休息，第 2 日即觉恶寒发热，无汗，最高体温达 39℃，头昏沉犹如裹重物，咳嗽咯稀白痰，周身关节痛，口干。市某医院呼吸科诊断为上呼吸道感染，予克林霉素 1.2g 加地塞米松 10mg 及热毒宁注射液 20mL，静脉滴注，每日 1 次，治疗 2 天。患者不再高热，余症依然，又增嗳呃不已。来诊查血常规无异常。患者仍恶寒发热，头昏沉犹如裹物，咳嗽咯稀白痰，嗳呃，口干，口苦（患者诉静滴过程中即觉口苦，可能为克林霉素或热毒宁的副作用），纳寐尚可，大小便正常。查体：体温 38℃，神清，咽部稍充血，扁桃体无肿大。双肺呼吸音清，未闻及明显啰音。心率 78 次 / 分，律齐，无杂音。舌淡红，苔黄略腻，脉浮紧。观其形体壮实，诉平时很少生病。辨证：太阳伤寒。治法：解表发汗清里。方予大青龙汤。麻黄（先煎，去沫）18g，桂枝 6g，生甘草 6g，杏仁 15g，生姜 4

片，大枣 15g，石膏 30g。2 剂，水煎服。二诊（2012 年 7 月 14
日）：感冒症状几无，惟遗留嗳呃及咳嗽，予止嗽散合半夏厚朴汤
善后。

按语：暑天本内有燥热，加之运动后腠理大开，外感空调之
风寒，以致太阳伤寒，外有太阳表证，内有阳明里热。外寒内热，
此乃典型的大青龙汤证。另抗生素乃寒凉之品，戕伤中阳导致胃
失和降而嗳逆频作。传统认为，大青龙汤发汗峻剂，多不敢贸然
使用，但据证运用于体质壮实之人感冒恶寒、发热、无汗，常收
捷效。本方服法当中病即止，"温服一升，取微似汗"，是知发汗
之力虽峻，而取汗不可令多，且当"一服汗者，停后服"，不致过
汗伤证。"汗出多者，温粉扑之"，意在邪解而正不伤也，否则汗
多亡阳，遂转为虚证，而见恶风、烦躁不得眠。[摘自：朱尔春，陶方
泽．经方临床应用举隅．中国中医急症，2015, 24(10): 1870–1871.]

案三：不明原因发热

王某，女，14 岁。以"发热 9 天"为主诉于 2016 年 10 月 16
日入院。患儿发热初期以中低热为主，体温波动在 37.5 ～ 38℃，
每天 1 次热峰，无畏寒、寒战及抽搐，热型无规律。患病期间无
咳喘、皮疹及关节肿胀，无头晕、头痛及视物模糊，无腹痛、腹
泻及呕吐，无尿频、尿急及尿痛等。患儿体形稍胖，舌红，苔白，
脉浮数。既往史：患儿自 6 岁以后，每年均发热 1 ～ 2 次，时间
无规律性，体温均 38℃以上，每天 1 ～ 2 次热峰，持续半个月余。
其母胎产史均正常。入院后相关化验检查：WBC 4.70×10⁹/L，NEUT
57.50%，LYMPH 35.30%，HGB 123g/L，PLT 215×10⁹/L。C 反应
蛋白：快速 CRP 43.92mg/L，超敏 CRP ＞ 5.00mg/L。抗核抗体：

核颗粒型，胞浆颗粒型 1：100。骨髓片：增生活跃，G 68%，E 11%，G/E 6.18，粒系比例增高，成熟粒阶段比例增高，部分中晚幼粒巨型变，未见明显异常。风湿 4 项：血沉 56.0mm/h，C 反应蛋白 46.1mg/L，余值正常。EB 及 CMV 病原学未见异常，甲状腺功能 5 项、心肌酶、肝功能、肾功能均未提示异常。肺部 X 线片正常。上下腹部彩超未见明显异常。入院后予热毒宁静脉滴注清热解毒、银翘散加减服用及预防性抗生素治疗，患儿仍发热，每天 2 次热峰，体温最高 39℃，未诉其他不适，纳可，二便正常。入院第 4 天，见患儿神志清晰，面色红润，双目有神，询问得知发热前有恶寒、热起无汗表现，舌淡红，苔白厚，脉象偏浮数。脉症合参，辨为腠理闭塞，内有郁热，遂予大青龙汤加柴胡、葛根，2 剂。药物组成：生麻黄 9g，桂枝 10g，粉葛 12g，生石膏（先煎）30g，炒苦杏仁 10g，大枣 2 枚，甘草 6g，柴胡 10g。药后患儿可感周身微汗出，恶寒感减轻，发热间隔拉长，每天 1 次热峰，体温最高 38.7℃，嘱继服 2 剂，体温正常，中病即止，在院观察 3 天后出院，后随访至今无再发。

按语： 仲景在《伤寒论》中首次论述了大青龙汤证，从 38 条中可以得知"太阳中风，脉浮紧"为寒邪犯卫，而"发热恶寒，身疼痛"之症为表寒外束。寒为阴邪，易伤阳气，寒邪束表，卫阳郁遏，所以可出现恶寒、发热、无汗之症。而"不汗出"多因寒邪袭表、腠理闭合，导致机体营阴向外输布不畅而郁滞，临床不仅可见不汗出，也可出现"身疼痛"等症状，又有寒性凝敛固表，由此导致卫阳不得外散而郁闭于里，日久则化为郁热，现烦躁之症，从而成为外有表寒、内有郁热之象。可通过大青龙汤外解表寒、内清里热，达到营卫调和的目的。［摘自：贺江飞，杜洪喆.

大青龙汤加减治疗儿童不明原因发热验案 1 则 . 湖南中医杂志，2018, 34(3): 107-108.]

10 九味羌活汤

【出处】《此事难知》

【组成】羌活—两半（9g），防风—两半（9g），苍术—两半（9g），细辛五分（3g），川芎—两（6g），白芷—两（6g），生地黄—两（6g），黄芩—两（6g），甘草—两（6g）。

【用法】上药九味，嚼咀，水煎服。若急于取汗，宜热服，并以羹粥助之；若需缓汗，宜温服，而不用汤投之（现代用法：用量按原方比例酌减，水煎服）。

【功用】发汗祛湿，兼清里热。

【主治】外感风寒湿邪，兼有里热证。恶寒发热，肌表无汗，头痛项强，肢体酸楚疼痛，口苦微渴，舌苔白或微黄，脉浮。

【临床应用】

案一：感冒

患者，女，48岁。1992年12月26日初诊。患者自幼身体瘦弱，稍劳作或每遇天气突变时感恶寒重，发热轻，肢体酸楚疼痛，项强不舒，尤以冬春两季发作频繁。血常规示红细胞、白细胞偏低。曾屡服中西药物，效果均不明显。今日（冬至后4天）上述症状又复发作，形寒恶风，头痛项强，肢体酸楚疼痛，口苦微渴，肌表无汗，舌苔微黄，脉浮紧。辨证：病由体质不强，正气虚弱，卫表不固，稍有不慎，即易感邪。冬至后风寒之邪侵袭肌表，卫阳被遏，腠理内闭，则恶寒、发热、无汗；因感于寒，故恶寒重而发热轻；风寒上犯，清阳不展而头痛项强；风寒外袭体表，脉络失和则肢体酸楚疼痛、脉浮紧。患者生活之地处秦、巴之间，汉水两岸，雾重地湿，人感外邪大多夹湿，湿邪蕴中，郁久化热伤津，则口苦微渴，舌苔微黄。遂以九味羌活汤发汗祛湿，兼清里热。药用：羌活9g，防风9g，苍术9g，细辛3g，川芎6g，白芷6g，生地黄6g，黄芩6g，甘草6g。每日1剂，水煎服，2剂。患者服药1剂后即肢痛、项强、恶寒得解，2剂后则汗出痊愈。随访至今，每遇感邪，以该方随症加减，屡屡收效。

按语：本案为典型外感风寒湿邪、内蕴里热证，故以九味羌活汤原方外祛风寒湿邪，内清蕴久化热之里热，效果显著。笔者认为，大凡冬至到立春之间，外感风寒兼有里热之证，皆可用之，特别是屡用西药之体，时有立竿见影之效。若兼咳嗽痰黄，加川贝母、瓜蒌仁、鱼腥草；若兼咳嗽痰多痰白、夹有泡沫、黏着，加法半夏、陈皮、茯苓之类；若咳而咽痒，痰少不易咳出，加杏仁、桔梗、前胡之类宣肺止咳；若见汗出，改苍术为白术固表止汗，以防升散之品伤及阴津。[摘自：殷建群，蔡英剑．九味羌活汤临床应用经验举隅．中国中医药信息杂志，2009, 16(10): 78-79.]

案二：发热（一）

李某，男，30岁，工人。1987年4月20日就诊。因偶感风寒，恶寒发热，经注射解热镇痛剂及口服四环素等药罔效，至下午病情加重，和衣覆被仍恶寒发抖，无汗，体温高达41.6℃，身热如焚，头晕呕逆，诊六脉洪大紧数，舌苔薄白。证属风寒感冒之重症，急宜发汗解表，兼和胃气，拟九味羌活汤加减之。羌活

9g，防风 4.5g，细辛 3g，豆豉 4.5g，白芍 6g，葛根 12g，陈皮 4.5g，川朴 6g，半夏 6g，甘草 3g，生姜 2g，竹茹 3g。煎服 1 剂即汗出热解而愈。王老常说："治疗外感发热急症，贵在迅速取汗。然发汗须汗源充沛，津液滋化于中焦，与营血同源，若津液不充，汗源亏乏，虽屡进表散之药而不得汗，乃致延误病情。葛根，《神农本草经》谓之主大热呕逆，以其气味甘平，察秋燥金之气而入阳明，既长于解肌表经输之邪，又能升津液于肌腠之分而为汗，实一物两擅其用者也。"[摘自：刘兆麟，葛健文．王仲青老中医治疗发热证的经验介绍．甘肃中医，1992, (4): 7-8.]

案三：发热（二）

金某，女，65 岁。2010 年 5 月 12 日初诊。2010 年 5 月 11 日因受凉后开始发热，体温最高至 38.3℃，头身及肢体酸楚胀痛，怕冷，无汗，咳嗽，有少量白黏痰，稍有鼻塞，口干，无咽痛，苔腻，舌质暗红，脉细滑。查血常规示：WBC 6.85×10^9/L，N% 75.2%。胸 X 片示：肺纹理增粗。史锁芳老师认为，该患者辨证当属风寒湿在表，里有蕴热之证。治宜祛风透表，清宣解热。取九味羌活汤合麻杏石甘汤加减。羌活 10g，苍术 10g，防风 10g，白芷 10g，细辛 3g，川芎 3g，麻黄 4g，杏仁 10g，生石膏（先煎）35g，薄荷（后下）6g，一枝黄花 15g，桔梗 6g。服 1 剂后汗出，头痛及肢体疼痛缓解，稍有咳嗽，痰少，咽干微痒，体温无明显下降。次日再服 1 剂，体温降至 37℃，无不适，之后体温未有上升。

按语：本病常因气候突变，冷热失常，六淫时邪侵袭肌表，留恋于肺卫之间，卫外之气失于调节而作。该患者风寒湿之邪在表，腠理被闭，阳气失于外达，故而恶寒发热、无汗头痛；外邪闭塞经络，影响气血运行，故见肢体酸痛；阳旺之体，邪郁化热，故见热甚。因本证既有形寒、身痛等外寒表证，又蕴发热、痰黏、口干等里热证，故治宜表里双解，在祛除表邪之时并清解里热，则效果显著。[摘自：王聪，史锁芳．史锁芳教授治疗急性病毒性上呼吸道感染发热的经验．吉林中医药，2011, 31(2): 103-104.]

11 桂枝加附子汤

【出处】《伤寒论》

【组成】桂枝去皮，三两（9g），芍药三两（9g），甘草炙，三两（9g），生姜切，三两（9g），大枣擘，十二枚（4枚），附子炮，去皮，破八片，一枚（10g）。

【用法】上六味，以水七升，煮取三升，去滓，温服一升（现代用法：用量按原方比例酌减，水煎服）。

【功用】调和营卫，解肌祛风，补阳固表。

【主治】太阳病，发汗，遂漏不止，其人恶风，小便难，四肢微急，难以屈伸者，产后风虚，汗出不止，小便难，四肢微急，难以屈伸。

【临床应用】

案一：感冒

巩某，女，82岁。2014年7月24日初诊。老年体弱，卫外不固，动则汗出，经常感冒，30余年，倍受煎熬，药罐不倒，甚为苦恼。刻诊：恶风怕冷，自汗，动则汗如洗面，头裹毛巾，衣着六层，四肢微急，屈伸不利，手足发冷，小便不利，舌淡，苔薄白，脉浮缓。体温36.3℃，血、尿常规均正常。辨证：太阳中风，表证未解，阳虚液脱。治法：调和营卫，复阳固表。方药：桂枝加附子汤。药物组成：桂枝10g，白芍10g，炮附子10g，炙甘草 6g，生姜 3g，大枣 10g。3 剂，免煎剂，开水冲服，早晚空腹，各 1/2 剂，日 1 剂。2014 年 7 月 27 日二诊。患者恶风怕冷减，汗止头轻，手足温，屈伸利，小便畅，舌淡苔薄，脉和缓。纵观脉症，患者阳复阴摄，继守前方加人参 10g，麦冬 10g，五味子 10g，助以益气养阴，再进 3 剂，诸症悉平，沉疴得解。随访半年，感冒未发。

按语：感冒是感受风邪，邪犯卫表而导致的常见外感疾病。临床表现以恶寒或恶风发热，无汗或自汗，头身酸楚，鼻塞流涕，喷嚏咳嗽，脉浮为其特征。一般而言，感冒属轻浅之疾，只要能及时而恰当地治疗，可以较快痊愈，但年老体弱患者，更要脉症合参，精准投药。本案属老年体虚感冒（阳虚感冒）。《伤寒论·辨太阳病脉证并治》第 20 条云："太阳病，发汗，遂漏不止，其人恶风，小便难，四肢微急，难以屈伸者，桂枝加附子汤主之。"该患者正是由于经常感冒用药而致汗出太过造成阳虚漏汗，恶风怕冷，自汗，动则汗如洗面，阳虚不能温煦，则恶风怕冷，头身厚裹，手足不温，阴虚不足以濡，加之气化失司则四肢微急，屈伸不便，小便不利。正如《黄帝内经》曰："膀胱者，州都之官，津液藏焉，气化则能出。"小便不利者，汗出之津液，阳气虚弱，不能施化。四肢者，诸阳之本也，四肢屈伸不便，亡阳而脱液也。故用桂枝汤调和营卫，加附子以复阳固表，方证相投，药到病除，多年顽疾，终告痊愈。[摘自：李泽太. 桂枝汤类方临床应用举隅. 光明中医，2017, 32(12): 1796–1797.]

案二：发热

患者，杨某，男，50 岁，汉族。主诉：头晕间作 2 年，发热

3天。中医以"感冒"于2017年1月20日收入院。病史：入院前因受凉出现发热，测体温37.9℃，恶寒，汗出，关节酸痛，尤以左肩、右肘痛甚。入院后急查血常规提示正常，查病毒五项、肺炎三项、PPD及结核感染T细胞、胸片、肺CT以明确病因，结果均提示未见异常，故可排除肺部感染、结核可能。当日主管医生给予补液、复方氨林巴比妥对症治疗，效果不佳。次日予以中药退热方疏风清热治疗。方示如下：免煎柴胡（6g/袋）7袋，免煎连翘（10g/袋）5袋，免煎黄芩（10g/袋）2袋，免煎甘草（3g/袋）3袋，共3剂。服药方法：将3剂药一起冲入1000mL水中，一日内分多次服下。服药后效果不显，出现午后热甚，体温持续上升，测体温39.1℃，临时给予复方氨林巴比妥肌内注射以解热镇痛。然而体温不降，故予以吲哚美辛栓纳肛，其后患者大汗出，体温降至正常。入院第3日凌晨1点左右，患者自觉怕冷，自测体温38.9℃，故值班医生再次临时给予复方氨林巴比妥肌内注射以解热镇痛，仍无效，给予吲哚美辛栓纳肛，患者汗出热退，安静入睡；患者晨起后，体温38.8℃，主管医生给予莫西沙星（250mL，静脉点滴，1日1次），注射用头孢哌酮钠舒巴坦钠（3g，静脉点滴，1日1次）抗感染治疗；18点、21点及入院第4日凌晨3点体温均高至39℃以上，治疗上先后分别给予柴胡注射液肌内注射、复方氨林巴比妥肌内注射、吲哚美辛栓纳肛，经过一系列解热镇痛、抗炎治疗后，患者体温虽可降至38.1℃，但发热仍反复，汗出较甚，恶寒、关节疼痛未见缓解。因屡治不效，延请吕书勤主任医师会诊。吕师四诊之后，依据患者病情，调整中药治疗，予以桂枝加附子汤。免煎桂枝（6g/袋）2袋，免煎白芍（10g/袋）1袋，免煎黑顺片（3g/袋）2袋，免煎干姜（3g/袋）2袋，免煎大枣

（10g/ 袋）1 袋，免煎甘草（3g/ 袋）2 袋，共 3 剂，每次 1 剂，分 3 次开水冲服。患者于当日下午服药 1 剂后，发热明显缓解，测体温 36.2℃，持续监测体温均正常，患者夜间再服用 1 剂。入院第 5、6 日，继予上方口服巩固治疗，诸症好转，出院。**[摘自：刘述梅，吕书勤 . 桂枝加附子汤治疗感冒验案 . 新疆中医药，2017, 35(5): 112–113.]**

案三：自汗兼瘾疹

李某，男，24 岁，工人。2016 年 9 月 21 日初诊。自汗 5 年，加重伴双上肢风团样斑 2 年。患者 5 年前自觉手脚湿冷，后逐渐出现手脚心冒汗，量少，清澈，粒粒可数，用纸巾擦拭后汗滴消失，不影响工作，故未予重视。2 年前在一次游泳过后突然感到阵阵寒冷，第 2 天，后背、颜面、双上肢即出现淡红色风团样斑块，瘙痒剧烈，用手搔抓后留下道道红印。出汗部位自此后从手脚心迅速蔓延到腋下、额头、胸部、腹股沟乃至全身，量多，怕冷，汗出后怕冷益甚，冬天有时可浸湿衣服。曾多方采用中西医治疗（中医给予收敛固涩、补气养血、疏风止痒等方药，西医给予阿托品、氯化铝、扑尔敏、炉甘石等），汗多一直存在，斑疹偶有消失，但几周后复现。刻下：自汗，怕冷，偶盗汗，双上肢淡红色风团状斑疹，色白，瘙痒，无发热、头痛、肢节酸痛，大小便正常。查体：患者消瘦，面色苍白，倦怠无神，手心潮湿，皮肤划痕实验（＋），舌淡红，苔薄白，左手寸细关沉细尺沉，右手寸浮关尺沉细。中医诊断：汗证、瘾疹（阳虚兼表证）。处方：麻黄 6g、桂枝 12g、白芍 12g、炙甘草 6g、黑附子 15g（先煎）、煅龙骨 30g（先煎）、煅牡蛎 30g（先煎）、蝉衣 6g、当归 15g，共 6 剂，每日 1 剂，水煎服，分早晚 2 次温服。嘱其服药后稍等片刻，喝少量热汤（大米稀饭为宜），捂上被子，稍稍发汗。2016 年 9 月 28 日二诊：患者诉服上方后精神状态好转，纳食增加，全身微热，自汗减少，仍怕冷，上肢瘙痒感明显减轻，小便正常，大便偏干，1 次 / 日，无口干、口苦，舌淡红，苔薄白，左手寸细关沉细尺沉，右手寸细关尺沉细。患者经治疗后效可，故继续按原方去当归，加川芎 18g、麦冬 15g，继服 6 剂。2016 年 10 月 5 日三诊：患者诉出汗量少，用桂枝加附子汤原方巩固治疗 2 周，电话随访，患者称身体清爽，荨麻疹未再出现。

按语：患者起初手脚心出汗，质清，此为阳虚，阳虚则津液外泄，故汗出。汗为何物？"阳加于阴谓之汗"，本已阳虚，发汗日久，阳气更虚，津液流离，故见全身汗出，冷甚。"正气存内，邪不可干""邪之所凑，其气必虚"，适逢游泳后腠理大开，风寒邪气外袭，密闭孔窍，"风气善行""寒为阴邪"发于肌表则见游走性淡红色皮肤斑块。"阳气者，精则养神，柔则养筋"，阳气不足之人则见精神倦怠，嗜睡恶寒。虚阳上浮，故右手寸脉浮。病情缠绵难愈，非经方不可奏效。首诊处方中桂枝加附子汤扶阳解表，煅龙骨、煅牡蛎收敛固涩，蝉衣宣散透发止痒，当归补血活血祛风，取自"治风先治血，血行风自灭"之意。二诊时汗少，皮肤瘙痒减轻，精神好转，但大便干，于原方加麦冬滋阴，川芎祛风活血。三诊时诸恙均减，继服桂枝加附子汤以巩固疗效。[摘自：吕欣媛，丁辉. 桂枝加附子汤治疗多汗症一则. 亚太传统医药，2017，13(17): 104-105.]

⑫ 麻黄细辛附子汤

【出处】《伤寒论》

【组成】麻黄_{去节，二两}（9g），细辛_{二两}（6g），附子_{炮，去皮，一}枚，破八片（9g）。

【用法】上三味，以水一斗，先煮麻黄，减二升，去上沫，内诸药，煮取三升，去滓。温服一升，日三服（现代用法：水煎温服，用量按原方比例酌减）。

【功用】助阳解表。

【主治】（1）素体阳虚，外感风寒表证。发热，恶寒剧甚，虽厚衣重被，其寒不解，神疲欲寐，脉沉微。

（2）暴哑。突发声音嘶哑，甚至失音不语，或咽喉疼痛，恶寒发热，神疲欲寐，舌淡苔白，脉沉无力。

【临床应用】

案一：感冒

王某，女，62岁。2017年6月3日初诊。主诉：流涕1个月余。现病史：患者于1个月前外感风寒，流清涕，身痛，怕冷，无发热，服多种感冒药而不解。刻下：面色黄暗少泽，时流清涕，怕冷，腰背痛。舌淡暗，苔薄白，脉沉弱。诊断：感冒。辨证：少阴证。治法：温振阳气。处方：麻黄9g，细辛6g，制附片9g。3剂。煎45分钟顿服，若不瘥，6小时后可续服1剂。2日后来诊，自述服药 1 剂流涕身痛即消失，现在身体有温暖之感，时自汗出，又予桂枝汤 3 剂善后。

按语：麻黄细辛附子汤出自《伤寒论》第 301 条："少阴病，始得之，反发热，脉沉者，麻黄细辛附子汤主之。"喻昌在《尚论篇》中曰："脉沉为在里，证见少阴，不当复有外热，若发热者，乃是少阴之表邪，即当行表解之法者也。但三阴之表法，与三阳迥异，三阴必以温经之药为表，而少阴尤为紧关，故麻黄与附子合用，俾外邪出而真阳不出，才是少阴表法之正也。"本病患者有流清涕这一表证，但其脉不浮反沉，其人怕冷而不发热，此怕冷非表证之恶寒，而为阳虚之畏寒，此因患者素体阳气不足，寒邪直中少阴，而少阴与太阳相表里，其气相通，故可见太阳之流涕，而少阴之沉细脉。麻黄发表散寒，解太阳之表证。《本草衍义补遗》曰，细辛"气温味辛，手少阴引经之药……温阴经，去内寒，故东垣治邪在里之表"，且其辛散而能通鼻窍。《景岳全书》曰，附子"气味辛甘……性大热，阳中之阳也……引发散药开腠理，以祛逐在表之风寒；引温暖药达下焦，以祛除在里之冷湿""附子乃阴证要药，凡伤寒传变三阴，及中寒夹阴，虽身大热而脉沉者必用之"。故本方温里达表，则阳气振奋，外寒得除。[摘自：李利荣. 经方辨治感冒验案 4 则. 江苏中医药，2018, 50(5): 55–56.]

案二：太少合病

赵某，女，45 岁，洪洞城内人。2011 年 12 月 11 日初诊。近一月来精神欠佳，常卧床在家，昨日外出，自觉受凉，自服氨咖黄敏胶囊，恶寒渐而加重，前来就诊。诊见：患者精神欠佳，恶寒、头痛、食少，舌淡苔薄白、脉沉细。此为太阳少阴合病，治当助阳解表，予以麻黄 6g，细辛 6g，制附子 10g，砂仁 6g，水煎服，2 剂而愈。

按语： 方中麻黄外解表寒，附子温补肾阳，细辛则以其气味辛温走窜，既能佐附子温经补阳，又能佐麻黄解表散寒，三药相合于温阳之中寓有解表，解表中又有温补；砂仁辛香温散，入脾胃经，可健脾和胃消滞，此外砂仁亦可助阳。易感冒、流涕、喷嚏者，可使用麻黄、细辛、制附子各 6g，加用术、草等品顾护正气。[摘自：郭喜利，刁银强，刘康宏. 麻黄细辛附子汤临床应用验案浅析. 光明中医，2018, 33(3): 421–423.]

案三：慢性咳嗽

杜某，男，54 岁，干部。2012 年 4 月 21 日初诊。主诉：咳嗽 1 年，伴加重 1 个月。患者在多家医院诊治未见效果。刻下：形体肥胖，畏寒肢冷，鼻流清涕，鼻痒，夜里咳嗽加重，呛咳，咳白痰，睡眠差，口不干，舌淡苔白，脉寸关脉弱。中医辨证：咳嗽（寒邪内陷少阴，肺失肃降）。拟用麻黄附子细辛汤加味。药用：麻黄 5g，附子 7g，细辛 5g，干姜 5g，五味子 5g，当归 10g，酸枣仁 10g，龙骨 30g，牡蛎 30g，百部 10g，冬花 10g，紫石英 30g，甘草 6g，桂枝 10g，白芍 10g，生姜 5 片，红枣 10 粒。10 剂，1 日 1 剂，水煎服。二诊：咳嗽好转，汗多，鼻塞，苔白，脉弦紧。效不更方，继用上方巩固治疗。

按语： 患者咳嗽 1 年已属虚证，畏寒肢冷，鼻流清涕，夜里咳嗽加重，咳白痰，舌淡苔白，皆属阳虚，"阳虚易感外寒"，风寒之邪壅闭肺经，肺失肃降，用麻附细加桂枝汤温阳解表，扶正

祛邪。［摘自：姚瑶．徐书运用麻黄附子细辛汤临床经验．四川中医，2017，35(5): 162–164.］

⑬ 麻黄附子甘草汤

【出处】《伤寒论》

【组成】 麻黄去节，二两（6g），甘草炙，二两（6g），附子炮，去皮，一枚，破八片（9g）。

【用法】 上三味，以水七升，先煮麻黄一两沸，去上沫，内诸药，煮取三升，去滓。温服一升，日三服（现代用法：水煎服，用量按原方比例酌减）。

【功用】 助阳解表。

【主治】 少阴阳虚，外感风寒。恶寒身痛，无汗，微发热，脉沉微者；或水病身面浮肿，气短，小便不利，脉沉而小。

【临床应用】

案一：感冒（一）

李某，男，27岁。2009年1月28日就诊。患者素体强健，近半年来夜夜盗汗不止，1周前因天气突变感受风寒之邪，致头痛，发热，鼻塞，流涕，周身不适。初以小疾，未予治疗。7日已去，病未自愈，乃于昨晚至卫生所诊治，病未减轻反加重。适余春节回家探亲，急邀往诊。至其家，见患者蜷卧在床，盖三床厚被，犹发抖不已，面色苍白，精神萎靡，患者自述周身肌肉酸痛，骨节疼痛，头痛，身无汗，自觉畏寒，不觉发热，测得体温37.8℃，四肢不温，不欲饮食，舌淡苔白，脉沉紧。诊为少阴伤寒证，治当温阳解表，处以麻黄附子甘草汤加味。处方：麻黄、黄芪各30g，淡附片15g，甘草10g。先煎附子、麻黄，去上沫，再入甘草、黄芪，取汁约400mL，分2次温服，并嘱患者服药后卧床休息。服上方1剂尽，微汗出而诸症皆除。

按语：本例之疼痛乃少阴肾阳衰微，机体失于温煦，寒邪束表，卫阳不布，气血运行不畅所致。麻黄附子甘草汤以麻黄外散风寒，附子内温肾阳，甘草缓麻黄于中焦，使内不伤阳，邪从表解，以达温经微汗之效。本例之所以不用麻黄附子细辛汤，盖由其解表散寒之功较强，患者盗汗已久，恐重伤其阳也。[摘自：朱永强. 经方治验3则. 内蒙古中医药，2011，30(24): 31-32.]

案二：感冒（二）

患者，张某，男。1975年4月就诊。感冒已一个多星期，仍恶寒发热，全身酸痛，鼻塞声重，舌淡，苔薄白润，脉沉细两尺尤弱，且平素易患感冒。已按气虚外感风寒论治，服玉屏风散、参苏饮等方加减无效。遂再审其证，呵欠频频，精神萎靡，面色灰白不华，手足不温，显系少阴阳虚之象，与少阴病，得之二三日，不恶寒反发热，脉沉者，病机相符，虽病经时日，无下利清谷、四肢厥逆等里阳虚见症，则"少阴病，得之二三日，麻黄附子甘草汤微发汗，以二三日无里证"更相吻合。故处方用：麻黄4.5g，熟附片6g（先煎），炙甘草9g。次日复诊，云诸症若失。改投玉屏风散加熟附片、炙甘草甘温益气助阳以善后。

按语：本例患者经用益气解表无效，若仍踏前辙，必亦无功。细审其证，确系太少两感，方证合拍，故原方不予加减而获效。[摘自：肖德发. 麻黄附子甘草汤治太少两感证的体会. 江西中医药，1980，

(4): 27-28.]

案三：慢性支气管炎并发感染

叶某，男，68岁，盲人。患慢性支气管炎10余年，经常头昏头痛，咳喘痰多，不能平卧；其后二便失禁五六载，每日大小便20多次，每解小便，大便即出，时稀时秘。某医院诊断为慢性支气管炎并发感染、慢性肠炎、尿道萎缩。患者长期病魔缠身，痛苦不可言状。初诊：时腹痛，大便频繁，呈灰白黏液，间有秘结，如筷头状，临厕努挣，憋胀难忍。小便淋沥不尽，量少刺痛，欲解而不畅。咳嗽，痰多，稀白。心悸喘急，只能半卧。头昏头痛，恶寒乏力，四肢清冷。面色苍白，体虚胖。舌质淡，微紫暗，前半部无苔，舌根部白腻夹黄而厚，脉沉微。此为太阳寒实郁久，阴邪深结于脏，肺失肃降，肾气内伤，下焦不固，以致二便失常。此乃少阴寒化兼太阳表实证，法宜内护元阳而散寒，外开腠理而固中，以麻黄附子甘草汤主之。麻黄10g，制附片30g（久煎），甘草15g，4剂。二诊：恶寒、咳嗽、头痛等减轻。太阳表寒初解，腹胀、便难等稍有好转。但阴寒凝聚于里，非通下不足以破其结。惟大便不通，应为少阴寒证阴结为主的二便失常，当用温通之法。为此投以阴阳共济，寒热同炉之大黄附子汤。生大黄9g，川附片45g（久煎），辽细辛3g，4剂。三诊：二便皆觉通畅，憋胀、急迫等多年痛楚消失，咳喘、痰涎亦减轻。以后改服理中汤，随证加减，又服药月余，调理而安。

按语：患者双目失明，生活无人照顾，以致沉疾迁延，病情日益复杂，阴阳及表里虚实交错。面色苍白，舌质偏淡微现紫暗，苔白厚腻；加以脉沉微，肢冷、恶寒、心累、乏力，显系心肾阳衰，气血不足，应属阴、寒、里、虚少阴之证。察其腹胀痛之证，虽非阴证虚寒所独有，但阳证实热则与此又不同。本例腹胀，时痛时止，时利时秘，恶寒无热，口不渴；舌质淡，前半部无苔，舌根部白滑而腻，此为阴盛腹痛胀满之象。多年来大便时溏时秘，常有便意；秘而并不坚硬，溏而排泄不尽。解小便时，大便憋胀欲行；解大便时，小便复觉淋沥不尽。此证当属少阴寒化，下焦失固之二便失禁。病入少阴，必损及心肾与膀胱，其根本首在肾阳虚衰。久病之后，肾气日衰，开合失司，二便排泄随之失调。肾累及脾，脾失健运，故更增腹胀满。脾湿盛，致大便色白；上泛为痰，阻塞气机而咳嗽痰多。肾阳衰微，必影响肺之肃降，加重气机不畅，致使患者不能平卧，此乃患者多年以来诸症蜂起，迁延不愈之病根。初诊时，恶寒、头痛，舌质淡润而苔白夹黄，乃兼有太阳外感表实之邪。单解表则里证不去，单治里则表实不解。为此，投以麻黄附子甘草汤，兼顾阴阳表里。附子与麻黄并用，寒气散而不伤元阳，救其里而及其表；且以甘草缓之，微发其汗也。本例上、中、下三焦，肺、脾、肾、胃、大小肠、膀胱等多脏腑皆已受病，互相连累和交织。病之症结在于肾阳虚衰，致使下焦失固，咳喘缠绵。病邪传变趋向，为寒湿侵入太阳，日久失治，病传少阴，则寒化益深，以致缠绵数载，变证蜂起。病情虽然复杂，抓住六经辨证线索，为临床施治提供了可靠依据。[摘自：张存悌，吕海婴 . 范中林医案（中）. 辽宁中医杂志，2008，(2): 282-283.]

14 败毒散

【出处】《太平惠民和剂局方》

【组成】柴胡去苗，前胡去苗、洗，川芎，枳壳去瓤、麸炒，羌活去苗，独活去苗，茯苓去皮，桔梗，人参去芦，甘草各三十两（各900g）。

【用法】上为粗末。每服二钱（6g），水一盏，加生姜、薄荷各少许，同煎七分，去滓，不拘时服，寒多则热服，热多则温服（现代用法：作汤剂煎服，用量按原方比例酌减）。

【功用】散寒祛湿，益气解表。

【主治】气虚外感风寒湿表证。憎寒壮热，头项强痛，肢体酸痛，无汗，鼻塞声重，咳嗽有痰，胸膈痞满，舌淡苔白，脉浮而按之无力。

【临床应用】

案一：感冒

患者，女，30岁。2013年3月6日初诊。咳嗽1周。开始有发热，体温最高38.3℃，咽痛，用抗生素后咽痛减轻，发热消退，但咳嗽，夜间重，咳嗽无力，有少许白痰，夜间有寒气上冲感。食纳尚可，大小便正常。舌淡苔白稍黄，脉细。查体：咽充血，双侧扁桃体不大。心肺（－）。诊断：咳嗽。辨证为外感风寒，内有轻微郁热。处以人参败毒散加减。药用：党参10g，茯苓10g，川芎10g，羌活10g，柴胡10g，前胡10g，枳壳10g，桔梗10g，苦杏仁 10g，百部 10g，侧柏叶 20g。水煎服，日 1 剂，4 剂。1 周后前来诉咳嗽已愈，要求调养身体。舌淡苔薄白，脉细。以陈夏六君子汤加减善后。

按语：刘立昌老师认为，外感风寒风热均可导致咳嗽，临床上感冒数日不愈，大多患者会出现咳嗽等症状，此时如用止咳药，如镇咳宁、止咳糖浆等，易敛肺而留邪，使咳嗽迁延难愈。刘老师以败毒散治咳，全方以祛风为主，祛除表邪，则肺气之宣降功能恢复正常，咳嗽易愈。[摘自：张李兴，刘立昌．刘立昌运用人参败毒散经验．山东中医杂志，2014, 33(10): 854–856.]

案二：咳嗽

患者，男，50 岁。2007 年 8 月 9 日就诊。病史：患者 2 日前因不慎着凉，出现感冒咳嗽，前医以桑菊饮 2 剂，服后咳嗽加重。现频频咳嗽，喉间痰鸣，痰白稀，难以咯出，心下不舒，四肢乏力，大便不畅，时有燥结。苔白，微腻；脉浮数，重按无力。辨为气虚感冒，肺失宣降。治宜益气解表，宣降肺气。方用人参败毒散加味。党参 20g，羌活 10g，独活 10g，柴胡 10g，前胡 10g，枳壳 10g，桔梗 10g，川芎 10g，茯苓 10g，甘草 5g，生姜 3 片（后下），薄荷 4g（后下），葛根 12g，黄芩 12g。患者服 1 剂复煎，咳嗽若失，诸症亦消，嘱慎起居，以饮食调之。[摘自：张少聪．古方化裁治疗咳嗽两则．中国中医急症，2009, 18(6): 998.]

案三：肺癌

陈某，男，60 岁。2001 年 6 月 10 日就诊。在某医院确诊为肺癌，现胸部有不适感（患者不能说出具体不适的感觉），舌苔薄白，脉细弱。细审后，投以败毒散加减。白花蛇舌草 15g，半枝莲 15g，半边莲 15g，羌活 10g，独活 10g，茯苓 10g，桔梗 10g，柴胡 10g，前胡 10g，枳壳 10g，川芎 6g，人参 3g，鸡内金 10g，山楂 15g，麦芽 15g。服药 10 剂后症状消失。后病人常服此方，存活至今。

按语：患者有肺癌且胸部不适，故以白花蛇舌草、半枝莲、半边莲解其毒；羌活、独活、川芎、柴胡通行一身上下之气机；桔梗、枳壳即枳桔散，可舒畅胸部之气机；加前胡、茯苓宣肺化痰；人参扶其正；鸡内金、山楂、麦芽助其消化之力，且鸡内金又能通其滞，故胸部不适得以解除。[摘自：张巧丽，吴桐．败毒散临床应用体会．河南中医，2009, 29(12): 1227-1228.]

15 荆防败毒散

【出处】《摄生众妙方》

【组成】羌活、独活、柴胡、前胡、枳壳、茯苓、防风、荆芥、桔梗、川芎_{各一钱五分}（各 4.5g），甘草_{五分}（1.5g）。

【用法】上药用水 300mL，煎至 240mL，温服。

【功用】疏风解表，败毒消肿。

【主治】风寒感冒初起，疮肿初起，伴有恶寒发热，头疼身痛，无汗不渴，舌苔薄白，脉浮数。

【临床应用】

案一：感冒

患者，女，69 岁。2014 年 3 月 17 日初诊。患者平素易感冒，2 周前受凉后出现鼻塞、流涕、咽痛、咳嗽、咯少量白色泡沫痰，伴恶寒、头昏痛，到当地诊所静脉滴注，具体药名、剂量不详，并口服克感敏片、双黄连口服液等药，咽痛已减轻。现症见：鼻塞、流清涕、咽痒、有时咳嗽、咯少量白色泡沫痰、神疲、乏力、胃脘不适、纳呆、便溏，小便正常。既往有高血压病史。体格检查：T 37.8 ℃，P 94 次 /min，R 18 次 /min，BP 140/90mmHg，咽充血明显，双肺未闻干湿性啰音。心界叩诊稍向左下扩大，HR 94 次 /min，律齐，各瓣膜听诊区未闻杂音。腹平软，肝脾未及，全腹无压痛及反跳痛，肠鸣正常。舌淡暗夹青边有齿痕，苔白腻微黄，脉浮。血常规：WBC $4.4×10^9/L$，N% 57.3%，L% 34.2%。胸部正侧位片：双肺未见异常。中医诊断：感冒。证候诊断：风邪袭表，脾虚肺热，痰瘀互结。治以疏风解表，益气清肺，化痰祛瘀。方用赵淳教授经验方加减荆防败毒散化裁。方药组成：荆芥10g，防风10g，柴胡10g，太子参15g，京半夏15g，茯苓15g，广化红15g，黄芩10g，炒白术15g，丹参15g，银花15g，玄参10g，前胡10g，桔梗、浙贝母（冲）各10g，芦根10g，甘草5g。3剂，水煎服，每天3次，每次180mL，每天1剂。方中荆芥、防风、柴胡、银花疏风解表，透邪退热；太子参、白术、茯苓、甘草益气健脾；京半夏、广化红、浙贝、桔梗、前胡清化痰热，排痰利气；黄芩清肺热；丹参活血行气；玄参、芦根养阴清热。全方共奏疏风解表、益气清肺、祛痰通络之功效。二诊：2014年3月20日。患者体温正常，咳嗽已止，咽已不痒痛，鼻塞减轻，有时流清涕，饮食稍增，大便软，量少，脉浮滑，腻苔未净，继以上方去玄参、银花、浙贝母、柴胡，加炙鸡内金15g治疗，3剂。1周后电话随访，患者已痊愈，无不适，嘱其适寒温，闲时到门诊扶正固表，增强免疫力。[摘自：张振宇，普勇斌，赵淳，等.赵淳教授经验方加减荆防败毒散治疗感冒经验.中医临床研究，2016, 8(2): 66-67.]

案二：咳嗽

某女，32岁。自1999年起始作咳嗽，昼轻夜重，尤以睡前为甚，多次进行血常规检查、痰菌培养、胸部X线片及胸透检查，均无异常，某医院诊为过敏性咳嗽。经治稍缓，但仍时有反复。2002年4月12日初诊，届时已反复发作咳嗽2年有余，夜间咳甚。患者面色㿠白，肢冷畏寒，少痰，咽痒，舌淡苔薄白，脉浮缓。中医辨证为中阳不足，寒邪客肺。治当温阳通络，发表散寒。以荆防败毒散加减治疗。药用：荆芥 12g，防风 12g，独活 6g，羌活 6g，柴胡 6g，前胡 9g，桔梗 9g，川芎 6g，桂枝 9g，细辛 3g，炙甘草 6g。水煎服，3 剂。4 月 15 日复诊，咳嗽、咽痒明显减轻。继服 3 剂，诸症悉除，随访未复发。[摘自：**尹焕瑾 . 荆防败毒散加味治疗夜咳 . 山东中医杂志**，2004, 23(4): 245.]

案三：咳喘

张某，男，53 岁。2006 年 1 月 20 日就诊。患者于 2 年前患咳嗽，日渐加重，背部有冷感。因居住环境差，反复感寒，咳、喘、痰并作，抗炎平喘药逐渐不效，见呼吸急，喉中哮鸣，胸闷，动则甚，痰多，咯吐不爽，怕冷，背恶寒，脉弦紧，舌质淡红，苔白腻。血常规、胸片检查无异常。属风寒客于肺，用荆防败毒散加炙麻黄、附片，散寒发表止哮。处方：荆芥、防风、羌活、独活、柴胡、枳壳、桔梗、炙麻黄、制附片各10g，前胡 12g，茯苓 15g，桂枝、款冬花各9g，甘草 3g。水煎服，每日 1 剂。服药 6 剂后其症好转。继服上方 15 剂至今未发。[摘自：**张德新 . 荆防败毒散临床应用体会 . 陕西中医**，2009, 30(10): 1404–1405.]

16 麻杏苡甘汤

【出处】《伤寒论》

【组成】麻黄_{去节，半两}（1.5g），甘草_{炙，一两}（3g），薏苡仁_{半两}（9g），杏仁_{去皮尖，炒十个}（6g）。

【用法】上药锉麻豆大，每服四钱匕，水盏半，煮八分，去滓，温服。有微汗，避风。（现代用法：水煎 2 次，温服；用量按原方比例酌减）。

【功用】解表祛湿。

【主治】湿邪在上在表之证。风湿一身尽疼，发热，日晡所剧者。

【临床应用】

案一：感冒

柴某，男，1 岁。2017 年 7 月 28 日初诊。主诉：鼻塞流涕 1 个月。现病史：患者 1 个月前因天气炎热睡着之后吹空调而受寒，遂出现打喷嚏，流少量清涕，鼻塞，无发热，食欲稍差，精神状态好，大便日 3 ～ 4 行，量少，黏滞不爽，其父母为医生，予感冒清热颗粒及小柴胡颗粒，每日各 1 袋，口服，分数次服用，10 天后未见好转，且鼻塞较前加重，影响患儿睡眠，遂停服上药，应用小儿推拿法推拿肺俞、大椎等穴位，10 天后亦不见好转，期间偶流黄黏涕，精神佳，遂予小儿豉翘颗粒，10 天后鼻塞较前加重，遂来诊。其父述患儿上午很少流涕，午后出现少量清涕，晚上睡觉鼻塞严重，须用口呼吸，只见患儿鼻流清涕，摸之黏腻，鼻痂亦黏腻，大便黏滞不爽。舌淡暗尖红，苔薄白微腻，脉浮濡。诊断：感冒。辨证：风湿阻窍。治法：化湿解表，疏风利窍。处方：生麻黄3g，生薏苡仁15g，杏仁6g（后下），生甘草3g，芦根10g，薄荷3g（后下），白芷6g。3剂，水煎服，日1剂。服药2剂后患儿鼻塞流涕消失，感冒痊愈。

按语：麻杏苡甘汤见于《金匮要略·痉湿暍病脉证治》，原文："病者一身尽疼，发热，日晡所剧者，名风湿。此病伤于汗出当风，或久伤取冷所致也。可与麻黄杏仁薏苡甘草汤。"高学山在《高注金匮要略》中曰："甘草属土，为内主脾胃，外主肌肉之药，以之为君，盖欲其由脾胃以达肌肉之意。薏苡甘温，善燥中土，且趁甘草浮缓之性，则能从下从里，而熏蒸其湿于在上在表也。杏仁通利肺窍，以引其机，为薏甘熏蒸之接应，麻黄发越毛孔，以开滞郁之障，譬之驱贼，薏甘为内室之传呼，杏仁为中途之援引，麻黄直开大门以发其去路耳。"此例患儿因年龄较小，不可叙述自身症状，只有细心观察方可对证下药。小儿为稚阴稚阳之体，易受自然界影响，长夏湿气偏重，故易为湿所困。患儿鼻塞流涕迁延1个月而不愈，湿邪缠绵难愈，鼻涕较为黏腻，此为湿邪上阻鼻窍，大便亦黏滞不爽，为湿阻肠道，舌苔薄腻，亦为湿邪之象。经曰：必先岁气，勿伐天和。故辨证为风湿阻窍，仲景之麻杏苡甘汤为发越上焦湿郁之首选方，麻黄、杏仁宣肺而利鼻窍，使肺行其通调水道之职，生薏苡仁健脾利湿，生甘草健脾补中，脾健则水湿得运，芦根、薄荷、白芷疏风利窍，则湿化而窍利，迁延1个月之感冒2剂而愈。[摘自：**李利荣**.经方辨治感冒验

案4则.江苏中医药,2018,50(5):55-56.]

案二：咳嗽

患者，张某，男，19岁。于2006年5月19日以咳嗽2个月为主诉初诊。2个月前因天气变化出现咳嗽发热，体温达38℃，咽痒，咽干痛，经静脉点滴抗生素1周，发热咽痛愈，仍咳嗽，咽痒，咯吐少量白色黏痰，纳食如常，大小便正常，舌质红，苔薄白腻，脉细缓。证属风湿郁肺。治以解表祛湿，宣肺止咳为法。予麻黄杏仁薏苡甘草汤加味。药用：麻黄6g，杏仁10g，薏苡仁30g，桔梗15g，前胡10g，荆芥10g，蝉衣6g，僵蚕10g，冬瓜仁30g，甘草6g。每日1剂，水煎服，7剂而愈。

按语： 临床所见风湿咳嗽多不引起人们的注意，单用疏风宣肺之法，风去湿留，久咳难愈，只有疏风祛湿并用，风湿俱去，咳嗽乃平。孙师运用麻黄杏仁薏苡甘草汤治疗风湿咳嗽，为临床难治性外感咳嗽拓展了思路，值得学习推广。[摘自：刘建平.孙玉信运用麻杏苡甘汤经验.河南中医，2008,(2):22.]

案三：哮喘

孙某，女，5岁。初诊日期：2012年6月18日。患者体形中等，皮肤白，面部皮肤特别是外眼角绷紧感（此处有湿疹）。病儿食用鸡蛋、牛奶、海鲜后会出现喉鸣喘息，于市儿童医院诊为过敏性哮喘，过敏试验示多种过敏源，嘱回避过敏源，不能吃鱼肉蛋，但家长怕孩子营养不良，而转求中医治疗。患者素有湿疹周身泛发，面部眼角耳周较明显，瘙痒，皮肤干燥；身体不怕冷，很少出汗，大便略干，不渴；舌红苔白，脉细。诊断：哮喘。辨证：外寒内湿。方予麻杏苡甘汤。处方：麻黄6g，杏仁8g，薏苡仁15g，甘草5g。水煎服，3剂，每剂服2日。复诊（6月25日）:7天后，湿疹瘙痒缓解明显。用麻杏苡甘汤原方治疗30天，病儿出汗较前增多，湿疹基本消退，正常进食，无咳、痰、喘发生。嘱咐停药观察，至今已3年，饮食正常，哮喘未发作过，湿疹在肘弯少量出现，瘙痒不显。[摘自：陈志刚.经方辨治哮喘经验.上海中医药杂志,2016,50(3): 33–35.]

17　防风通圣散

【出处】《宣明论方》

【组成】防风、川芎、当归、芍药、大黄、薄荷叶、麻黄、连翘、芒硝（各15g），石膏、黄芩、桔梗（各30g），滑石（90g），生甘草（60g），荆芥穗、白术、栀子（各7.5g）。

【用法】每服四钱，水一盏，加生姜三片，煎至六分，去滓温服，不拘时候，每日三次。病甚者，五至七钱至一两；极甚者，可下之，多服二两或三两，得利后，却当服三至五钱，以意加减。病愈，更宜常服，则无所损，不能再作（现代用法：用量按原方比例酌减，水煎服）。

【功用】发汗达表，疏风退热。

【主治】风热郁结，气血蕴滞证。憎寒壮热无汗，口苦咽干，二便秘涩，舌苔黄腻，脉数。

【临床应用】

案一：感冒风疹

赵某，女，28岁。2017年6月18日初诊。自诉自5月初感冒后，全身出现红色皮疹，尤以头面、背部、上肢外侧为多，疹色密集，色红，痒甚，部分融合成片，伴见水肿。口唇肿胀、糜烂、流血。平素性情急躁，恶风怕冷，易感冒，曾间断服用玉屏风颗粒、黄芪精等中成药，大便时秘时溏，黏滞不爽，小便短赤，口渴但不多饮，口苦口干，胃纳一般，睡眠尚可，多梦。经期正常，经量偏少，夹有黑块。脉弦滑偏数，舌红，苔黄白略腻，边有齿痕。辨证为风疹（火郁血分，湿热内蕴证）。治法为辛散开郁，清利湿热佐以凉血。处方为防风通圣散合升降散、栀子豉汤化裁。荆芥穗6g，防风6g，炙麻黄9g，生石膏12g，连翘9g，薄荷9g（后下），酒大黄9g，玄明粉3g（冲服），栀子9g，淡豆豉6g，僵蚕3g，姜黄3g，当归6g，赤芍9g，生地20g，牡丹皮6g，滑石15g，生甘草5g。6剂。嘱其忌一切辛辣油腻、海鲜发物。2017年6月26日二诊，风疹全部消退，偶见局部色红，瘙痒，口唇糜烂开始愈合，恶风减轻。自诉服第1剂药后，大便稀薄，但却感觉清利爽快，小便亦变多，不复往昔涩滞之感（患者曾患尿路感染），睡眠如常。脉弦滑，尺部有力，询其经期将至，故于上方去丹皮、石膏、滑石，加茜草、益母草各9g，以活血通经，嘱其慎饮食、调情志。后电话告知，经来较顺，诸症皆愈。[摘自：**胡勇，张永. 基于"火郁"学说探析防风通圣散的方证. 中国民族民间医药，2018, 27(8): 20-22.**]

案二：支气管哮喘并肺部感染

周某，男，57岁。2005年2月16日初诊。既往患支气管哮喘20余年。1周来，因气温骤降，自觉胸闷不舒，咽痒不适，继而恶寒发热，头痛无汗，咳逆气促，呼气延长，张口抬肩，不能平卧，哮喘每次发作一般约1小时后自然缓解，早晚尤甚，缓解后仍呼吸气粗，喉中如有鸡犬之叫声。曾用氨茶碱、退热药及抗生素4天未缓解。患者要求来本院配合中药治疗。刻诊：面色潮红，鼻翼扇动，壮热无汗，胸膈灼热如焚，体温40.1℃，烦躁不安，咳喘时气不得续，咳痰色黄或白，黏浊稠厚，排出不利，烦渴欲饮，大便4天未行，小便短赤，舌红干，苔黄腻，脉弦滑。两肺满布哮鸣音，中下肺可闻及中小水泡音，语颤增强。X线摄片示：两肺中下野大片阴影。WBC $28×10^9$/L，N 0.82。综合脉症，西医诊断为支气管哮喘急性发作并肺部感染；中医辨证为外邪侵袭，蕴阻于肺，表里俱实。拟防风通圣散加减。方药：防风、荆芥、麻黄、杏仁、桔梗各10g，黄芩、栀子、牡丹皮、赤芍各12g，葶苈子、连翘、生大黄各15g，生石膏30g。日1剂，水煎服。服药3剂，恶寒、发热减轻，体温降至38.1℃，咳喘好转，胸闷稍缓，大便速泻2次，臭秽难闻。继上方去麻黄、防风、生大黄、石膏、牡丹皮，加炙款冬花、瓜蒌仁各15g。继服3剂，诸症悉平而向愈，复查X线摄片和血常规已基本恢复正常，惟精神稍差，干咳少痰，舌质干红，少苔。此为邪热伤津，续拟生脉散合补肺汤化裁（10剂）扶正祛邪。

按语： 本案因重感风寒，邪袭于肺，外邪未解，肺有郁热，肺气上逆，肃降无权，致肺闭腑结，形成表里俱实之证，故采用表里双解、清下宣肺法。方用麻黄、防风辛散表邪，黄芩、连翘、栀子、石膏清泻肺热，加葶苈子、大黄，泻肺去壅定喘，杏仁、桔梗降气化痰，牡丹皮、赤芍凉血化瘀，从而达到改善疾病部位微循环，调节机体反应，松弛支气管平滑肌，促进炎症吸收的作用。病至末期，虑其邪去正伤，继以清养肺胃以扶正，以防病邪再乘虚而入。[摘自：储呈海，杨乐乐．防风通圣散临证运用举隅．吉林中医药，2008，(1): 51.]

案三：咳喘

张某，男，农民。1998 年 12 月 15 日就诊。素有喘疾，7 天前外出遂感风寒，次日出现恶寒、发热、咳嗽气喘、肢节疼痛，服小青龙汤以及消炎抗菌药无效。咳嗽气喘加重，咽干，口渴，3 日不大便，腹部胀满，小便短黄，舌红、苔黄滑，脉浮滑数。证属素蕴痰热，复感风寒。投以辛温解表、温化痰饮之剂。不但外寒未解，俾痰热愈甚，热结于里。宜以外散表寒，内涤痰热，通腑导浊。用防风通圣散加减。防风、荆芥、麻黄、大黄、栀子、天竺黄各 6g，连翘、黄芩、桔梗各 10g，石膏 30g，芦根、六一散各 15g。服 3 剂。二诊：便通，气微喘，咳嗽痰黄，口渴，舌红，苔黄滑，脉弦滑数。此为痰热留恋，肺失清肃，治宜清肺化痰。以止嗽散去荆芥，加瓜蒌皮、苏子、浙贝母、杏仁各 10g，鱼腥草、芦根各 15g，服 5 剂，喘平咳止。[摘自：张寿华 . 防风通圣散临床运用举隅 . 实用中西医结合临床，2004, (6): 62.]

⑱ 小柴胡汤

【出处】《伤寒论》

【组成】柴胡半斤（24g），黄芩三两（9g），人参三两（9g），甘草炙三两（9g），半夏洗，半升（9g），生姜切，三两（9g），大枣十二枚（4枚）。

【用法】以上七味，以水一斗二升，煮取六升，去渣，再煎，取三升，温服一升，日三服（现代用法：水煎温服，用量按原方比例酌减）。

【功用】和解少阳。

【主治】（1）伤寒少阳证。寒热往来，胸胁苦满，嘿嘿不欲饮食，心烦喜呕，口苦，咽干，目眩，舌苔薄白，脉弦。

（2）热入血室证。妇人中风，经水适断，寒热往来发作有时。

（3）疟疾，黄疸，以及内伤杂病而见少阳证者。

【临床应用】

案一：感冒发热

李某，女，40岁。2016年4月20日初诊。主诉：发热1周。现病史：1周前患者外出感寒后出现头晕，口苦，微恶寒，发热，自服感冒清热颗粒等药物后未见好转，现仍发热头晕，口苦，咳嗽，咯吐稀白痰，纳差，小便调，大便偏干，体温37.5℃。舌淡苔白润，脉弦滑。诊断：感冒。辨证：少阳证。治法：和解少阳。

处方：柴胡 15g，黄芩 6g，半夏 9g，炙甘草 9g，干姜 8g，五味子 8g，苏子 9g，莱菔子 15g，大枣 2 个。5 剂，水煎服，日 1 剂。服药后患者晕止咳停，热退，纳食增加。

按语：小柴胡汤出自《伤寒论》第 96 条："伤寒五六日，中风，往来寒热，胸胁苦满，嘿嘿不欲饮食，心烦喜呕，或胸中烦而不呕，或渴，或腹中痛，或胁下痞硬，或心下悸、小便不利，或不渴、身有微热，或咳者，小柴胡汤主之。"柯琴在《伤寒附翼》中曰："太阳伤寒则呕逆，中风则干呕，此欲呕者，邪正相搏于半里，故欲呕而不逆，胁居一身之半，为少阳之枢，邪结于胁，则枢机不利，所以胸胁苦满，嘿嘿不欲饮食也，引用姜半之辛散，一以佐柴芩而逐邪，一以行甘枣之泥滞，可以止呕者，即可以泄满矣。夫邪在半里，未有定居，故有或为之证，所以方有加减，药无定品之可拘也……若咳者，是相火迫肺，不可益气，故去人参，所谓肺热还伤肺者此也。"本病患者形瘦，面色黄暗，眉头紧锁，为肝郁之体，易于出现肝胆不利之证，此次感寒后出现头晕、口苦、咽干、纳差等少阳经枢不利之证，小柴胡汤主之，且小柴胡汤不仅为少阳证之主方，亦可治疗咳嗽，仲景方后已经注明，"若咳者，去人参、大枣、生姜，加五味子、干姜"。本案未去大枣，只因大枣味甘，药之口感较好，加苏子、莱菔子既可止咳化痰，又可通便。[摘自：李利荣．经方辨治感冒验案 4 则．江苏中医药，2018, 50(5): 55–56.]

案二：咳嗽

夏某，女，46 岁。2016 年 12 月 6 日诊。主诉：咳嗽 1 个月余。刻诊：咳嗽，痰多，白天尚可，夜间咳甚，夜间感胸闷，常有憋气现象，伴嗳气。胸部 CT：未见异常。胃镜：胆汁反流性胃炎，HP（-）。舌质淡红，舌边齿痕明显，苔薄白，脉细弦。予小柴胡汤化裁治之。处方：柴胡 10g，炒黄芩 10g，法半夏 10g，枳实 10g，威灵仙 20g，旋覆花 12g（包煎），仙鹤草 20g，海螵蛸 15g，白及 12g，款冬花 12g，桔梗 10g。6 剂。二诊：复查胸部 CT 未见明显异常，夜间仍有胸闷现象，历时较前短，咳白痰，舌质淡红，舌边齿痕，舌苔薄白，脉细无力。拟小柴胡汤合三子养亲汤化裁。处方：柴胡 10g，炒黄芩 10g，桂枝 10g，炒白芍 10g，仙鹤草 20g，苏子 10g，白芥子 5g，莱菔子 10g，淫羊藿 15g，威灵仙 15g，枳实 6g，甘草 6g，旋覆花 12g（包煎），蝉蜕 10g，蜈蚣 2 条。7 剂。后上方稍事出入，调治 1 个月而愈。

按语：其一，金师临床选用小柴胡汤化裁治咳嗽，主要针对慢性咳嗽之"感染性咳嗽"，即感冒后咳嗽迁延不愈。唐容川云："《内经》云五脏六腑皆有咳嗽，而无不聚于胃，关于肺。兹有一方，可以统治肺胃者，则莫如小柴胡汤……盖小柴胡汤能通水津散邪火，升清降浊，左宜右有，加减合法，则曲尽其妙。"此言亦宗《素问·咳论》之"聚于胃，关于肺"之病机要旨。其二，柴胡治咳之功在于和解少阳枢机，并非解表剂。其三，《神农本草经》载，"柴胡，味苦平，主心腹，去肠胃中结气……饮气积聚……寒热邪气"，不可迷于叶天士"柴胡劫肝阴"一说。其四，柴胡止咳，《大明本草》谓柴胡"主消痰止咳，润心肺"。其五，小柴胡汤始出于太阳病篇，诸经病证皆可用之，非足少阳胆经之专方专药，尚有手少阳三焦经运用小柴胡汤治久咳，看似甚无关联，但三焦经属少阳，少阳为枢、为轴，是气机升降出入的关键，且三焦为水液代谢的通道，肺病多与气、津液、痰密切相关，故选少阳病之祖方——小柴胡汤治疗。在小柴胡汤的 7 个或有症中有"咳"一症，治疗后"上焦得通，津液得下，胃气因和"。上焦得通，意味肺之宣肃正常；津液得下，运输、输布正常，痰何由生；胃气因和，胃气得和降，肺气之逆亦平，咳自止。小柴胡汤加减治疗感染性咳嗽，正中病机，扶正祛邪，斡旋枢机，胃和肺降，咳嗽自平。[摘自：时乐，张芸．金殿春从脾胃论治肺病验案 3 则．湖南中医杂志，2018, 34(10): 93–95.]

案三：产后郁冒

某产妇，28 岁，产后 20 天。2010 年 6 月 2 日初诊。诉产后目昏郁闷伴发热、咳痰、纳差 10 天。患者于自然分娩后 10 天感寒，且多食肥甘滋腻之品，遂致昏冒，伴见发热，体温 39.2℃，咳嗽吐黄痰，颈部淋巴结肿大，经西医诊断为感冒，以头孢唑林、病毒唑静脉滴注治疗 7 天后，体温由 39.2℃ 降至 37.2 ～ 37.5℃，痰由黄变白，但痰量多而稠，乏力，时有汗出，口干，纳差，大便艰难，2 天一行，神志清，精神差，面色苍白，舌边红，舌苔腻微黄，脉浮滑而略数。血常规显示：白细胞 $3.9×10^9$/L，红细胞 $3.5×10^{12}$/L。胸部 X 线提示：双肺纹理紊乱增粗。诊断为产后郁冒兼咳嗽，证属气血不足，寒闭卫郁而兼肺有痰热，治当补养气血，透邪解郁为主，兼以清肺祛痰。处方以小柴胡汤加减。柴胡 18g，黄芩 15g，党参 15g，半夏 15g，胆南星 12g，鱼腥草 30g，连翘 15g，杏仁 12g，川贝母 9g，浙贝母 9g，甘草 9g，生姜 3 片，大枣 4 枚。上方 3 剂，日 1 剂，水煎取 500mL，分 2 次空腹温服。2010 年 6 月 6 日复诊，患者发热已止，咳嗽次数、程度及痰量大大减少。再服 3 剂，于 13 日随访，患者已痊愈。[摘自：龚红红，

王文娜. 小柴胡汤治疗产后郁冒的探讨. 中国中医药现代远程教育，2018，16(17): 83–84.]

19 柴胡桂枝汤

【出处】《伤寒论》

【组成】桂枝去皮，一两半（6g），芍药一两半（6g），黄芩一两半（6g），人参一两半（6g），甘草炙，一两（3g），半夏洗，二合半（7g），大枣六枚（3枚），生姜切，一两半（6g），柴胡四两（15g）。

【用法】上九味，以水七升，煮取三升，去滓，温服一升（现代用法：水煎温服，用量按原方比例酌减）。

【功用】和解少阳，兼以解表。

【主治】少阳太阳合病。伤寒六七日，发热微恶寒，支节烦痛，微呕，心下支结，表证未解者。

【临床应用】

案一：咳嗽

龙某，女，70岁。2009年8月4日初诊。主诉：手足心热2个月，咳嗽咽干1周。近1周因感冒受凉而咳嗽，咯痰，口苦咽干，目干鼻干，有汗，微恶寒，大便时溏，舌淡有齿痕，脉弦紧数。此先手足心热，后因感冒而见少阳证，后者为标先治标。予柴胡桂枝汤化裁。柴胡60g，黄芩15g，桂枝20g，生姜30g，白芍20g，大枣30g，炙甘草20g，党参50g，栀子15g，桑叶30g。2剂。复诊：口苦咳嗽大减，咽干、鼻干、目干均大减，手足心热亦减轻，舌暗红苔白，脉数紧消，转为弦细而沉。上方去栀子，加菊花15g，4剂。药后手足心热消失，咳嗽、口苦、眼鼻干诸症均愈。

按语：《伤寒论》言："伤寒六七日，发热，微恶寒，支节烦疼，微呕，心下支结，外证未去者，柴胡桂枝汤主之。"柴胡桂枝汤为桂枝汤与小柴胡汤原方各取半量而组成的合方，桂枝汤、小柴胡汤均为著名的"和法"方剂，两者相合，主治范围较广，笔者常用之治疗感冒发热而口苦脉弦者，咳嗽而口渴咽痛者，杂病体虚而外感咳满呕恶者，凡属太阳少阳合病者，可获佳效。关于柴胡用量，本方中柴胡为四两（小柴胡汤柴胡用半斤）。据出土的东汉铜权考证，汉代一两等于15.625g，便于应用，一两按15g算，柴胡当为60g，若无高血压，此量安全，古人曰"柴胡劫肝阴"，此言非也，笔者曾用柴胡加龙骨牡蛎汤治疗抑郁症，柴胡60g，服药3个月而患者病情逐步缓解，未见肝阴虚损征象。此例咳嗽，微恶寒，口苦，咽干，脉弦紧，病机为太阳少阳合病，本着先治标的精神，予柴胡桂枝汤去半夏，加栀子、桑叶，因时有便溏为脾虚，重用党参50g以补中州，全方调和气血表里寒热而重在解外，2剂好转大半，因咽鼻目干大减，去栀子，加菊花以之养肝调肝、巩固善后，而手足心热意外获愈，此当归功于和法之神奇。**[摘自：许勇，陈晓勤，徐君逸. 经方治疗咳嗽临床体会. 中国中医急症，2011，20(11): 1883–1884.]**

案二：反复低热

余某，女，68岁。2017年5月26日初诊。患者于1个多月前外出劳累后出现反复低热症状，体温37.2～38.5℃，前往当地医院检查未见明显异常，仅白细胞总数稍高，予中西医治疗效果不明显，低热反复。就诊时症见：神清，精神疲倦，发热，体温38.5℃，咳少量黄痰，自汗出，口苦，时头晕头痛，肢体乏力，时恶心欲呕。纳差，眠差。小便量多，尿频，无尿痛，大便偏干。舌淡红，苔薄白，脉弦滑。治以柴胡桂枝汤加减。柴胡20g，桂枝20g，白芍15g，黄芩10g，党参20g，炙甘草10g，生姜10g，大枣10g，法半夏10g，陈皮10g，白术10g，茯苓20g，神曲10g，麦芽20g，牛蒡子10g，厚朴20g，升麻10g。7剂。加水400mL煎，分早晚2次温服。另嘱其规律监测体温。患者服药后精神好转，少量汗出，体温最高37.3℃，全身乏力等不适明显较前改善，守上方再投3剂，巩固疗效。

按语：本案患者年过六旬，正气不足为本，虚邪外感为标。可见于柴胡桂枝汤原方的经典主治病证。患者感冒1个多月，仍见发热、咳嗽、自汗出等症，乃是表邪未解；症见恶心欲呕、纳差，则为邪入少阳。"但见一证便是，不必悉具"（小柴胡汤原方后言）。小柴胡汤和解少阳、疏邪利表、通利三焦，共奏太阳少阳表里双解之功。患者发热已久，正气不足加之受损，脏腑阴阳气血无以驱邪外出，而柴胡桂枝汤能平调阴阳，通利枢机，疏邪散热。方中加用牛蒡子、升麻、厚朴疏散风热，兼能下气除满、润肠通便；陈皮、茯苓、麦芽健脾消食和胃。全方共奏解表和里，宣畅气机之功。[摘自：郭丽珍，吕雄，伍慧慧，等．吕雄运用柴胡桂枝汤治验．湖北中医药大学学报，2018，20(3)：112-114.]

案三：高热

朱某，男，45岁。1987年3月12日初诊。因发热恶寒1周余，经输液、服中西药效果欠佳而收入院。患者1周前不明原因出现高烧，恶寒，体温 39℃，用青霉素、氨苄青霉素静滴 3 天，效果不佳，来我院就诊，门诊给大柴胡汤 3 剂，服后不效而入院。入院后给小柴胡汤 3 剂亦无效。诊见发热，微恶风寒，周身酸楚，伴口渴心烦，体温 39℃，舌淡红，苔薄白，脉浮。证属太少合病，有邪入阳明之象。治以太少双解，兼清阳明，方用柴胡桂枝汤加生石膏。柴胡 15g，黄芩 10g，桂枝 10g，白芍 10g，半夏 10g，党参 10g，甘草 6g，生石膏 30g，生姜 3 片，大枣 5 枚。水煎服。1 剂后体温即降至 36.7℃，续服 2 剂以巩固疗效。

按语：《伤寒论》云："伤寒六七日，发热，微恶寒，支节烦疼，微呕，心下支结，外证未去者，柴胡桂枝汤主之。"此患者虽经多日治疗，但仍有发热，微恶风寒，脉浮，周身酸楚，说明外证未去，口渴、心烦是邪入阳明之象，故用大柴胡汤、小柴胡汤不效。今柴胡桂枝汤太少双解，驱邪外出，又佐生石膏清阳明经热。辨证准确，用药得当而获效。[摘自：**汤继军，王兰珠，李爱群**．**柴胡桂枝汤应用举隅**．山东中医杂志，1995, (10): 452.]

20 正柴胡饮

【出处】《景岳全书》

【组成】柴胡（9g），防风（3g），陈皮（4.5g），芍药（6g），甘草（3g），生姜（3～5片）。

【用法】用水300mL，煎至200mL，热服。

【功用】平散风寒。

【主治】治外感风寒，发热恶寒，头疼身痛，痰疟初起。

【临床应用】

案一：胃肠型感冒

周某，男，18岁，学生。1994年4月29日初诊。头痛，头胀，咽喉痛，周身骨节酸痛。2天前曾服解热镇痛剂，头痛略减，但胃痛、呕吐，稀便日5次，服卡那霉素，仍腹泻不止，于1994年4月27日前来就诊。入院后细询：于发病前3天吃醉虾，又行远路出汗受凉。检查：体温为38.8℃，鼻腔欠通畅，咽部充血，扁桃体Ⅱ度肿大，腹部软，肝脾未触及。大便化验呈水样便。血常规检查：白细胞$4.2×10^9$/L，中性粒细胞百分比67%，诊断为胃肠型感冒。予正柴胡饮冲剂2包，每日4次，翌日，诸症均减；又服正柴胡饮冲剂2包，每日3次，连服3天，诸症均消失。**[摘自：曹磊磊，初燕生. 正柴胡饮冲剂之临床新用. 现代中西医结合杂志，1996, (1): 120.]**

案二：高热

乔某，女，38岁。1991年8月2日初诊。患者素来体健，此次突然头痛壮热（体温多为39.5～40.5℃）30余天。血常规、抗链"O"、肥达反应、胸透等检查未发现异常。经用多种抗生素及地塞米松治疗21天仍不退热，有时一次用4片复方阿司匹林，虽汗出湿衣，热仍如故。诊见两颧稍红，疲乏无力，心烦欲死，口干舌红，脉弱而数，体温40℃。此为暑热之际，复因劳累过度，邪热入里所致，诊为暑温。治以疏风清热。予正柴胡饮加减。柴胡15g，白芍20g，防风15g，黄芩12g，黄芪20g，大青叶20g，青蒿15g，丹皮12g，知母10g，玄参20g，金银花15g。水煎服。嘱其停用所有西药。服3剂，热降为37.5℃。效不更方，又进6剂，身凉脉静，精神安好，已全康复。随访至今无恙。

按语：暑期邪热侵袭过劳之体，更易伤气耗津；而屡用激素，反延长病程，使邪热留滞。本例虽无面色红赤、大渴引饮，但壮热已月余，病已在气分；心烦欲死证实热已涉心营，口干、脉弱为伤气耗津，急需扶正祛邪。故以柴胡、防风祛风清热，黄芪益气，白芍、知母、玄参和阴清热，加黄芩、青蒿等药以增清解之力。其中柴胡配白芍为必用之药，有和阴清热的独特功效。[**摘自：石曾敏**. 正柴胡饮治高热症心得. 山东中医杂志, 1992, (4): 25.]

案三：感冒发热

患者，男，40岁。体温39℃，头身痛，恶寒，鼻塞流涕，无汗一日，舌淡红，苔薄白，脉浮紧。证属外感风寒。遂进正柴胡饮二剂，热退身轻，诸症悉除。患者自诉，以往感冒即经治疗，最少病程一周方能好转，此剂两日即痊，真乃神效。

按语：感冒初起，凡头身疼痛，鼻塞流涕，或恶寒身冷，发热无汗，肢节酸困，寒热往来，用正柴胡饮进服二剂，诸症较快消失，效果满意。笔者所用临床，莫不如此，即或因自服中西成药，致病情延续一周以上，甚至十天半月者，只要症俱一二，服三剂无不孑然身轻。发热病例，体温39℃左右，不用其他解热药，一剂后热即去，并无明显之副作用。病程稍长，效仍满意。所用此剂，不论男女老幼，体质强弱，服之皆宜。原著所论杂证诸条，凡属伤寒劳倦，暑月外感，郁热之火，虚损内伤，肿胀、腰痛等为外感风寒所致者，亦均可加减用。原方用量系旧制，量亦嫌轻。热重者柴胡可用15~18g，其余各味亦可较原方加倍用之。咳嗽者加桔梗，身痛者加羌活。景岳此方，专为感受风寒，气血平和，证无兼夹而设，属平和之剂。散者解也。纵观六味，虽有柴胡、芍药之苦寒，防风、陈皮、生姜之辛温，但皆气平而味薄者。柴胡"主时疾内外热不解"，乃"引清气，退热必用之药"。防风可散风邪，治一身之痛。陈皮为脾肺气分之辛散药，可宣通五脏。生姜散寒，甘草调中，辛甘相合，可以发散，酸苦相合，能涌能泄，配伍精当，药力平和，绝无解表诸剂过汗之虑。尤妙在芍药一味，以其甘苦酸寒，敛降多而升散少，泄性多而固腠理，酌敛柴胡、防风之升散太过。笔者在临床用赤芍为佳，白者味甘补性多，赤者味苦泻性多之故。[摘自：肖正今．正柴胡饮治感冒一得．新中医，1988, (2): 22.]

㉑ 柴葛解肌汤

【出处】《伤寒六书》

【组成】 柴胡（6g），干葛（9g），甘草（3g），黄芩（6g），羌活（3g），白芷（3g），芍药（6g），桔梗（3g）。

【用法】 水二盅，加生姜三片，大枣二枚，槌法加石膏末一钱（3g），煎之热服（现代用法：加生姜3片，大枣2枚，石膏12g，水煎温服）。

【功用】 解肌清热。

【主治】 外感风寒，郁而化热证。恶寒渐轻，身热增盛，无汗头痛，目疼鼻干，心烦不眠，咽干耳聋，眼眶痛，舌苔薄黄，脉浮微洪。

【临床应用】

案一：外感发热

患者，女，20岁。2014年8月15日初诊。主诉：发热1周。患者自服解热镇痛药（具体不详）后汗出热退，但仍间断发热。现症：发热，体温39℃，微恶寒，微汗出，口渴，口微苦，头目痛，身体酸痛，大便稍溏，舌质红，苔白、厚腻，脉浮数。西医诊断：流行性感冒。中医诊断：外感发热。中医辨证：外感风寒，郁而化热，三阳合病。治宜解表清热。处方：柴胡20g，葛根30g，黄芩10g，白芍10g，羌活15g，白芷10g，桔梗10g，生石膏 30g，苍术 15g，甘草 6g。每日 1 剂，水煎，分早、中、晚 3 次温服。服药 2 剂，汗出热退。

按语：本案为"寒包火"之发热，太阳表寒不解，化热入里，里热渐盛，初犯阳明、少阳而致。孙教授认为，本例患者虽以发热为主诉，但仍有恶寒之表证，故不能盲目运用清热解毒药物。宜柴葛解肌汤寒温并用，解肌清热，配伍苍术既可健脾燥湿，又能祛风散寒。柴葛解肌汤是临床治疗外感发热的常用方，使用时解表药用量需足，柴胡常用至 15～20g，葛根常用至 20～30g，羌活常用至 15～20g，可达到发汗解肌之效；内热渐盛，故生石膏亦常用至 30g。辨证时亦可灵活加减，若恶寒甚，可去黄芩，加麻黄、防风，解表散寒；热盛，可加金银花、连翘、天花粉等，清热泻火；咳嗽痰多，可加浙贝母、前胡，止咳化痰；呕吐，可加藿香，解表和中；大便不畅，可加炒莱菔子，行气通便。在治疗发热时需嘱患者每日 3 次温服，以助药力；对于不便服药的老人、儿童，可浓煎药汁至 150mL，直肠滴注，亦可迅速退热。[摘自：石光，安慎富，王希，等. 孙玉信教授临证运用柴葛解肌汤验案 4 则. 中医研究，2015, 28(6): 51–53.]

案二：急性支气管炎

赵某，女，27 岁。2005 年 12 月 24 日初诊。咳嗽、咳痰 2 天，伴咽痛喉燥，痰少而黏，咯痰不爽，发热（38.4℃），恶风，口渴，头痛，肢楚，舌苔黄燥，脉浮数。诊为急性支气管炎，此乃风热犯肺，肺失清肃之风热咳嗽。方用柴葛解肌汤加减。药用：柴胡、葛根、黄芩、生石膏、炙杏仁各 15g，炙甘草 6g，元参、防风、桔梗各 10g，麦冬 20g。3 剂，每日 1 剂，水煎 2 次，早晚分服。

12月27日二诊：咳嗽明显减轻，体温正常，咽喉燥痛症缓解，上方去石膏，再服2剂，痊愈。

按语：本例风热咳嗽是风热犯肺，肺失清肃所致，为风热化燥，卫气同病之证。治以解肌透邪，宣肺止咳。方中柴胡、葛根解肌透邪为君药；炙杏仁、桔梗、炙甘草宣通肺气以助疏泄外邪为臣药；黄芩、石膏清解肺经气分之热，元参、麦冬润肺生津，防风助柴葛解肌发表，均为佐药；防风、柴胡、葛根分别入太阳、少阳、阳明经，为佐药。药证相合，故收良效。[摘自：卫建业，闫庆忠.柴葛解肌汤临床应用举隅.山西中医，2006，(4): 35.]

案三：发热

某男，10岁。2009年10月9日初诊。主诉：发热2天。现病史：患儿于2天前受凉后出现高热，体温高达39℃，伴头痛，全身酸痛、恶寒。查体：咽部充血，扁桃体不大，双肺呼吸音略粗，舌淡红，苔薄白，脉浮数。血常规：白细胞 7.6×10^9/L，中性粒细胞百分比79%，淋巴细胞百分比20%。西医诊断：急性上呼吸道感染。中医诊断：感冒。证属风寒外束，郁而化热。治以辛凉解肌。选柴葛解肌汤化裁。处方：柴胡24g，葛根24g，黄芩9g，石膏30g，白芍12g，赤芍12g，羌活12g，独活12g，白芷12g，甘草6g，生姜3片，大枣5枚。每天1剂。连服3剂，体温恢复正常。

按语："有一分恶寒，便有一分表证"。本例邪在太阳未解，传入阳明，风寒郁于肌腠而化热，治疗时应用清解法，解肌清热。方中柴胡、葛根解肌清热为君药。羌活、独活、白芷驱太阳之邪外出，助柴胡、葛根解肌表并除诸痛，黄芩、石膏清泻里热，共为臣药。赤芍、白芍、甘草敛阴和营，生姜、大枣调和营卫，均为佐药。甘草又能调和诸药，为使药。诸药合用，透表清热，表里双解，可除三阳之邪，又标本兼治，使热退后不再回升。[摘自：王颖，李兆坤，黄严. 柴葛解肌汤在儿科的应用体会. 中医研究，2010, 37(7): 64–65.]

22 玉屏风散

【出处】《究原方》

【组成】防风一两（15g），黄芪蜜炙，二两（30g），白术二两（30g）。

【用法】上㕮咀，每服三钱（9g），用水一盏半，加大枣一枚，煎至七分，去滓，食后热服（现代用法：研末，每日2次，每次6～9g，大枣煎汤送服，亦可作汤剂，水煎服，用量按原方比例酌减）。

【功用】益气固表止汗。

【主治】表虚自汗。汗出恶风，面色㿠白，舌质淡，苔薄白，脉浮缓，以及虚人腠理不密，易于感冒。

【临床应用】

案一：过敏性鼻炎

患者，田某，女，30岁。2012年11月28日初诊。患者平素体弱，易患感冒，反复鼻塞、鼻痒、喷嚏、流清涕2周，加重7天，自诉每于清晨穿衣时动作稍慢或遇风时即发作。耳鼻喉专科诊为：过敏性鼻炎。曾服西药抗过敏治疗，效不佳，病情反复，影响患者工作及生活，遂求助于中医。症见：面色白，气短懒言，鼻塞较重，喷嚏频作，时流清涕，双下鼻甲稍肿胀，鼻黏膜苍白，舌淡胖，苔薄白，脉浮细缓。辨证为肺脾气虚，卫表不固，风邪外袭。治以健脾补气，固表通窍，祛风散邪。方拟玉屏风散合苍耳子散加减。药用：黄芪30g，防风15g，荆芥15g，白术15g，山药20g，苍耳子15g，辛夷15g，白芷15g，薄荷10g，桂枝10g，白芍10g，细辛3g，甘草6g。7剂，水煎服，日1剂。

二诊：鼻塞、鼻痒较前明显好转，仍时有喷嚏，伴流清涕，舌淡红，苔白，脉细。仍按前方去荆芥、细辛，加地龙、蝉蜕、五味子各10g，继服1个月，诸症消失。随访半年未复发。

按语：中医认为，过敏性鼻炎属"鼻鼽"范畴，其发病是由于肺气虚弱，腠理疏松，卫外不固，风寒之邪乘虚而入犯鼻而致。治疗上用玉屏风散补肺益气固表，苍耳子散祛邪通窍，本案患者初诊时脾气虚弱且风寒较重，故可见气短懒言，鼻塞较重等症，故在主方基础上加用山药以健脾益气，加荆芥以助防风祛风散寒止痒，加桂枝、白芍以调和营卫，加细辛以温通鼻窍。诸药合用，共奏健脾益气，固表通窍，祛风散寒之功效。二诊时患者诸症减轻，但仍有喷嚏和清涕症状，故去荆芥、细辛，加用地龙、蝉蜕以祛风通络，止痉镇嚏，加五味子以收敛肺气止涕。[摘自：张伟娜，赵菁莉.黄文政治疗临床杂病验案2则.河南中医，2014,34(4): 609–610.]

案二：习惯性感冒

患者，李某，男，54岁。2016年12月14日就诊。习惯性感冒3个多月，稍遇风寒即感冒，出现鼻流清涕，头痛，咳嗽，肢体酸软无力，缠绵不解。曾服感冒冲剂等药物，症状虽能得到缓解，但仍反复发作。现症见：面色苍白，头目昏沉，畏风汗出，神疲乏力，纳差口淡，舌质淡红，苔薄白而腻，脉沉缓。中医诊断：感冒。辨证属脾虚气弱，卫外不固。治以益气健脾，调和营卫。方用玉屏风散化裁。党参 12g，黄芪 25g，炒白术 12g，防风 10g，茯苓 12g，山药 30g，砂仁 10g，陈皮 6g，炙甘草 10g，大枣 5 枚，生姜 2 片。连用 20 剂后，诸症悉除，3 个月后回访未复发。[摘自：刘冰贤，王育勤．王立忠教授妙用玉屏风散临床经验．光明中医，2018, 33(8): 1090–1092.]

案三：变应性咳嗽

患者张某，男，7 岁。2016 年 11 月 4 日初诊。家长诉患儿反复咳嗽 1 个多月，不自觉揉眼睛，自服药物未见明显好转，平素易感。刻下：患儿咳嗽时作，呈阵发性，遇冷空气及气候变化时加重，少痰，动则多汗，自觉鼻痒，无咽痛及发热恶寒，舌质淡红，脉细。中医诊断：咳嗽（肺虚邪恋证）。西医诊断：变应性咳嗽。治以益气固表，扶正祛邪。处方为玉屏风散化裁。炙黄芪 15g，炒白术 10g，防风 6g，法半夏 5g，款冬花 10g，射干 6g，桑皮 10g，地龙 10g，杏仁 10g，五味子 10g，辛夷 10g，甘草 3g。共 7 剂。每日 1 剂，水煎服。11 月 11 日二诊：家长诉患儿咳嗽症状明显减轻，现饮食量少，大便稍干，多汗，予原方基础上加用焦楂曲各 10g、牛蒡子 10g、瓜蒌仁 10g，共 14 剂。11 月 25 日三诊：患儿咳嗽消失，饮食尚可，大便正常，但仍然多汗，转以调和营卫，方选黄芪桂枝五物汤加减善后巩固。

按语：本案患儿系肺虚邪恋易感，治疗当以扶正固本，恢复气机升降为要。方中炙黄芪味甘，健脾益肺、补气固表，兼以升提中气，为君药。白术健脾益气，助黄芪以加强益气固表之力，为臣药。两药合用使气旺表实，则汗不外泄，外邪亦难内侵。佐以防风走表而散风御邪，黄芪得防风，则固表而不留邪，防风得黄芪，则祛邪而不伤正。方名玉屏风者，言其功用有似御风屏障，而又珍贵如玉之意。加用半夏降气化痰，杏仁宣肺止咳，款冬花化痰止咳，射干祛痰平喘，地龙、辛夷祛风脱敏通窍，五味子补气敛肺等。生甘草益气健脾，调和诸药，为使药。诸药合用，共奏益气固表，补肺化痰之功。本方通过提高患儿机体抵抗力，扶正固本，从而减少发病次数，缓解发作时症状，发挥了祛风止咳的作用。[摘自：王羽，孙轶秋. 孙轶秋教授治疗小儿变应性咳嗽经验介绍. 浙江中医药大学学报, 2018, 42(1): 78–80.]

23 参苏饮

【出处】《太平惠民和剂局方》

【组成】人参、紫苏叶、干葛_洗、半夏_{汤洗七次姜汁炒制}、前胡_{去苗}、茯苓_{去皮}、各三分（各6g），枳壳_{去瓤麸炒}、桔梗_{去芦}、甘草_炙、陈皮_{去白}、木香各半两（各4g）。

【用法】上㕮咀。每服四钱（12g），水一盏半，姜七片，枣一个，煎六分，去滓，微热服，不拘时候（现代用法：加生姜七片，大枣一枚，水煎温服）。

【功用】益气解表，理气化痰。

【主治】虚人外感风寒，内有痰饮证。恶寒发热，无汗，头痛，鼻塞，咳嗽痰白，胸膈满闷，倦怠无力，气短懒言，舌苔白，脉弱。

【临床应用】

案一：感冒

李某，男，5岁。患儿素体虚弱，平时多汗，经常感冒咳嗽，近几日，身热恶寒，鼻流清涕，咳嗽有痰，头痛较重，倦怠无力，胸脘痞闷呕恶，腹痛作胀，不思饮食，大便3～4次/天，稀溏不爽，睡中时时惊惕。在某医院诊断为胃肠型感冒。应用小儿复方新诺明、小儿复方阿司匹林、泻白糖浆，诸症未能尽除，遂来本院治疗。现症：身热，体温37.6℃，略有形寒头痛，咳嗽，鼻流清涕，脘胀满呕恶、厌食，面黄，倦怠乏力，大便稀溏不爽，3 次 / 天，舌苔白根腻，脉象缓细。证属素体虚弱，饮食内停，表里同病。治以益气宣肺，导滞和中。拟以参苏饮加减。太子参 10g，苏子 10g，苏叶 10g，桑叶 10g，前胡 10g，桔梗 3g，陈皮 3g，半夏 3g，木香 3g，葛根 10g，茯苓 10g，神曲 10g，麦芽 6g，山楂 6g。水煎，分 3～4 次服。服药 3 剂，汗出甚畅，身热已解，形寒头痛，鼻流清涕亦瘥，胸脘胀满呕恶明显减轻，纳增，大便 1～2 次 / 天，仍感体倦乏力，咳仍有痰，苔、脉同上。证属余邪未尽，体力尚未恢复，再以前方加减治之。药用党参 10g，苏子 10g，茯苓 10g，炒白术 10g，炙甘草 3g，桔梗 3g，前胡 10g，陈皮 3g，半夏 3g，神曲 10g，生姜 2 片，大枣 5 枚。煎服法同上。服 3 剂后诸症尽除。[摘自：王美兰．参苏饮治疗小儿外感疾患的体会．天津中医学院学报, 2003, 22(2): 42.]

案二：咳嗽

某男，50 岁，外科医生。咳嗽 10 余天，2 周前患感冒，感冒症状消失后，遗留咳嗽，服中西药效差，影响给患者做手术，前来就诊。症见：咳嗽频作，咳声不扬，痰少色白呈泡沫状，不易咳出，咳甚汗出，动则汗出湿衣，倦怠乏力，饮食量少，二便尚可，舌质淡红，苔薄白，脉弱。辨证为正气不足，风寒束肺，营卫失和。拟以益气解表，宣肺止咳，调和营卫。方用参苏饮合桂枝汤。药用：党参 15g，紫苏叶 15g，陈皮 15g，法半夏 15g，茯苓 30g，桔梗 30g，枳壳 15g，炙甘草 10g，前胡 15g，葛根 15g，木香 15g，桂枝 15g，白芍 30g，生姜 15g，大枣 10g。上方加水煎取约 450mL，每次约服 150mL，饭后半小时服用，3 次 / 天。服 3

剂后而愈。

按语：该患者感冒 2 周后，出现了咳声不扬，痰液不易咯出等肺气不宣的症状，兼有倦怠乏力，脉弱等气虚表现，合并咳甚汗出，动则汗出湿衣等营卫不和的兼证，参苏饮合桂枝汤恰中病机，故能效如桴鼓。[摘自：苏玉杰，郭留学，时文远，等. 张晓云教授运用参苏饮治疗外感咳嗽的经验. 中医药导报，2013, 19(5): 31–32.]

案三：咳喘

石某，女，1 岁。1990 年 9 月 24 日初诊。其母云：2 日前，患儿因洗澡受凉，晚上低热，出汗、咳嗽、卧不宁、大便稀溏，1 日 3 次，食减，呕吐。自服感冒冲剂、止咳糖浆，反而气急而喘，汗出更多，卧不宁。查体：患儿面色苍白，精神差，唇紫，咳声低弱，喉中痰鸣，气急，鼻翼扇动，呼吸快而浅，舌边尖红、苔薄黄，指纹浮紫，体温 38.4℃，双肺呈弥漫性细湿啰音，哮鸣音明显。诊为脾肺气虚，外寒里热所致喘证。治当益气解表、宣肺平喘，佐以清里。处方以参苏饮化裁。太子参、石膏各 10g，葛根、前胡、枳壳各 5g，苏叶、半夏、陈皮、木香、麻黄、杏仁、甘草各 3g，大枣 1 枚，生姜 1 片。水煎服，每日 1 剂。服上方 1 剂后诸症减轻，又服 2 剂痊愈。[摘自：杜友庆. 参苏饮临床应用举隅. 陕西中医，1995, (2): 85.]

24 再造散

【出处】《伤寒六书》

【组成】人参（3g），黄芪（6g），川芎（3g），甘草（1.5g），熟附子（3g），桂枝（3g），细辛（2g），羌活（3g），防风（3g），煨生姜（3g）。

【用法】上药用水二盅，加大枣二枚，煎至一盅，槌法再加芍药一撮，煎三沸，温服（现代用法：加大枣2枚，白芍3g，水煎服）。

【功用】助阳化气，解表散寒。

【主治】阳气虚弱，外感风寒表证。恶寒发热，寒重热轻，头痛项强，肢冷无汗，倦怠嗜睡，舌淡苔白，脉弱无力，或浮大无力。

【临床应用】

案一：感冒

吴某，女，农民，36岁。2005年3月22日就诊。无汗畏寒，头身酸楚拘紧45天，寒重热轻，肢冷，得热则缓，神倦体乏，喜暖嗜卧，舌淡苔白，脉沉迟，此次病后，服不少中西药，但缓后1～2天又复发，尤其是服解热镇痛药后，越服越频，效果越来越差，平素常易感冒，不易康复，很难出汗。辨为阳虚表寒，腠理闭塞，治以助阳益气，发汗解表。用再造散加味。处方：黄芪6g，人参、熟附片（先煎）、桂枝、煨姜、防风、荆芥、羌活、川芎各3g，白芍（炒）、大枣各5g，甘草、细辛各2g。水煎温服。2剂。得汗，诸症已缓解，守原方，再服2剂，以巩固疗效，就此而愈。随访半年未发。［摘自：卢国．再造散临床应用的体会．光明中医，2008，(4): 501.］

案二：咳嗽

张某，女，38岁。6月9日来诊。主诉：全身发冷，咳嗽憋闷10余天。患者面色㿠白，形体消瘦，身着棉衣，无汗，语声低微，懒言，时作咳嗽，吐白痰。病者自述纳呆，乏力，倦怠嗜卧，头晕头痛，四肢常年有冷感，二便一般。舌淡苔薄白，脉沉无力。辨证：阳虚感冒。分析：因其阳虚，故全身发冷。阳虚不能鼓舞津液外出，故无汗。风束肌表，肺气不宣，故咳嗽、憋闷。风邪上扰，故头晕头痛。二便正常说明外邪尚未入里，仍在肌表。倦怠嗜卧乏力乃阳虚的一般全身症状。又因其肺气被遏，宣发输布功能受阻，脾不得肺所输布之精微，故运化功能降低，出现纳呆，其本仍在肺。舌淡苔薄白，脉沉无力，乃阳虚之象。治以助阳解表，以"再造散"为主方，略行加减。党参五钱、黄芪五钱、桂枝三钱、附子三钱、防风三钱、川芎三钱、芍药二钱、细辛一钱、桑叶二钱、杏仁三钱、沙参三钱、麦冬四钱、甘草二钱、生姜三片、大枣三枚。方义：防风、川芎、细辛，疏表散寒；桂枝汤，解肌和营卫；附子，通行十二经而助阳；参、芪，扶正气（与诸发表药同用，可扶正解表）；桑、杏、沙参、麦冬，止咳化痰，亦顾肺阴。其中芍药味酸，恐其收敛太过，故以酒炒以去其弊。二诊：6月11日。服上方二剂，病人已除去棉衣，不恶寒，头晕、头痛均已减轻，脉较前有力，但仍有咳嗽，且口觉发干、发黏。病者阳虚的主要矛盾已解决，故以原方减桂附用量，改为桂枝两钱，附子一钱，加天冬五钱、玉竹两钱、花粉五钱，以滋肺阴，加瓜蒌五钱，以宽胸化痰理气，以苏梗二钱替代防风，取其理气健胃之效，加焦三仙各三钱健胃消食，并防诸药之腻。三诊：6月13日。上方服二剂，咳嗽憋闷感均已消失，口已不干不黏，头痛头晕消失，病者自感全身轻快，现觉口中无味，食欲仍不如病前。拟以四君子加焦三仙服二剂调理脾胃，自此而愈。[摘自：董益河 . **"再造散"** 治愈夏季感冒 . 山东中医学院学报 , 1977, (3): 52.]

案三：经前感冒

王某，女，23岁，干部。主诉：每次经前7天感冒。此次正值经前7天，恶寒，手足冰凉，鼻流清涕不止，一派外感风寒之状。经行3天后，症状顿失。经行时小腹疼痛，喜按，腰酸无力，经水淋沥涩滞不爽，有血块，舌苔白腻，脉沉涩无力。综观服之剂，有小柴胡汤、四逆散加味、温经汤等。此类和解、温经之剂未效，可知经前感冒非营卫不和，亦非寒凝，乃是阳虚所致，故以再造散加味治之。处方：黄芪10g、人参3g（冲服）、熟附子10g、细辛3g、防风6g、川芎6g、红花10g、煨姜6g、菟丝子10g、羌活3g。水煎服，日1剂，15剂而愈，随访1年之久，月经如期来潮，感冒未再复发。[摘自：赵会平 , 郭耀春 . 经前感冒1例治验 . 内蒙古中医药 , 1998, (S1): 33.]

25 加减葳蕤汤

【出处】《重订通俗伤寒论》

【组成】生葳蕤二钱至三钱（9g），生葱白二枚至三枚（6g），桔梗一钱至钱半（4.5g），白薇五分至一钱（3g），淡豆豉三钱至四钱（9g），薄荷一钱至钱半（4.5g），炙甘草五分（1.5g），红枣二枚。

【用法】水煎服。

【功用】滋阴解表。

【主治】素体阴虚，外感风热证。头痛身热，微恶风寒，无汗或有汗不多，咳嗽，心烦，口渴，咽干，舌红，脉数。

【临床应用】

案一：发热

刘某，男，52岁，工人。1987年10月20日初诊。自诉10月初感冒，发热无汗，尤以午后为甚，头痛身疼，咳嗽气促，咳痰稀白，胸胁满闷，经某医院治疗发热仍不退，且胃脘部隐痛，不思饮食，住院12天出院后，邀余治疗。刻诊：体温上下午波动在39.5～40℃，症见头痛发热、咳嗽咽干、痰由白转黄、咳而不爽、小便黄赤、大便干燥、形体消瘦、面色不华、舌红少津、脉数，诊为阴虚外感。治法：滋阴解表。处方：葳蕤汤加减。玉竹15g、白薇30g、豆豉10g、葱白3枚、桔梗15g、甘草10g、大枣3枚、薄荷10g、瓜蒌皮20g。水煎服，2剂。二诊：1987年10月

25 日。患者发热尽退，大便通畅，饮食渐增，精神好转，诸症皆除，而获痊愈。[摘自：刘志华，刘永聪，刘美云．加减葳蕤汤治愈发热不退 2 例．内蒙古中医药，1995, (S1): 33.]

案二：扁桃体炎

陈某，女，24 岁。1997 年 8 月 18 日就诊。患者患慢性扁桃体炎 3 年多，经常急性发作，多次使用抗生素类药物治疗。此次发作已 14 天，经静点青霉素发热已退，仍有咽痛，双侧扁桃体Ⅰ度肿大，患者决心手术。耳鼻喉科医师检查后认为，病灶炎症尚未控制，不宜即刻手术，遂来内科就诊。验其舌脉，舌红少苔，脉滑寸浮而右脉细。予加减葳蕤汤去葱白，减豆豉用量，另加牛蒡子、金银花、天冬、天花粉、川贝母、瓜蒌以增效。服用 7 剂，咽痛消失，咽腭弓充血不明显，右侧扁桃体缩小至Ⅰ度肿大，遂在耳鼻喉科行扁桃体摘除术。[摘自：郝艳新，王海彤．加减葳蕤汤临床应用举隅．北京中医药大学学报，2000, 23(4): 74.]

案三：慢性咽炎

斯某，男，37 岁。1985 年 5 月 8 日诊。素体虚弱，常易感冒。刻下咽喉发痒，干燥微痛，时有灼热感，午后伴低热，大便干燥。查体：咽部暗红，咽后壁滤泡增生连成一片，黏膜干燥，苔少，舌质偏红，脉细数。证属阴虚，虚火上炎。以加减葳蕤汤为主治疗。生玉竹 20g，桔梗 9g，红花、炙甘草各 6g，薄荷 3g，土茯苓、白薇、枸杞、地骨皮、全瓜蒌、生地、北沙参、麦冬各 12g，大枣 5 枚。服上药 10 剂后，症状大减，痒感消失。查：咽部滤泡转为淡红，黏膜津润，大便已较通畅。前方去薄荷、土茯苓等，加太子参 20g，续服 15 剂，基本治愈。

按语：笔者根据其临床大多有咽部干、梗、痛、痒及滤泡增生等见症，多属阴虚和虚火所致，且此病有多发于感冒后或感冒后加重的特点，用加减葳蕤汤治之，切中病机。方中白薇一味，既能清虚热，又和营血，使阻滞之阴血得以疏通，如配活血化瘀药红花，能起到消除咽部异物感及减少淋巴滤泡的明显作用。[摘自：张伟斌. 加减葳蕤汤治疗慢性咽炎. 四川中医，1988, (7): 48.]

26 葱白七味饮

【出处】《外台秘要》

【组成】葱白连须,切（9g），干葛切（9g），新豉绵裹（6g），生姜切（6g），生麦门冬去心（9g），干地黄（16g），百劳水（8L）（此水以勺扬之）。

【用法】上药用百劳水煎至三升，去滓，分温二服，约隔一小时服一次。如觉欲汗，渐渐覆之（现代用法：水煎温服）。

【功用】养血解表。

【主治】血虚感冒证。病后阴血亏虚，调摄不慎，感受外邪；或失血之后，复经感冒，头痛身热，微寒无汗者。

【临床应用】

血虚感冒

患者，女，47岁，医生。1996年11月7日初诊。形体消瘦，面色晦暗，睑结膜及唇甲均色淡，脉浮细无力，舌淡苔白。近因外感而头痛发热，体温37.8℃，恶寒无汗，头晕心慌，咳痰不爽，偶吐黄色痰。咽不痛，无充血，心肺听诊未闻异常。贫血病史近20年，红细胞常在 3.0×10^{12}/L 以下，血红蛋白多不足100g/L。有痔疾，时便血。患者诉称，以往也常感冒，多采用西药治疗，往往缠绵月余始瘥，故甚惧怕感寒。近闻中医治外感，法简药廉效速，特来一试。余诊断其为血虚感冒，治拟养血解表兼清热止咳，投方葱白七味饮加味。葱白 30g、生地 12g、豆豉 10g、麦冬 10g、葛根 15g、生姜 6g、银花 15g、连翘 10g、黄芩 10g、荆芥 10g、苏叶 10g、杏仁 10g、瓜蒌皮 10g。水煎服，3 剂，汗出而病痊。

按语： 本例患者以往取西药治外感常须月余方愈，获效甚缓。此恐为西医多注意抗病毒、杀病菌，只偏重祛邪而忽视扶正有关。经云："正气存内，邪不可干。"同理，正气早复，外邪易除。中医学强调扶正祛邪，而葱白七味饮之组方遵"夺血者无汗""亡血家不可发汗"之戒，以生地、麦冬养血滋阴以扶正，葱白、葛根、豆豉、生姜解散表证以祛邪，配伍精当，故用于血虚外感疗效较佳。[摘自：张琳 . 血虚感冒 . 湖南中医杂志，1999, (2): 44.]

27 苍耳子散

【出处】《济生方》

【组成】辛夷仁半两（15g），苍耳子两钱半（7.5g），香白芷一两（30g），薄荷叶半钱（1.5g）。

【用法】上晒干，为细末，每服两钱（6g），食后用葱、茶清调下（现代用法：水煎温服）。

【功用】祛风通窍。

【主治】鼻渊。鼻塞不闻香臭，流浊涕不止，前额头痛，舌苔薄白或白腻。

【临床应用】

案一：鼻渊

李某，女，31岁。初诊：2016年9月8日。反复性鼻塞流涕3年，加重7天。连续3年每到9月份就出现鼻塞、流涕、喷嚏、咽痛，偶有鼻出血、头晕，于当地门诊打点滴后1周好转。7天前无明显诱因再次出现鼻塞、流涕、喷嚏、目痒、咽痛、咳嗽，晨起黄痰，白天为白痰，自服"川贝枇杷露"及"蓝芩口服液"无效。纳可，眠差多梦，二便调。舌体胖色暗，苔薄白，脉沉滑。诊断为鼻鼽（痰湿蕴结）。处方：炒苍耳子10g，炒苍白术各10g，生黄芪15g，辛夷10g（包），陈皮10g，茯苓15g，浙贝母10g，泽泻10g，升麻10g，葛根10g，黄芩10g，天花粉15g。水煎服，

7剂。嘱咐病人少吃油腻，多吃蔬菜水果，积极锻炼身体。2016年9月15日二诊：服上方后咳嗽、目痒减轻，晨起咳黄痰，偶有鼻出血，头晕减，仍喷嚏，流涕，鼻塞，眠差多梦，纳可，二便调。舌尖边红，苔白厚，脉沉滑。处方：上方加炒杏仁10g，桑白皮10g，天麦冬各10g，鹅不食草10g，沙参10g，水煎服，7剂。2016年9月22日三诊：服上方后仍有鼻塞喷嚏，无流涕，咳嗽症减，有白痰，质黏，鼻血止，无头晕，眠差易醒，纳可，二便调。舌色淡红，苔薄黄，脉沉滑。处方：炙麻黄6g，炒白芍10g，干姜6g，桂枝10g，细辛3g，清半夏10g，五味子10g，炒苍耳子10g，辛夷10g（包），鹅不食草10g，浙贝母10g，桑白皮10g，黄芩10g，升麻10g，葛根10g，生甘草10g。水煎服，7剂。数月后陪同家人来诊，称疾病一直未发。[摘自：谭丽，王玉芳．迟华基教授苍耳子散治疗鼻衄的经验．中国中医药现代远程教育，2017, 15(15): 79–81.]

案二：急性鼻炎

某女，9岁。鼻塞，声重，流黄白黏涕，不发热，无咳嗽。查见：鼻腔黏膜急性充血，下鼻甲肿胀，鼻道少量白黏状分泌物，舌淡，苔微黄。诊为：伤风鼻塞（急性鼻炎）。处方：苍耳子散加防风、川芎、石菖蒲、桔梗、菊花、蔓荆子、连翘。水煎服，日1剂。1剂后，鼻通气可，涕减少。查见：鼻黏膜正常，水肿消失，鼻道通畅痊愈。[摘自：韩秀丽．苍耳子散在鼻科的应用．山东中医杂志，2003, 22(2): 121–122.]

案三：鼻甲肿大

付某，女，31岁。2015年3月2日初诊。患者高中时期体弱易感冒，高中曾患鼻炎，症状以鼻塞、通气困难为主，后服中药治愈未再发。每年三四月间因街道女贞子树而感鼻部不适。2014年10月因感冒引起鼻炎再次发作，症以鼻塞为主，寻求西医治疗。西医诊断：急性鼻炎。予以鼻部喷剂（具体不详），阿莫西林口服，通窍鼻炎颗粒口服，效果甚微。后再次感冒，诸症加重。现症见：呼吸困难，无涕，无喷嚏，眉骨部位昏沉感，头昏痛，受风后加剧，偶感口干，大便长期稀溏，舌淡红有齿痕，苔黄微腻花剥，脉滑。查体：鼻黏膜色红，表面光滑。辨证为脾肺气虚证。药用：辛夷20g，苍耳子15g，薄荷15g，白芷15g，北细辛6g，金银花15g，连翘15g，僵蚕15g，白术15g，党参30g，茯苓15g，牛蒡子15g，桔梗15g，射干15g，藿香15g，白蒺藜15g，厚朴15g，陈皮10g，枳壳15g，甘草5g。共3剂，吃完2剂后即感鼻腔通畅。3月21日二诊：鼻塞好转，头昏明显，偶尔仍出现便溏现象，感疲乏。患者头昏仍显，应加重宣散祛风之力，仍有便溏，故应加重健脾化湿之力。前方加蔓荆子15g、藁本15g、防风15g、白豆蔻15g、神曲15g、砂仁10g、炒麦芽20g，去北细辛，共5剂。4月4日三诊：鼻塞明显好转，受风后不再似之前头痛加重，大便质中，前方去蔓荆子、藁本、防风、牛蒡子、桔梗、射干、僵蚕、枳壳，加炒山楂20g，巩固脾胃运化功能，共4剂。患者服后随访时诉便溏明显好转，头昏显减，鼻塞好转60%，呼吸通畅。

按语：患者既往有鼻炎病史，现症见鼻塞，头昏痛，加之体征故可明确诊断为鼻炎。脾肺气虚，肺卫不固，邪壅鼻窍，故出现呼吸困难，鼻塞；表虚卫外不固，故受风后加剧；风为阳邪，上扰清窍，故出现头昏痛；脾虚湿困，水液运化失常，故出现大便稀溏；舌边有齿痕、苔腻、脉滑均为肺脾气虚夹湿的表现。故辨证为肺脾气虚证。肺气虚则常感受风寒之邪，机体失去抵御能力，表现为反复外感、恶风；脾虚则后天生化不足，清气不能上扬，湿浊内生，表现为大便长期稀溏，舌色淡。以苍耳子散加味为主方，根据患者每次就诊时主症不同而加减。因患者病程较久，在急性发作期以治疗鼻塞等症为主，患者呼吸通畅后则健脾利湿以扶养后天之本。[摘自：马亦苑．陈天然治疗慢性鼻炎经验．湖南中医杂志，2017, 33(10): 43, 80.]

28 过敏煎

【出处】 当代大家祝谌予自拟方

【组成】 防风、银柴胡、乌梅、五味子、甘草（各 10g）。

【用法】 将上述药物用水煎煮后去渣取汁，每日服 1 剂，分早晚 2 次服下。

【功用】 益气固表，散风祛湿，柔肝息风，肃肺降逆。

【主治】 适合过敏性鼻炎、过敏性哮喘、荨麻疹、过敏性紫癜等过敏性疾病患者使用。

【临床应用】

案一：咳嗽变异性哮喘

陈女，35 岁。2012 年 11 月 27 日就诊。主诉：患者素有咳嗽变异性哮喘病史，平素咽痒咳嗽反复发作，自行服用较多止咳化痰之药，效果不显。此次因感冒后咽痒咳嗽再次发作，咽中有痰难以咯出，伴气喘，服用过激素治疗（具体不详），症状稍有缓解。因感激素副反应大，欲寻求中医治疗。舌淡红，苔薄，脉细弦。处方：过敏煎加味。防风 12g，柴胡 15g，乌梅 12g，白鲜皮 15g，土茯苓 30g。7 剂。二诊（12 月 4 日）：服上药 3 剂后，患者即停用激素治疗，不咳不喘，惟时咽痒，咽中有痰，舌脉无变。因患者月经淋沥不尽，故上方再加升麻 9g，荆芥 12g，白芷 12g，陈棕炭 12g，贯众 12g，地榆炭 12g。7 剂。三诊（12 月 11 日）：

服用中药并停用激素，未有咳嗽、哮喘发作。服上药 2 剂后月经淋沥即止。今添诉反复胸痛，首诊方加丹参 12g，檀香 3g，砂仁 3g，白芍 15g，当归 12g，川芎 12g，白芷 12g，红花 12g，川断 9g，金银花 9g，僵蚕 12g，麦冬 12g，玄参 12g。14 剂。2012 年 12 月底随访：停药后咳嗽、哮喘均消，未再发作过。

按语：以上过敏性哮喘和咳嗽变异性哮喘，俱属中医喘证范畴。若按传统分型，则有风寒袭肺、风热犯肺、痰浊壅肺、肺肾两虚等类，需依证施治。但蒋健教授认为，其病因均为过敏性因素所致，审因论治，均可以过敏煎加味进行治疗。[摘自：**崔晨，耿琦，陈文文，等．蒋健教授临证运用过敏煎经验探讨．四川中医，2014，32(5)：136-139．**]

案二：过敏性鼻炎伴咳嗽

患者，女，32 岁。2016 年 9 月 21 日初诊。患者近 3 年每到秋季过敏性鼻炎、咳嗽即发作，此次患者 2 天前出现连续打喷嚏，流清涕，咳嗽，可咳出白痰，眼睛发红，舌淡，苔薄白，舌下静脉迂曲，脉沉细。证属营卫不和，外邪侵袭。药用：乌梅、五味子、银柴胡、炒防风、苍耳子、辛夷（布包）、薄荷（后下）、白芷各 10g，桂枝、赤芍、白芍各 15g，莱菔子、白芥子、橘红、半夏各 10g，茯苓 15g，细辛 5g，生甘草 6g。每日 1 剂，水煎分早晚温服。患者 5 天后症状减轻，半月后症状均消失。

按语：过敏性鼻炎咳嗽，常表现为夜间或清晨发作性咳嗽，痰少，运动后加重，临床无感染表现，往往有个人或家族过敏史，特点是随着气候、环境、生活习惯的变化等，反复发作，迁延难愈。吕老认为，本病的病因病机主要是肺脾气虚，营卫不和，受风寒燥邪侵袭而致。方中主要以过敏煎抗过敏（中西结合），苍耳子散（苍耳子、辛夷、薄荷、白芷）疏散风热，通利鼻窍，擅长治疗各种鼻炎。桂枝、白芍为吕老常用对药，出自桂枝汤，二药相合，一收一散，一寒一温，一阴一阳，相互制约，一则调营卫，和气血，二则调整脾胃，扶正固本，正气存内，邪不可干。赤芍清热凉血，活血散瘀。莱菔子、白芥子、橘红、茯苓、半夏、细辛、生甘草祛痰止咳。综观本方，扶正解表，通窍止涕而抗过敏治疗顽疾。[摘自：李彩萍，吕景山.国医大师吕景山应用过敏煎经验初探.基层医学论坛，2018，22(26)：3732-3733.]

案三：过敏性哮喘

谭某，女，30岁。1956年11月15日初诊。哮喘10余年，经常反复发作，经某医院确诊为过敏性哮喘。经服强的松、地塞米松、苯海拉明、扑尔敏等西药，初时有效，过后罔效。近1周来，咳喘、胸闷加重，苔白腻，脉滑数。胸透及X线摄片，心肺未见异常。此为肺失宣降，痰湿中阻。过敏煎加味：银柴胡10g，五味子15g，乌梅12g，防风10g，苏子12g，白芥子10g，莱菔子15g，甘草5g。5剂。服药后，咳喘、胸闷减轻。仍守原方续服5剂后，诸症消失。以后，每遇此疾复发，均以过敏煎加味，每获显效。

按语：此案患者素体脾肾不足，外邪侵袭，而致痰湿中阻，肺失宣降，病则由是而发，出现咳喘、胸闷等症状。故用过敏煎加三子养亲汤抗过敏、降逆化痰，调节升降，其效较为满意。[摘自：刘立华，唐正秀.祝谌予过敏煎应用举隅.中医杂志，1989，(1)：15.]

㉙ 半夏散及汤

【出处】《伤寒论》

【组成】半夏、桂枝、炙甘草各等分（各6g）。

【用法】上三味，等分，各别捣筛已，合治之。白饮和服方寸匕，日三服。若不能散服者，以水一升，煎七沸；内散两方寸匕，更煮三沸，下火令小冷，少少咽之。半夏有毒，不当散服（现代用法：按原方比例，作散或汤剂服）。

【功用】祛风散寒，化痰利咽。

【主治】少阴病，咽中痛。外感风寒所致的咽喉疼痛。

【临床应用】

案一：咽痛

乌某，女，36岁，本院职工。初诊日期：2015年11月19日（星期四）。上周六开始感冒，未服药，继而嗓子痛，后口服阿莫西林、三黄片效果不佳，来我门诊，手里提着青霉素、清开灵等药，准备输液，说实在不想输液，求中医治疗。刻下：流涕，无寒热，咽痛，右侧扁桃体白斑，咽干，饮水不多，无口苦，纳可，二便正常，舌淡苔白，脉缓。辨六经：流涕，无寒热，表未全解，病在太阳；咽痛，病在少阳；右侧扁桃体白斑，咽干为病传里化热，病在阳明；咽干饮水不多，舌淡苔白，脉缓为痰饮在里津不上承。辨为三阳合病夹饮。辨方证：病程5天，流涕，无寒热，表证轻，但咽痛，符合半夏散方证；咽痛，右侧扁桃体白斑，咽中生疮，但不甚，症对苦酒汤方证；咽痛病在少阳，选用桔梗汤；方用半夏散及汤加味方。处方：桂枝 9g、半夏 15g、乌梅 12g、桔梗 12g、射干 9g、甘草 9g。颗粒剂 1 剂，1 袋冲服，1 袋开水泡当茶饮。结果：1 剂后诸症若失。

按语： 本案通过先辨六经，辨为三阳合病夹饮；辨方证为半夏散及汤加味，实际上也是半夏散及汤方合苦酒汤、桔梗汤 3 方合方，方中桂枝、甘草解表，半夏、桔梗温中化饮，祛痰排脓，乌梅酸敛清热生津代苦酒，加射干长于清痰泄火，以利咽喉。综观全方，解表清热，化饮祛痰，清利咽喉。予颗粒剂 1 袋冲服，为内治之法；1 袋开水泡当茶饮，仿半夏散及汤方合苦酒汤方的煎服法，"少少与咽之"局部用药，方证对应，收效亦佳。[摘自：刘永军. 经方辨证治疗咽喉痛. 内蒙古中医药，2016, 35(12): 168-170.]

案二：失音

刘某，男，46 岁，农民。于 2013 年 8 月 18 日就诊。因不能言语，其妻子代诉，1 周前因天气炎热，干完农活后冲冷水澡，晚上喝了 2 瓶冰啤酒（平素喜酒），第二天清晨罹患感冒，因头痛发热而住进当地西医院，按感冒常规治疗（打点滴、服用阿莫西林等西药）四五天，感冒缓解而出院。出院 2 天后，自觉咽喉疼痛难忍，声音嘶哑沉重，几乎不能言语。刻下见：咳嗽，咳吐痰白稀，量少；查其咽部，红肿不明显，按之痛，有异物感；微恶风，但头顶周身不痛，舌质淡，苔白润，两边薄，中间偏厚，脉浮缓。此为寒湿夹痰阻遏少阳经脉，治疗当散寒除湿，涤痰开结，处以半夏汤。法半夏 10g，桂枝 10g，炙甘草 10g。2 剂，水煎服，每日 3 次。嘱待汤稍冷后，慢慢吞下，忌食腥辣等刺激性食物。二诊，咽痛减去大半，语音开，但仍轻度嘶哑，异物感消失，但觉胸闷憋气、微烦，咳嗽减轻，不吐痰，苔白微厚。守方加减：法半夏 10g，桂枝 10g，炙甘草 10g，厚朴 10g，黄芩 3g，桔梗 12g，紫苏叶 12g。3 剂，水煎服。三诊，咽痛消失，说话如常。[**摘自：肖勇** .《伤寒论》半夏散及汤临床运用 1 例 . 江西中医药，2014, 45(2): 45.]

案三：少阴咽痛

贾某，男，70 岁。外感发热 3 天，微恶风寒，头痛，咽喉疼痛，服板蓝根冲剂后，咽痛反加重，进食困难，咳嗽不重。舌质淡红，苔白滑，脉浮缓。此乃感受风寒，服板蓝根苦寒之味，真阳受遏，而致咽痛，实为寒结少阴，邪直上咽喉而成。治以温邪散寒，利咽止痛。方拟半夏散及汤加味。桂枝 10g，桔梗 10g，甘草 6g，竹沥、半夏各 15g。2 剂，水煎服。嘱汤汁徐徐呷服，在咽喉中停留时间越长越好。翌日下午咽痛消除。[**摘自：李秋贵，黄飞，王小刚** . 李文瑞教授论治少阴病热化证 . 世界中西医结合杂志，2008, (1): 8–10.]

30 桔梗汤

【出处】《伤寒论》

【组成】桔梗一两（3g），甘草二两（6g）。

【用法】上二味，用水三升，煮取一升，去滓，温服一升，更服一升（现代用法：按原方比例，水煎温服）。

【功用】宣肺利咽，清热解毒。

【主治】少阴客热咽痛证。治风邪热毒客于少阴，上攻咽喉，咽痛喉痹，风热郁肺，致成肺痈，咳嗽，胸满振寒，咽干不渴，时出浊沫，气息腥臭，久则吐脓者。

【临床应用】

案一：慢性咽炎急性发作

刘某，女，30岁。患慢性咽喉炎已年余，常反复发作。3天前患外感发热，咳嗽时作，咯吐白痰少许，咽干喜饮，饮之暂可解渴，后再渴，咽痛甚，重则如刺，声音嘶哑，目赤干涩，纳食如常，小便微黄，大便顺调。舌质微红，苔薄黄，脉细。证为：外感后引起慢性咽炎急性发作。急投桔梗汤加味。生甘草25g，桔梗10g，蝉衣5g。3剂，日1剂，水煎服。药后咽已利，急性期已愈，遂投桔梗汤加味。处方：生甘草30g，桔梗15g，诃子肉15g，蝉衣10g，玉蝴蝶10g，牛蒡子10g。六料共研细末，炼蜜为丸，每丸重9g。每次1丸，日3次。服蜜丸后，慢性咽炎痊愈。[摘自：

李秋贵，黄飞，王小刚. 李文瑞教授论治少阴病热化证. 世界中西医结合杂志，2008, (1): 8-10.]

案二：甲状腺癌手术后咽痛

郑某，女，34 岁。2017 年 2 月 20 日就诊。1 个月前行甲状腺癌手术，术后恢复可，现咽痛，声音嘶哑，口腔溃疡，口干，尿频，舌暗红，苔薄白，脉细数。处方：桔梗 10g，甘草 5g，玄参 10g，浙贝母 10g，千层纸 10g，僵蚕 10g，天花粉 10g，麦门冬 10g，白术 10g，茯苓 10g，丹参 10g，郁金 10g。6 剂复诊。2017 年 2 月 27 日二诊。患者服上药后咽痛好转，无口腔溃疡，症状改善。舌暗红，苔薄白，脉细滑。处方：上方去玄参，加淮山药 15g，莲子 10g。6 剂。

按语：根据患者症状及舌脉之象，本为肾阴亏虚，虚火上炎，标以痰瘀内阻。治以滋阴清火，利咽止痛。《仁斋直指方》曰："肺为声音之主，肾为生音之根。"少阴心经夹咽，足少阴肾经循喉咙。患者甲状腺癌术后，损伤局部经络，少阴客邪，阻滞窍道，故见声音嘶哑；桔梗、千层纸利咽喉，同时桔梗引领诸药直达病灶，清利咽喉，条达咽喉局部气机，使痰瘀不致壅滞咽喉；僵蚕化痰散结以止痛；玄参、麦门冬、天花粉可滋阴生津，润肺补肾；玄参足少阴肾经之君药也，以降浮游之火；麦门冬治肺中伏火；丹参、郁金清热凉血，活血散瘀，郁金清肝热，以防木火刑金；浙贝清热化痰、散结；白术、茯苓建中土，有培土生金之功。同时，此方用花粉、麦门冬清肺润燥，配合桔梗、浙贝母化痰止咳，是润燥同用配伍法的具体体现。二诊时，患者咽痛症状好转，玄参降火之力大，遂停用；"脾为生痰之源，肺为贮痰之器"，患者术后，正气本虚，加淮山药、莲子益脾气，固正气；山药味甘主补，上补肺气，中健脾胃，下滋肾阴，以杜生痰之源，喻"正气存内，邪不可干"之意在其中。经治疗后，患者诸症渐愈。[摘自：杜娟，蔡妙珊．蔡妙珊教授应用桔梗汤临床经验辨析．中国民族民间医药，2018，27(1)：85-88.]

案三：神经性咽痛

邢某，男，60岁。于2个月前前往外地工作，返家途中遭遇车祸，身无大碍，但受些惊吓，回到家中便患感冒，2周后症状好转，只觉咽痛。至附近一家医院就诊，查咽部不红不肿，予以抗生素雾化吸入局部消炎，1周后未见好转，建议去耳鼻喉科再行检查。经喉镜查看未见异常，考虑为神经痛，未予用药。又至某西医院，特请专家诊治，医生建议其手术治疗。患者不愿手术，故来我院就治。患者诉咽痛，吞咽时尤剧，并伴有咽干，偶有咳嗽，余无不适，查咽部略红。诊其脉，右寸脉浮；观其舌，质淡红而苔薄黄。本案患者咽痛，为邪热客于少阴之经，上犯咽喉所致。方用桔梗汤加味。药用：桔梗30g，生甘草60g，黄芩15g，杏仁10g。水煎服，早晚各1次，6剂。服1剂后，觉咽部稍舒，服2剂后咽痛大减，惟吞咽时仍觉不适，服至五六剂之时，症状完全消退。为了巩固疗效，患者要求又进3剂。

按语： 桔梗汤专为少阴客热咽痛所设，若真乃此证服该方2剂便可见效。本案咽痛，咽部稍有红肿，微有咳嗽，因邪热不甚，病变较轻，无全身症状。舌苔薄黄为上焦余热未清，偶有咳嗽是肺气宣降功能尚未恢复。方中甘草生用清热解毒，佐以桔梗辛开散结，二药配伍可清少阴之客热，加入黄芩清上焦之余热，加杏仁配桔梗一升一降，以助肺气之宣降。诸药相合，肺气得开，客热得清，症状自然缓解。[摘自：孙艳. 桔梗汤加味治疗咽痛 1 例报道. 辽宁中医学院学报, 2006, (2): 91.]

③¹ 猪肤汤

【出处】《伤寒论》

【组成】 猪肤一斤（500g）。

【用法】 上以水一斗，煮取五升，去滓，加白蜜一升，白粉五合，熬香，和令相得。分六次温服。

【功用】 清热润燥。

【主治】 少阴阴虚，虚火上扰所致之咽痛。

【临床应用】

案一：慢性咽炎（一）

刘某，女，42岁，教师。患慢性咽炎5年余，近期因劳神过度，睡眠不足而加重，曾用中西药物，并雾化吸入，未收著效。自觉咽喉干燥，轻微疼痛，时有灼热感，喜用冷水润喉，不妨碍进食，常伴咽痒干咳，"吭咯"频频，午后较重，形体消瘦，精神疲倦，大便偏干，舌质嫩红，苔少色白，少津，脉细小数，沉取无力。查体：咽部黏膜慢性充血，暗红色，咽后壁小血管扩张，淋巴滤泡增生，咽反射敏感。辨证分析：咽喉为肺肾经脉所过，全身阴液聚集之处，今肺肾阴虚，咽喉无以润养，更为虚火熏灼，故咽干钝痛，灼热不适；肺津不足失于清肃故咽痒干咳；虚火久灼津枯血燥，故咽部暗红，脉络扩张；虚火灼津，久聚成痰，痰瘀互结，故有颗粒增生，形体精神系为正阴不足之候，舌脉皆为阴虚内热之征。拟滋养肺肾，利咽生津为法，方以猪肤汤加味。药用：麦冬 15g，天冬 10g，元参 15g，丹皮 15g，桔梗 10g，生山药 15g，生甘草 6g，猪肤 50g（煎汤兑入），蜂蜜 20g（兑入）。水煎，每日 1 剂，分 2 次缓缓咽下。服 3 剂后诸症有所改善，守方继服 2 周，症状再减，惟大便次数有增，上方加茯苓 10g，继服 10 剂，诸症悉除。随访半年未见复发。

按语：该案既往虽屡服中药元参、麦冬、桔梗等养阴生津利咽之品，未收著效，今合经方猪肤汤化裁，疗效卓然。《伤寒论》310 条"少阴病，下利咽痛，胸满心烦，猪肤汤主之。"猪肤究为何品，虽有争议，然笔者认为，当是猪皮外去毛垢，内去肥白者，滋而不腻，用之平和，可滋肺脾肾三阴以敛浮热。清代王孟英《随息居饮食谱》谓，"猪肤甘凉，清虚热，治下利，心烦，咽痛"，米粉、蜂蜜润肺补脾以调养，三药共奏滋阴润燥和中之效，笔者以山药代米粉是因山药甘平，健脾补肺，固肾益精，《伤寒蕴要》谓其"补不足，清虚热"。经方治验，本案可窥其一斑。猪肤汤今人较少使用，而古人颇多治验。如《临证指南医案》记载："张某，阴损三年不复，入夏咽痛拒纳，寒凉清咽反加泄泻，则知龙相上腾，若电光火灼，虽倾盆暴雨不能扑灭，必身中阴阳协和方息，此草木无情难效耳，从仲景少阴咽痛用猪肤主之。"[摘自：宋晓宇．经方化裁治疗慢性咽炎验案举隅．辽宁中医药大学学报，2010，12(3): 160–161.]

案二：慢性咽炎（二）

患者，女，30 岁。患慢性咽炎，证属阴虚火旺，肺燥金伤。症见咽干灼痛，出现慢性充血，无脓溃之征，忙碌忘之，劳作之余，或傍晚时分感觉明显，咽食似有异物感，镜窥无占位，心绪繁乱，夜难入寐，手足心热，梦多健忘，舌质红，苔花剥，脉细数。治宜猪肤汤加味。生地30g，龟甲20g，黄柏12g，知母15g，麦冬30g，青果12g。水煎服，1剂/日，连服数日后痊愈。[摘自：本刊编辑部．猪肤汤临床新用．中国社区医师，2010，26(30)：14.]

案三：喉癌手术后咽喉灼热疼痛

张某，男，61岁，教师。因喉癌手术损伤神经，声音嘶哑，咽喉灼热疼痛，鼻翼细红血管显现，脉略浮滑。服滋阴清热利咽中药30余剂，效力不显。思酌再三建议不妨给予猪肤汤医试。嘱患者购得刮去肥肉的猪皮一斤，与蜜熬得成汤，服之三四日，即告之比之前服用的几十剂中药都要有效，有一种喉中清凉感。见其咽部症状已经控制，转手清热滋阴散结药化其瘰疬。

按语：猪肤汤治少阴阴虚咽痛，此案虽属手术损害，但亦可辨其病机参治。患者咽部病情虽说缓解，但未能断根，属器质性损害。但患者服汤期间，皮肤更加润泽光滑。[摘自：朱晓冬．经方验案2则．光明中医，2013，28(3)：594.]

32 **苦酒汤**

【出处】《伤寒论》

【组成】半夏_{洗，破如枣核}，十四枚（10g），鸡子_{去黄，内上黄酒，着}鸡子壳中，一枚（1个）。

【用法】上二味，内半夏苦酒中，以鸡子壳置刀环中，安火上，令三沸，去滓，少少含咽之。不差，更作三剂。

【功用】清热祛痰，敛疮消肿。

【主治】少阴病，咽中伤，生疮，不能语言，声不出者。

【临床应用】

案一：放疗后咽痛

南某，男，73 岁。于 2014 年 1 月无明显诱因发觉咽喉部不适，未予重视，后咽部疼痛渐重。行喉内窥镜检查示右侧舌根溃疡，呈"火山口"状，污秽物附着。在某医院行颌面部增强 CT 扫描示口底恶性肿瘤伴双侧淋巴结转移，诊断为舌根肿瘤。后疼痛加重，且出现吞咽困难症状，遂接受姑息放疗及止痛治疗。精神差，身体消瘦，面色黄黑相间，咽痛咽干，纳食不畅，食少，脘腹胀满，夜眠差，语言不利。舌质红绛，苔薄少剥脱，脉细数。放疗疗程过半（放疗 16 次，1 次 2Gy），至 2014 年 6 月 30 日，舌咽根部溃疡面缩小，分泌物减少，但咽部疼痛减缓不甚，且吞咽不畅益甚。舌咽部溃疡，进食不畅，咽中痛，言语不利，声音嘶哑。《伤寒论》312 条："少阴病，咽中伤，生疮，不能语言，声不出者，苦酒汤主之。"遂予苦酒汤方 3 剂清热涤痰、敛疮消肿。服药后口中干、渴欲多饮症状消失，咽部疼痛明显缓解，纳食增，舌根部溃疡进一步好转，但仍觉咽中如有炙脔，声音嘶哑。上方继服 3 剂。服药后咽痛咽干大减，饮食知味，声音复亮。上腭根部多处溃疡已近痊愈。后共服 30 剂，未再觉咽干咽痛，声音复常，溃疡皆已痊愈。[摘自：张锦，王克穷. 苦酒汤治疗放疗后口腔溃疡体会. 实用中医药杂志，2015，31(9)：866.]

案二：感冒后失音

患者，女，50 岁。主诉"失音 1 周"。患者 1 个月前曾感冒咳嗽，后经治疗感冒咳嗽治愈。但因咳嗽日久，声音嘶哑，几乎不能话语；舌淡红，苔薄白，脉细。辨证属痰火郁结、金破不鸣。拟苦酒汤：法半夏 3g，鸡蛋清 1 枚（去黄），醋 10mL。煎法：先于碗中置半碗醋，然后将法半夏置于醋中，于微波炉中加热使其沸腾，待冷却后将蛋清和碗中的药液混匀。嘱患者稍稍含咽之。仅服 1 剂患者即能发出声音，后为求巩固又服 1 剂。

按语：此病例中，患者有感冒咳嗽病史，因久咳致咽喉部受损，即金破不鸣。根据患者因感冒久咳而不能言语这一主症，并结合苦酒汤的条文，笔者联想到此方。方中苦酒即为后世之"醋""酢""醯"。《名医别录》载其"味酸，温，无毒，入肝、胃经，能消痈肿，散水气，杀邪毒"。鸡蛋清又名鸡子白、鸡卵白、鸡子清，为血肉有情之品。《本草纲目》载其"甘，微寒，无毒。归经肺、脾经。主润肺利咽，清热解毒。治咽痛，目赤，咳逆，下肉，疟疾，烧伤，热毒肿痛"。半夏性辛温，入肺、脾经，功能燥湿化痰、降逆止呕，消痞散结。《神农本草经》曰："主伤寒寒热，心下坚，下气，喉咽肿痛，头眩，胸胀，咳逆，肠鸣，止汗。"三者合用效如桴鼓。[摘自：顾文哲，沈政洁. 经方验用二则. 中国中医基础医学杂志, 2017, 23(9): 1328, 1331.]

案三：慢性声带炎

张某，男，49岁。2006年9月8日就诊。患者近3年来经常出现失音，伴有耳聋，但经服中药养阴清肺丸、西药抗生素治疗，多于1周内痊愈。此次失音复发，某医院五官科诊断为咽炎、慢性声带炎症。口服抗生素和中药黄氏响声丸治疗3周，未见疗效，已迁延2个月之久，故请中医治疗。诊见：精神欠佳，声音嘶哑，咽干口燥，伴有耳聋，小便黄，大便不畅，舌红、苔少，脉细数。辨证为少阴阴伤失音。治以润燥养阴、散结祛痰。方用苦酒汤。处方：半夏3g，苦酒（醋少许），鸡子清1枚。3剂。用法按上述方法交代清楚，每天1剂，分早晚2次服，慢慢含咽之。9月11日二诊：服上方3剂后咽干好转，声音稍能发出。守方如法继开方7剂，又考虑病程长久，少阴阴伤累及肺肾，虚火上炎，再配服百合固金丸（方由熟地黄、生地黄、麦冬、百合、白芍、当归、川贝母、玄参、桔梗、甘草组成），每次1丸，每天早晚各1次，以滋养肺肾阴虚而固本。9月18日三诊：服药1周后咽干已除，发音清楚，听力也随之好转，脉转平和，又嘱服上方5剂，配服百合固金丸，巩固疗效。随访，咽病已痊愈，未再复发。

按语：中医学认为，失音是少阴经病变。因少阴之脉上系舌本，少阴经脉为热邪所伤而致。《景岳全书·声喑》云："喑哑之病，当之虚实，实者其病在标，因窍闭而喑也；虚者其病在本，因内夺而喑也。"久病多虚，有肺燥、肾虚，治宜润肺养阴为主。本例失音症，因病情日久耗伤气阴，阴虚阳浮，伤及少阴经脉，声音嘶哑缠绵不愈，故用苦酒汤。半夏启一阴之气，能散结降痰，开发声音，苦酒味酸，助少阳初生之气，因半夏辛燥，故佐以鸡子清甘寒润燥，止痛，更以苦酒消肿敛疮。三者结合，可达消肿止痛、散结祛痰之目的，痰去结开，则声音自出，病告痊愈。[摘自：张永全.苦酒汤治失音1例.新中医, 2011, 43(3): 33.]

㉝ 升降散

【出处】《伤寒瘟疫条辨》

【组成】僵蚕酒炒，二钱（6g），蝉蜕一钱（3g），生大黄四钱（12g），姜黄去皮，三钱（9g）。

【用法】为细末，病轻者作四服，重者作三服，最重者作二服。每服轻者用蜜五钱、黄酒一盅，重者用蜜七钱五分、黄酒一盅半，最重者用蜜一两、黄酒二盅送下，日一剂（现代用法：用量按原方比例酌减，水煎服）。

【功用】升清降浊，疏风清热，化瘀泻火。

【主治】治温热、瘟疫，邪热充斥内外，阻滞气机，清阳不升，浊阴不降，致头面肿大，咽喉肿痛，胸膈满闷，呕吐腹痛，发斑出血，丹毒。

【临床应用】

案一：咳嗽

雷某，女，54岁。1999年3月21日初诊。患者因感冒而咳嗽，感冒愈后，咳嗽迁延1个月，服中西药罔效。诊见：咳嗽频作，说话则咳，声高气急，咽喉痒亦易咳，痰白而黏，纳呆少饮，大便干结，舌质淡胖边有齿痕，苔白腻，脉弦滑数。咽部检查见充血，咽后壁黏膜可见扩张的毛细血管，淋巴滤泡增生，腭弓充血。双肺听诊有少量散在性干湿啰音，X线胸透诊为支气管炎。

西医诊断：咽炎，支气管炎。中医诊断：咳嗽。辨证为脾虚痰湿，肺有郁火。治宜健脾化痰，宣郁散火。方用升降散合二陈汤加味。处方：大黄8g，姜黄、蝉蜕、僵蚕各10g，黄芪、茵陈各30g，法半夏12g，茯苓、生薏苡仁各20g，陈皮6g，黄芩15g。服3剂后，咳已大减，喉不痒，痰易咯出，大便已通，胃纳欠佳。原方去大黄、姜黄，减黄芩为10g，加麦芽、山药各30g，续服5剂而愈。[摘自：张佳扬. 彭胜权教授运用升降散的临床经验. 新中医，2000，32(1): 5–6.]

案二：急乳蛾

杨某，女，5岁。就诊日期：2011年7月20日。其祖母代诉高热起于昨夜。查：体温39.5℃，双侧扁桃体焮红，Ⅱ度肿大。血常规：白细胞12×10^9/L。中性粒细胞百分比80%。口渴，舌质红，苔黄，脉数。诊断：乳蛾（气分热炽，邪毒壅滞）。治法：清热解毒，疏风透邪。处方：升降散合银翘散加减。银花15g，连翘15g，桔梗15g，生甘草6g，大力子15g，芦根20g，蝉蜕10g，僵蚕15g，姜黄10g，大黄3g。2剂，水煎服。二诊：2011年7月23日。热退身凉，略咳，扁桃体恢复正常，脉滑缓。投桑菊饮宣肺止咳。处方：桑叶15g，菊花15g，炒杏仁15g（捣），桔梗15g，薄荷10g，连翘15g，甘草6g，芦根15g。1剂，水煎服。服后咳止病瘥。

按语：本案一诊为风热邪毒攻于咽喉，营卫壅滞，则乳蛾（扁桃体）红肿疼痛，热毒充斥气分，则高热（体温39.5℃），口渴，舌红，脉数，为气分热甚之征。治当清热解毒，疏风透邪。方中银花、连翘清热解毒，辛凉透邪，大力子、桔梗、甘草解毒利咽，升降散合大力子具有疏利气分，透邪外出之功，芦根清热生津，诸药合用，共收清热解毒，透邪外达之功。热透毒解，营行卫畅，则热退身凉，乳蛾肿消痛止。二诊，虽然患者热退身凉，乳蛾（扁桃体）恢复正常，但余热未清，肺失宣降导致咳嗽，故拟桑菊饮辛凉宣肺止咳以善其后。[摘自：王成波．升降散的临床运用．内蒙古中医药，2017, 36(1): 34-35.]

案三：感冒

姜某，男，55岁。2015年11月22日诊。患者1周前感冒，经治疗，恶寒、发热、头痛等症虽除，仍觉胸闷心烦，咽干，面部阵发性烘热，偶见咳嗽，大便稍结，舌红，苔薄黄，脉浮数。辨证：余热未清，郁伏于里，不得透达。治疗：清透郁热。方剂：升降散加味。处方：僵蚕9g，蝉蜕、淡豆豉各6g，栀子9g，姜黄、酒大黄各6g。26日患者电告，服3剂药后神清气爽，诸症已除。

按语：外感后表证已除，惟见郁火证，大剂苦寒清热似为不妥，单用栀、豉又嫌力不足，惟升降散颇为合拍。方中僵蚕、蝉蜕使郁热随气机宣畅得以外透，大黄、姜黄泄火化瘀使郁热从大便而泄，故其治疗火郁，既有升之、散之、扬之之意，又有表里分消之妙。因胸闷心烦，故合栀豉汤，以增强本方宣透胸膈郁热之功。[摘自：邓广印，纪春玲．升降散的临床应用．中国保健营养，2018, 28(6): 345.]

34 麻黄升麻汤

【出处】《伤寒论》

【组成】麻黄_{去节，二两半}（7.5g），升麻、当归_{各一两一分}（各 3.5g），知母、黄芩、葳蕤_{各十八铢}（各2.5g），芍药、天门冬、桂枝、茯苓、甘草、石膏、白术、干姜_{各六铢}（各2g）。

【用法】以水一斗，先煮麻黄一两沸，去上沫，内诸药，煮取三升，去滓，分温三服。相去如炊三斗米顷，令尽，汗出愈（现代用法：用量按原方比例酌减，水煎服）。

【功用】发越郁阳，清上温下。

【主治】伤寒六七日，大下后，寸脉沉而迟，手足厥逆，下部脉不至，咽喉不利，吐脓血，泄利不止。

【临床应用】

案一：支气管肺炎

马某，男，10个月。2016年7月8日初诊。主诉：咳嗽伴间断发热10天，喘息1周，腹泻5天。病史：患儿10天前咳嗽，伴发热、流清涕、少汗。某医院门诊治疗3天，仍有发热，咳嗽加重伴喘息，胸片示支气管肺炎，收入院治疗（具体用药不详），治疗2天后热退，出现腹泻，大便4～5次每日，4天后再次发热，热峰39℃，每日2个热峰，仍有咳嗽、喘息。诊见：精神欠佳，咽充血，口唇稍干，双肺呼吸音粗，可闻及较多中细湿啰音，少量喘鸣音，舌尖红，苔黄腻，无汗，手足稍凉，时流涕，纳少，大便黄色糊水样，每日4～5次。中医诊断：肺炎喘嗽，泄泻。西医诊断：支气管肺炎，急性胃肠炎。中医辨证：外感风寒，寒饮化热，脾阳不足，阴津受伤。治法：宣肺散寒，温阳化饮，清热养阴。麻黄升麻汤加味。麻黄6g，桂枝6g，干姜5g，升麻6g，炙甘草3g，石膏15g，知母5g，黄芩5g，炒白术6g，茯苓10g，麦冬5g，玉竹5g，白芍5g，当归5g，砂仁3g。1剂，分2日服。7月10日来诊，患儿精神好转，服药第2日热退，大便每日2次，吃奶量增，咳嗽减少，双肺部听诊，湿啰音明显减少，舌淡红，腻苔变薄。予原方1剂，分2日服，每日服2次，开水冲服。药后体温正常，手足温，咳嗽减轻，晨起稍喘息，肺部听诊可闻及少量湿啰音，舌淡红，苔白。上方去黄芩、知母，干姜改为3g，加人参5g，2剂，1剂分2日服，每日服2次，开水冲服。服后症状痊愈。

按语：此患儿病初外感风寒，寒饮内停，症见无汗、发热、咳、喘，肺部较多中细湿啰音，失治使表邪内陷，肺热内郁，症见咽红、舌尖红、苔黄，误治及病久伤正，脾阳受伤，脾失温运，水湿内生，症见纳少、腹泻、肺部啰音难消、手足稍凉，证属肺脾同病，虚实夹杂。此类难治性肺炎、喘息合并腹泻患儿在临床不为少见，临症如单以散寒化饮、温补肺脾则汗出伤正，且温则助热，若一味清解郁热，则寒饮不化，肺部啰音不消，且再伤脾阳，加重腹泻。[摘自：葛国岚，韩雪，孙凤平，等. 郑启仲教授运用经方治疗寒热错杂类儿科疾病经验探讨. 浙江中医药大学学报，2018, 42(2): 114－117.]

案二：咳喘

患者，女，55岁，营业员，已婚。2016年12月9日初诊，形体中等，平素异常怕冷，常易遇寒感冒，每因感冒而必发咳喘，皆需输液6～7天，即使覆被厚衣或开暖气也越输越冷，症状越来越重，而继发鼻咽部滴漏黏涕，连绵不绝，吸咯难除，咽喉浊痰（涕）源源而生，频唾不尽，月余难愈，身体越来越差。刻诊：昨因受凉而咽痒至极，欲咳不禁，胸闷气急，苦不堪言（自述逢此必咳喘不止，涕痰不尽），无恶寒身痛，无汗无痰，微流清涕，口和不苦不渴，饮食溲便可，舌微暗而润，苔白，脉浮滑。此阳虚寒凝，肺气不宣之咳逆上气证，予厚朴麻黄汤加味以温饮散寒，宣肺平喘。处方：厚朴12g，炙麻黄12g，杏仁12g，石膏15g，炮姜12g，细辛10g，五味子12g，半夏12g，桂枝15g，紫苏12g，炒甘草6g。上10味，以小麦50g煮水煎药，3剂。2016年12月12日第二诊，咽痒、胸闷、气急消失，未发展成咳喘，但陡生鼻咽滴流，吸咯难除，喉间黏痰，旋吐旋生，色白质稠，其量特多，咳唾不尽，便秘，舌脉同前。此阴阳两虚之人，内生湿热之邪，而阳郁不宣，与《伤寒论》第357条所述之"喉咽不利，唾脓血"症状极其相符，径予麻黄升麻汤发越郁阳，清上温下。处方：麻黄10g，升麻20g，当归12g，玉竹12g，黄芩10g，白芍12g，知母10g，石膏12g，茯苓20g，生白术30g，桂枝15g，炮姜12g，天冬10g，炒甘草6g。3剂，水煎服。随访，服药1剂，则涕痰明显减少，几无咳唾动作，剂毕向愈。

按语：该案患者因受凉外感而咽痒、咳逆上气，予厚朴麻黄汤咳痒消除；但继发鼻后滴流，色白量多，质黏难除，与《伤寒论》条文"喉咽不利，唾脓血"的症状类似，病机无异。患者素体脾阳不足，脾虚不运，肺郁不宣，行气乏力，郁而不甚，渐欲化热，故滴流色白不黄不赤，大便秘结不稀，以麻黄升麻汤温脾阳、健脾气、宣肺气、发郁阳，如此脾气健运，肺气通调，以致"元真畅通""阴阳自和""气血如常""人即安和"而愈。[**摘自：张家业，陈常富. 伤寒名方麻黄升麻汤临证探微. 环球中医药**，2018，11(4)：562-565。]

案三：咳嗽

某女，52岁。2015年10月12日来诊。咳嗽13天，干咳，受冷空气和异味刺激后即咳，偶尔咳出黄黏痰，咽痒略痛，全身怕冷，胸闷，心烦，素喜热食，大便日2次，偏稀，舌红尖尤甚，苔偏黄，左脉弦细数，右寸脉沉细，关尺弱。处方：麻黄升麻汤加减。麻黄9g，桂枝9g，升麻10g，生石膏20g，黄芩9g，知母9g，麦冬12g，芍药12g，玉竹12g，干姜10g，茯苓20g，炒白术15g，炙甘草6g，枳壳6g。2剂诸症俱减，再服2剂病愈，后以他方调节体质。

按语：本案主要抓住了患者肺热脾寒兼有阴血亏虚的病机特点，干咳、偶尔咳出黄黏痰、心烦、咽痛、舌红苔偏黄均为肺热之象，以麻黄、桂枝、升麻升散郁热，黄芩、生石膏、知母清其实热；素喜热食、怕冷、便稀、日2次、关尺弱，皆为脾寒之象，以干姜、茯苓、炒白术、炙甘草温暖中焦，健脾除湿；咳嗽日久损气阴，以麦冬、芍药、玉竹滋阴润肺，麦冬易天冬，还可以兼降火气；枳壳理气解胸闷；去当归者以其大便偏稀，且病邪并未入血分。治从清肺热，温脾寒，兼养肺阴，取得佳效。[摘自：郭苏健，李俊莲.麻黄升麻汤方证探讨.时珍国医国药，2016, 27(9): 2220–2221.]

35 半夏厚朴汤

【出处】《金匮要略》

【组成】半夏一升（15g），厚朴三两（9g），茯苓四两（12g），生姜五两（15g），干苏叶二两（6g）。

【用法】上五味，以水七升，煮取四升，分温四服，日三夜一服（现代用法：用量按原方比例酌减，水煎服）。

【功用】行气散结，降逆化痰。

【主治】梅核气。咽中如有物阻，咯吐不出，吞咽不下，胸膈满闷，或咳或呕，舌苔白润或白滑，脉弦缓或弦滑。

【临床应用】

案一：慢性咽炎

患者，女，40岁。2016年12月5日就诊。主诉：自觉咽干，咽中如有物咽之不下，咯之不出10余日。曾就诊于某医院，诊断为慢性咽炎，给予阿莫西林胶囊、清喉利咽颗粒口服4天，无效。现饮食、睡眠皆可，舌尖略红，苔淡白，脉弦滑。中医诊断为梅核气（属郁证），证属气滞痰郁。治疗以疏肝理气，化痰软坚。方用半夏厚朴汤合柴胡疏肝散加减。处方：法半夏12g，厚朴10g，茯苓10g，柴胡5g，香附12g，郁金10g，陈皮10g，瓜蒌10g，桔梗10g，夏枯草15g，玄参10g。3剂。水煎服，每日1剂，早晚各服1次。患者自诉服完第1剂即感咽部舒适，故服3剂后，按照原方又服 2 剂，服后即瘥。

按语：梅核气大多病程较长，诸多同道言半夏厚朴汤治疗梅核气效果差，而此患者病程短，询问患者近期生气，故予半夏厚朴汤合柴胡疏肝散加减。半夏、厚朴、茯苓降逆化痰，柴胡、香附、郁金疏肝行气解郁，陈皮理气和中，瓜蒌宽胸理气化痰，桔梗利咽祛痰、引药上行，夏枯草、玄参清热散结。全方用药精专，故收效甚捷。[摘自：李晓莲. 医案 3 则有感. 中国民间疗法, 2018, 26(10): 55.]

案二：梅核气

患者，女，50 岁。2016 年 12 月 17 日初诊于山东省中医院。主诉：咽中如物梗阻 2 个月余，加重 3 天。患者自述 2 个月前无明显诱因自觉咽中如物梗阻，3 天前因情绪不佳自觉咽中梗阻加重，偶咳，咳之不出，且咽之不下，伴咽痛咽干，胸胁疼痛胀满，口苦，胸闷，纳差，眠可，大便偏黏，小便调，舌质暗红，苔白腻，脉弦滑。中医诊断：梅核气，证属痰气郁结证。治宜理气化痰开郁。拟半夏厚朴汤加减。处方：半夏 15g，厚朴 9g，茯苓 30g，紫苏叶 12g，紫苏梗 12g，连翘 12g，桔梗 9g，浙贝母 15g，郁金 12g，麸炒枳壳 12g，僵蚕 9g，生甘草 3g，鸡内金 15g。7 剂，水煎服，日 1 剂，分早晚 2 次温服，且叮嘱其保持心情顺畅。2017 年 1 月 6 日二诊：服用 1 周后，自觉咽喉异物感明显好转，大便质黏有所改善，口苦、胸闷等诸症亦见好转。继用上方加牡丹皮 9g 以增活血化瘀之力，继服 14 剂，咽部症状以及全身症状基本消失而告愈，亦叮嘱其怡情悦志，精神调摄，以免复发。

按语：《医略存真》指出，"梅核气多得忧思郁结，或怒动肝火……甚则肺胃之气不展，胸膈闷塞不畅"，提示此病与肺、胃、肝有关，因咽喉分别为肺胃上口，肝经又夹胃络胆，循咽而过，故发病与肺、肝、胃三脏功能失调有关，即给予主方半夏厚朴汤行气散结化痰，臣以僵蚕散结利咽，浙贝母清热散结化痰，连翘解毒清热散结，桔梗配伍甘草可开音通窍，郁金化瘀解郁，枳壳配伍桔梗宣肺降气，调理气机，鸡内金健脾消食，诸药联用可行气开凝痰，具有清热化痰和理气散结之功效，可明显改善患者咽部不适症状，导之移情悦性，故可获佳效。[摘自：谭超，刘素荣．刘素荣教授巧用半夏厚朴汤验案举隅．世界最新医学信息文摘，2018, 18(9): 188, 190.]

案三：肺癌

王某，男，76 岁，退休。肺癌患者，未行手术治疗，患者希望通过吃中药整体调理，并减轻西药的副作用。刻诊：呼吸气喘，胸闷，喉中有黏痰，咯之难出，双腿无力，纳眠尚可，舌淡，苔薄白腻，脉弦滑。辨证为气虚痰阻，方以半夏厚朴汤加味。药物如下：法半夏 12g，厚朴 15g，苏叶 15g，生姜 6g，茯苓 20g，紫菀 15g，百部 15g，独活 20g，桑寄生 20g，续断 20g，怀牛膝 20g，麻黄 15g，白果 15g，桑白皮 15g，葶苈子 15g，大枣 6g。4 剂，水煎服。服药后，患者喉中黏痰症状减轻，但仍有气喘，动则尤甚。续原法随症加减，续服 20 剂，上述症状减轻，病情稳定。

按语：此案患者年龄较大，无法承受西医的放化疗。通过中药调理，减轻了患者痛苦，提高了生存质量，稳定了病情并防止癌症转移。邓老认为，癌症患者的治疗，应该注重邪正关系的变化，不可一味以攻邪为主。患者呼吸气喘，喉中有痰，咯之难出，舌淡，苔薄白腻，提示气虚痰阻，用半夏厚朴汤降逆化痰。邓老认为，此类癌症患者，治疗以恢复脏腑生理功能为主，生理功能恢复正常，自然就能抗邪排毒。肺为娇脏，以降为顺，法半夏、厚朴降逆化痰，茯苓健脾渗湿，生姜温中行水助半夏、厚朴降逆化痰，紫菀、百部化痰止咳，桑白皮、葶苈子、大枣泻肺行水消痰，麻黄与白果宣肺化痰止咳，独活、桑寄生、续断、怀牛膝补益肝肾，祛湿以化痰。[**摘自：李纯 . 邓中甲教授运用半夏厚朴汤临床经验举隅** . 云南中医中药杂志，2017, 38(11): 1-3.]

36 三拗汤

【出处】《太平惠民和剂局方》

【组成】 甘草_{不炙}、麻黄_{不去根节}、杏仁_{不去皮尖,各等分}（各 30g）。

【用法】 上为粗末，每服五钱（15g），水一盏半，姜五片，同煎至一盏，去滓，通口服，以衣被盖覆睡，取微汗为度（现代用法：用量按原方比例酌减，水煎服）。

【功用】 疏风宣肺，止咳平喘。

【主治】 治感冒风寒，肺气不宣证。鼻塞声重，语声不出，咳嗽胸闷，或伤风伤冷，头痛目眩，四肢拘倦，咳嗽痰多，胸满气短。

【临床应用】

案一：喉痹

王某，男，45岁。咽喉疼痛，吞咽不利，伴恶寒发热，身痛，咳嗽痰稀，舌质淡红，脉浮紧。检查见：咽部黏膜淡红，喉底有颗粒状突起。中医诊断为：喉痹。辨证为风寒侵袭，上犯咽喉。西医诊断：急性咽炎。治法：疏风散寒，宣肺利咽。方药：三拗汤加减。组方：麻黄10g，杏仁6g，橘红，桔梗6g，炙甘草3g。2剂，水煎服。二诊患者症状明显减轻，舌淡红，苔薄白，脉微弦。上方加白芍10g以制约麻黄的辛热发散，继服2剂，痊愈。[摘自：陈璐璐.谢强教授应用三拗汤治疗咽喉病经验.江西省中医药学会.江西省中医药学会 2011 年学术年会论文集.南昌：江西省中医药学会，2011：19-21.]

案二：喑哑

陈某，男，35 岁。1999 年 9 月 18 日就诊。今年 8 月，因演出过频，致声音嘶哑，至今未愈，讲话费力，胸部痛闷，咽干欲饮。检查：咽腔弥漫性充血。声带水肿，色淡红，闭合尚可。舌苔薄白，脉沉细。辨证属时邪秋燥，侵袭肺经，致肺气不宣，声门开合不利，即所谓"金实不鸣"。治当疏风宣肺，化痰利咽，取三拗汤加味。麻黄 6g，杏仁、金银花、菊花、桑叶、天竺黄各 10g，芦根 30g，射干 6g，蝉衣 10g，甘草 3g。每日 1 剂，分 2 次温服。服药 5 剂，其病告失。[摘自：冯桂兰.三拗汤在耳鼻咽喉科的临床应用举隅.辽宁中医学院学报，2003,5(1)：16-18.]

案三：过敏性鼻炎

某男，5 岁。2015 年 5 月 8 日初诊。反复鼻痒、流涕 1 年，遇冷风即喷嚏频作，间有鼻塞，偶咳，西医诊断为过敏性鼻炎，曾服用西药治疗，效果不明显。近来气温骤降，外出受凉后再次发病，诊见：喷嚏，清涕不止，鼻塞不通，张口呼吸，鼻痒，咽部不适，口干，偶咳，纳可，大便调，小便黄，舌红，苔薄黄。中医诊断：鼻鼽，证属外寒内热，治以解表清里，脱敏通窍。予麻黄 6g，杏仁、黄芩、射干、防风各 10g，辛夷、苍耳子、鹅不食草各 6g，紫草、茜草各 10g，徐长卿、白鲜皮、桔梗各 6g，甘草 3g。共 7 剂，3 次 / 日，水煎服。2015 年 5 月 15 日二诊。鼻炎、咽部不适症状减轻，无咳嗽，去杏仁，加补肺固本药物，共14剂，3次/日，水煎服。随访得知患儿体质改善，鼻炎、咽部症状未再出现。

按语：《本草纲目·卷四》有云："鼻齆，流清涕，是脑受风寒，包热在内。"由此可见，外感风寒结合内蕴之热，可使鼻窍不通，清涕连连，也提示过敏性鼻炎不能以鼻涕清浊来区别病证的寒热。《医学心悟》中提出："鼻塞者，寒也，鼻流清涕者，风也。"该患儿感寒发病，风寒未及时疏散，侵袭肺之门户，邪气遂入里化热，治宜表里同治，寒热双解。《温病条辨·治病法论》中提出"治上焦如羽，非轻不举"，本方用药多轻扬，解表散寒，兼清里热，共收宣肺疏风、脱敏通窍之功。方中加入黄芩清热祛邪、抗炎、抗过敏，徐长卿、白鲜皮祛风脱敏以止鼻痒治标，后期症状改善加入补肺固本药以调护患儿体质。[摘自：田春馨，宿春竹，王有鹏. 王有鹏三拗汤治疗寒地小儿过敏性鼻炎. 实用中医内科杂志，2017，31(5): 13-15.]

37 华盖散

【出处】《博济方》

【组成】紫苏子_炒、麻黄_{去根节}、杏仁_{去皮尖}、陈皮_{去白}、桑白皮、赤茯苓_{去皮}，各一两（各30g），甘草_{半两}（15g）。

【用法】上为末，每服二钱（6g），水一盏，煎至六分，食后温服（现代用法：用量按原方比例酌减，水煎服）。

【功用】宣肺解表，祛痰止咳。

【主治】风寒袭肺证。素体痰多，肺感风寒证。咳嗽上气，呀呷有声，吐痰色白，胸膈痞满，鼻塞声重，恶寒发热，苔白润，脉浮紧。

【临床应用】

案一：感冒后咳嗽

黄某，男，67岁。2007年9月22日就诊。见症：咳嗽，鼻塞，一身尽痛，咳吐黄痰，气短，乏力，尿时胀痛，舌红，苔薄，白中间黄，脉浮数略弦。治以华盖散加味。处方：柴胡12g，黄芩12g，法夏10g，麻黄6g，杏仁10g，桑皮15g，羌活10g，蒲公英30g，陈皮10g，茯苓15g，苏子10g，炙甘草6g，白僵蚕10g。仅服4剂即告痊愈。

按语：此例患者因感冒而致咳嗽，当属外感咳嗽，从其舌苔脉象可知夹有热象，袁教授予以华盖散原方合小柴胡汤中柴胡、黄芩、法夏，加蒲公英以增强化热之功，加白僵蚕增强化痰之功，用羌活加强解表散寒之功效，辨证准确，加减精当，故4剂而获得痊愈。[摘自：刘应科．袁长津教授治疗咳嗽经验．中医药导报，2008，(7)：14-15.]

案二：咳嗽

张某，女，38岁。2004年12月25日初诊。患者咳嗽吐泡沫痰涎，咳、累后喘6年。7日前因感寒加重脉浮，舌质淡，苔薄白。中医辨证为风寒束表，肺失宣降，痰气不利。治宜疏风解表，宣肺平喘。方用华盖散加味。麻黄12g，杏仁、苏子、陈皮、桑白皮各18g，茯苓20g，甘草5g。水煎服，日1剂。1剂表邪解，咳、喘大减。再剂麻黄易麻绒，陈皮易橘络。2剂后，诸症悉除，咳喘止，精神振，惟觉劳累后气稍紧，继投香砂六君子汤2剂以善其后。随访6个月未复发。

按语：本例为华盖散之常证，方中麻黄宣肺解表平喘逆，驱肺经风寒；杏仁、陈皮、苏子宣肺化痰，降气平逆；桑白皮泻肺；茯苓化痰；甘草和中兼缓麻黄、桑白皮之烈。诸药协同而愈风寒袭表诸症。[摘自：包斌，王建林．华盖散应用举隅．河北中医，2005，(1)：37.]

案三：高热

曾某，男，1岁半。高热39.8℃，烦躁，鼻扇，胸闷，气促（呼吸82次／分），面色苍白，唇紫，指纹瘀滞不显，脉急疾（心率200次／分以上），因症情危急，予氨苄青霉素、西地兰，另处以麻杏石甘汤：麻黄3g，石膏30g（先煎半小时），苦杏仁4g，炙甘草 2g，鱼腥草 10g。服用 4 剂后体温仍然波动在 39.5C ～ 40℃，症如前。详查：虽高热烦躁，脉急疾，似为热证，却见四肢厥冷，脉疾无力，且指纹瘀滞不显，面白，唇舌淡，苔白。辨证分析，乃是风寒闭肺，气道闭阻使然，应以辛温宣通闭阻之肺气，方属对症，华盖散主之。麻黄 3g，苦杏仁 4g，甘草 2g，苏子 4g，桑皮 3g，陈皮 3g，茯苓 5g，防风 3g。服完第 1 剂，体温即已降至 37.8℃，喘促大平，2 剂后体温降为正常，再服 3 剂诸症悉除。[摘自：李晓二. 辨证运用古方举隅. 江西中医药, 1995, (6): 34.]

38 止嗽散

【出处】《医学心悟》

【组成】桔梗炒、荆芥、紫菀蒸、百部蒸、白前蒸，各二斤（各1000g），甘草炒，十二两（375g），陈皮水洗，去白，一斤（500g）。

【用法】上药为末。每服三钱（9g），用开水调下，食后临卧服。初感风寒，生姜汤调下（现代用法：共为末，每服6～9g，温开水或姜汤送服，亦可作汤剂，水煎服，用量按原方比例酌减）。

【功用】宣利肺气，疏风止咳。

【主治】风邪犯肺证。咳嗽咽痒，咳痰不爽，或微有恶风发热，舌苔薄白，脉浮缓。

【临床应用】

咳嗽

案一

王某，男，39岁。初诊：2013年4月1日。患者自诉2个月前着凉后出现感冒、咳嗽、咳痰，无体温升高。自服感冒药、消炎药（具体不详），感冒症状好转，但咳嗽更甚，咳后胸部针刺样疼痛，无咳痰、鼻塞、流涕，舌红苔薄，脉寸浮，尺脉沉细。诊断：咳嗽。处方：止嗽散加味。药物组成：陈皮10g、桔梗10g、荆芥10g、白前10g、百部10g、炙甘草6g、紫菀10g、麦冬25g、沙参 20g、杏仁 10g、枇杷叶 15g。7 剂，日 1 剂。二诊：2013 年 4 月 8 日。患者自诉咳嗽、胸痛、汗出较前明显缓解，现烟雾刺激后仍咳，二便尚调，舌红苔薄，脉寸略浮，尺脉沉细。前方基础上加蝉衣 6g、新贝母 10g，7 剂，日 1 剂。三诊：2013 年 4 月 15 日。患者自诉诸症好转，无咳嗽、胸痛，二便尚调，舌淡红，苔薄，脉平。在上方基础上去新贝母、杏仁，加茯苓 10g、白蔻仁 10g。7 剂，日 1 剂。

按语：此为咳嗽日久，肺阴亏虚，肺阴不足，失于滋润，肺中乏津，故咳。《素问》云："燥淫于内，治以苦温，佐以甘辛。"因肺为娇脏，应秋令之肃杀，喜润恶燥，故本方加入大队甘润之品如麦冬、沙参润肺止咳。后予茯苓、白蔻仁健脾，以善其后。

[摘自：胡金霞，王洪霞，刘继祖. 刘继祖巧用止嗽散治疗咳嗽临证经验. 新疆中医药，2017, 35(6): 34–35.]

案二

蔡某，男，75 岁。2009 年 2 月 28 日初诊。反复咳嗽 1 月余，曾用抗生素等治疗无明显效果。伴咽痒、咳嗽卧位时加重，痰白黏稠，胸微闷，舌边有黄豆大小的溃疡一个，舌红，苔黄微腻，脉濡滑。处以止嗽散加味。前胡、杏仁、蜜枇杷叶、百部、杏仁、蜜紫菀、茯苓、半夏、浙贝母、陈皮、苍术、僵蚕各 10g，玄参 18g，全瓜蒌、鱼腥草各 24g。服药 3 剂，咳嗽明显减轻，诸症均解[摘自：徐韶连，陈锦芳. 陈锦芳教授应用止嗽散经验撷英. 中医药学报，2010, 38(5): 49–50.]。

案三

刘某，女，23岁。1991年11月26日初诊。患者咳嗽1周，痰稀白而少，鼻塞流涕，头痛，咳时胸痛，胃纳欠佳，小便清长，大便溏薄，舌质淡，苔白，脉浮细。证属外感风寒咳嗽，治宜疏风散寒，宣肺止咳。拟止嗽散加减。处方：紫菀、百部、白前、桔梗、浙贝母各12g，防风、苏叶、枳壳、北杏仁各10g，陈皮、荆芥（后下）各6g，甘草3g。3剂，3.5碗水煎至1.5碗，分2次服。11月29日二诊：服药后诸症皆减，夜间仍有咳嗽，口微干，胃纳转佳，二便自调，舌淡红，苔薄白，脉细。仍按前方去荆芥、苏叶，加太子参15g、花粉15g，继服3剂而病愈。

按语：止咳散原是治疗外感风寒咳嗽而设。刘老宗原方，改荆芥为后下，增强辛散疏风之力；加防风、苏叶等辛微温之品以解表祛风；北杏仁、枳壳宣通上焦肺气以行气止咳；少佐浙贝清热止咳化痰。辨证用药有的放矢，故6剂而收效。[摘自：**钟嘉熙，林培政**.**中国百年百名中医临床家丛书·刘仕昌**.北京：**中国中医药出版社**，**2001**.]

39 **金沸草散**

【出处】《博济方》

【组成】荆芥穗四两（120g），旋覆花三两（90g），前胡三两（90g），半夏洗净，姜汁浸，一两（30g），赤芍药一两（30g），麻黄去节，三两（90g），细辛一两（30g），甘草炙，一两（30g）。

【用法】上为末。每服二钱，水一盏，加生姜、大枣，同煎至六分，热服。如汗出并三服（现代用法：共研为末，每服6g，加生姜3片、大枣5枚，水煎热服，如汗出，并三服）。

【功用】发散风寒，降气化痰。

【主治】伤风咳嗽。治外感风寒，恶寒发热，咳嗽痰多，鼻塞流涕，舌苔白腻，脉浮。

【临床应用】

案一：肺炎

沈某，男，4岁。2016年2月初诊。患儿"咳嗽半月，加剧4天"，半个月前出现阵咳，喉间痰鸣，咳白痰，咳嗽以晨起为主，4天前不慎受冻后，咳嗽加剧，喉有痰声，痰白而清，鼻塞，流清涕，前额疼痛，发热畏寒，纳差，精神可，舌淡红，苔白滑，脉浮紧。左侧肺部闻及细湿啰音。胸部X线片示：左下肺炎症。证属中脘停痰，外感风寒。治拟消痰降气，发散风寒。金沸草散原方加味治疗。旋覆花、半夏、白芷各3g，前胡、荆芥、赤茯苓、辛夷各 6g，细辛、炙甘草各 2g，大枣 3 枚，生姜 3 片。5 剂，水煎，每日 1 剂，2 次温服。复诊，咳减热退，无鼻塞头痛，续前方去白芷 7 剂，诸症消除而愈。

按语：此案患儿原有痰湿之邪，又复感风寒之气，风寒痰湿之气郁结，以致咳嗽加剧，痰湿停聚，而成肺炎喘嗽之病，故投以金沸草散消痰降气，发散风寒，加白芷、辛夷。方中白芷解表散风，通窍止痛，尤善散阳明经风湿之邪而止头额疼痛；辛夷为治鼻渊头痛要药，与白芷配伍以发散风寒，宣通鼻窍。[摘自：钱雄，徐浩岑，张春梅，等. 金沸草散加减治疗小儿咳嗽运用举隅. 中国乡村医药，2017, 24(15): 26-27.]

案二：感染后咳嗽

臧某，男，32 岁。2016 年 11 月 6 日初诊。主诉"反复咳嗽50 余天"。患者诉 1 个月前不慎着凉后感冒，经服西药感冒痊愈，咳嗽仍频，因咳嗽严重，遂先后于多地医院就医，自诉曾进行各种检查，包括胸部 CT、肺功能等，均未见明显异常，遍服多种抗炎、止咳药物，咳嗽依旧。刻诊：咳嗽声低，咳少量白痰，微恶寒，伴咽痒明显，无发热，无胸痛、胸闷、心慌，无咯血、盗汗等不适，纳寐可，二便无殊，舌淡、苔薄白、脉浮细。金沸草散加味，方药：旋覆花 12g，半夏、麻黄、桔梗、五味子、紫菀、射干、地龙、甘草各 6g，杏仁、白芍、荆芥、百部、炒紫苏子各10g。颗粒剂，5 剂，1 日 1 剂，温水冲服，每日 2 次。药后复诊，咳嗽、咽痒、恶寒好转，痰量减少，咳声低微，嘱前方去紫苏子，加黄芪10g，7 剂，用法同前。上方出入共服 19 剂，诸症消失。[摘自：陈明锦，毕华剑. 金沸草散加味治疗感染后咳嗽. 浙江中医杂志，2018,

53(2): 149.]

案三：感冒后顽固性咳嗽

魏某，女，40岁。2013年5月7日诊。感冒后咳嗽2周，咳少量白色泡沫痰，遇热则咳，口干，咽喉烧灼感，咽喉部有痰，无恶寒发热，舌淡红，苔黄腻，脉浮弦。辨为风邪未尽，兼痰浊停肺。治以和解疏风，消痰止咳。用金沸草散合小柴胡汤加减。药用：旋覆花10g，前胡15g，荆芥15g，茯苓15g，白芍15g，柴胡15g，黄芩10g，党参20g，法半夏15g，甘草6g，生姜10g。4剂，水煎服，日1剂。服4剂后症状消失。

按语：《伤寒论》96条，"伤寒五六日，中风，往来寒热，胸胁苦满……身有微热，或咳者，小柴胡汤主之"，又"但见一证便是，不必悉具"。感冒初起在表，经治疗后表已解但邪气未尽去，游走于少阳半表半里，故遇热遇寒亦咳，有"往来寒热"之意，故用金佛草散合小柴胡汤效果较好。[摘自：张瑛梅，王飞，黄青松. 黄青松治疗感冒后顽固性咳嗽经验. 实用中医药杂志, 2015, 31(2): 152.]

40 **杏苏散**

【出处】《温病条辨》

【组成】苏叶（9g），半夏（9g），茯苓（9g），前胡（9g），苦桔梗（6g），枳壳（6g），甘草（3g），生姜（9片），大枣（3枚），橘皮（6g），杏仁（9g）。

【用法】水煎温服。

【功用】轻宣凉燥，理肺化痰。

【主治】外感凉燥证。恶寒无汗，头微痛，咳嗽痰稀，鼻塞咽干，苔白脉弦。

【临床应用】

案一：凉燥咳嗽

王某，女，41岁。月经前感寒咳嗽，咯稀白痰，恶寒，咽喉干痛，吞口水时疼痛，但进食不痛；口干，鼻腔干；声音嘶哑，多说话加重，休息减轻；舌体瘦小，舌淡红，苔薄白少津，脉弦紧。遵《素问·至真要大论》"燥淫于内，治以苦温，佐以甘辛"之旨，方选杏苏散，温散风寒、宣肺止咳。药用：杏仁10g，紫苏叶10g，陈皮9g，法半夏10g，茯苓15g，生姜10g，枳壳9g，桔梗6g，延胡索10g，大枣5枚。

按语：此型咳嗽多发于深秋或初冬天气转寒之时，多无明显寒热表现，可伴有鼻塞、鼻干、流清涕等表现，选用杏苏散原方，无须加减即可收效。[摘自：杨波，张志鸿，林丽群. 刘刚辨治咳嗽经验总结. 辽宁中医杂志，2014，41(8)：1740-1742.]

案二：慢性支气管炎伴肺炎

许某，男，54岁。半年前出现咳嗽、咳痰，痰黄稠，量多质黏，咳嗽气粗，时有发热，伴胸胁部不舒，咳嗽时胸胁引痛，舌质红，苔黄腻，脉滑数。当时行胸片检查示：慢性支气管炎伴右下肺肺炎。西药给予抗生素等治疗，用药时咳嗽好转，停药数天后症状反复。辨其证属痰热郁肺之咳嗽，治宜清热化痰肃肺。治以杏苏散加味。处方：苏叶、浙贝母、前胡、桔梗、杏仁、黄芩、桑白皮、百部、知母、郁金、栀子、甘草。服用6剂后诸症消失。

按语：此案为慢性咳嗽之痰热郁肺证。邱家廷以杏苏散去法半夏、陈皮、生姜等温性药物，加用黄芩、浙贝母、桑白皮、知母、栀子清泻肺热，郁金疏肝，达到清肺化痰之功效。[摘自：吴洪皓，刘瑜，邱家廷. 邱家廷治疗慢性咳嗽临证经验. 江西中医药，2015，46(8)：17-18.]

案三：支气管哮喘

刘某，女，38岁。1999年11月5日初诊。咳嗽气喘，喉中有痰鸣声，已2年有余。患者自1997年初以来患哮喘病，每遇寒冷及天气变化而加剧，西医诊断为"支气管哮喘"，屡用氨茶碱、博利康尼等西药，仅能短期控制。近1个月来咳嗽气喘加重，痰多而清稀，喉间有哮鸣声，胸闷气短，形寒肢冷，面色暗淡，口渴喜热饮，舌质淡，苔白腻，脉浮滑。中医诊断：哮喘。证属：寒邪内蕴，肺气不宣。治以疏风散寒，佐以化痰定喘。方用杏苏散加减。处方：杏仁 10g，苏叶 10g，荆芥 6g，桔梗 6g，橘红 10g，半夏 10g，浙贝 15g，炒白芥子 6g，炙紫菀 15g，前胡 6g，黄芩 10g，炙百部 10g，甘草 2g，生姜 5g，炙桑皮 10g，枳壳 10g。6 剂，水煎分服。1 周后，咳嗽气喘、胸闷明显减轻，痰少而易咳出。原方加莱菔子、苏子、款冬花各 10g，继续服用 6 剂，病告痊愈。随访 1 年未复发。[摘自：周金兰 . 杏苏散临床应用举隅 . 光明中医，2002，17(3): 60–61.]

④① 桑菊饮

【出处】《温病条辨》

【组成】桑叶二钱五分（7.5g），菊花一钱（3g），杏仁二钱（6g），连翘一钱五分（5g），苦桔梗二钱（6g），薄荷八分（2.5g），苇梗二钱（6g），甘草八分（2.5g）。

【用法】水二杯，煮取一杯，日二服（现代用法：水煎温服）。

【功用】疏风清热，宣肺止咳。

【主治】风温初起，表热轻证。咳嗽，身热不甚，口微渴，苔薄白，脉浮数者。

【临床应用】

案一：咳嗽（一）

患者，女，58岁。2012年11月12日初诊。患者外感发热2周。现发热已退，仍头痛，咳嗽，纳食、睡眠可，无口苦、无大便秘结等，舌苔薄腻而干，脉左关弦。诊断为风热外感证。拟用清热疏风，化痰止咳法。处方予以桑菊饮加减。桑叶12g，菊花12g，杏仁10g，桔梗6g，连翘12g，薄荷6g，芦根20g，浙贝母10g，生甘草5g，瓜蒌皮12g，广郁金12g，炒当归10g。7剂，水煎服，日1剂，分早晚2次餐后温服。2012年11月19日二诊：患者咳嗽、头痛皆已好转。守方以善其后。桑叶12g，菊花12g，杏仁10g，桔梗6g，连翘12g，薄荷6g，芦根20g，浙贝母10g，

147

生甘草 5g，瓜蒌皮 12g，广郁金 12g，炒当归 10g。5 剂，水煎服，日 1 剂，分 2 次温服。

按语：桑菊饮长于宣肺止咳、疏风清热，故常用于外感风热、咳嗽初起之证。本方使用的基本机理是风温袭肺，肺失清肃，气逆而咳。受邪轻浅，所以身热不甚，口微渴。因此，治当辛以散风，凉以清肺为法。本方用桑叶清透肺络之热，菊花清散上焦风热，并作君药。臣以辛凉之薄荷，助桑、菊散上焦风热，桔梗、杏仁，一升一降，解肌肃肺以止咳。连翘清透膈上之热，芦根清热生津止渴，用作佐药。甘草调和诸药，是作使药之用。诸药配合，有疏风清热，宣肺止咳之功。但药轻力薄，若邪盛病重者，可仿原方加减法选药。[摘自：胡正刚，连建伟．连建伟教授温病方桑菊饮运用经验浅析．浙江中医药大学学报，2018，42(11)：904-907.]

案二：咳嗽（二）

杨某，女，61 岁。咳嗽 3 天，加重 1 天，无恶寒流涕，咽喉微痒，阵发性咳嗽引胸胁痛，咳甚则面红恶心，痰白稠，心烦，口干欲饮冷，饮量较多，饮食可，大便干，小便偏黄，苔薄黄，舌红，脉弦数。辨证为肝火犯肺，治以理肺平肝，清热化痰。方以桑菊饮加味。拟方于下：桑叶 10g，白菊花 10g，连翘 15g，薄荷 10g，芦根 10g，杏仁 10g，桔梗 15g，虫退 10g，枇杷叶 20g，青黛 10g（包），瓜蒌仁 30g，生甘草 6g。两剂，水煎服。二诊：服上方，咳嗽及诸症大减，后以原方加减续服。[摘自：罗菁．从桑菊饮论治肝火犯肺的咳嗽．成都中医药大学学报，2015，38(3)：100-101.]

案三：风温

陈某，女，42岁。1991年2月20日初诊。病史过多，病初起咽痛、干咳，甚则胸闷痛，2天后渐至头痛、微微恶风，发热，体温37.5℃。诊时见咽红，唇红，舌边尖红，苔微黄，脉浮略数。诊断：风温。辨证：风温袭肺卫。治法：疏风清热，宣肺止咳。方药：桑菊饮加减。处方：桑叶、菊花、连翘各12g，桔梗、苦杏仁各10g，岗梅根、板蓝根各20g，薄荷4.5g（后下）、蝉蜕、甘草各3g。每天1剂，连服3天后低热已退，恶风已除，咽痛咳嗽等症减轻，仍有头微痛，大便3日未解。诊其脉舌基本同前，遂原方去薄荷、蝉蜕，加瓜蒌仁12g，大黄3g（后下），再进3剂而愈。

按语： 根据该患者发病时节、诱因及主要症状，辨证属风温病邪侵袭肺卫，侧重于邪伤肺络，肺气受郁。邪犯于表，肺失宣降，可见咳嗽；卫气被郁，开合失司可见发热，微恶风；风热邪气上攻头面上焦，卫气被郁，经脉不利，则见头痛，咽痛，甚则胸闷痛。舌脉亦为风热袭表之征。如《温病条辨·上焦篇》第6条：太阴风温，但咳，身不甚热，微渴者，辛凉轻剂桑菊饮主之。患者咽痛甚，加岗梅根、板蓝根清热解毒利咽，小剂量蝉蜕通络，驱风热邪气外出。肺与大肠相表里，邪热有由肺卫传入阳明胃肠之趋势。患者3日后诸症好转，大便不通，有阳明胃肠病变之实，故去外散风热邪气之薄荷、蝉蜕，加瓜蒌仁因势利导驱外邪由大便而下。[摘自：邵翠，吴智兵，杨德福. 吴智兵教授临床应用桑菊饮验案3则. 新中医，2015, 47(7): 300-301.]

42 桑杏汤

【出处】《温病条辨》

【组成】桑叶一钱（3g），杏仁一钱五分（4.5g），沙参二钱（6g），象贝一钱（3g），香豉一钱（3g），栀皮一钱（3g），梨皮一钱（3g）。

【用法】水二杯，煮取一杯，顿服之，重者再作服（现代用法：水煎服，用量按原方比例酌减）。

【功用】清宣温燥，润肺止咳。

【主治】外感温燥证。身热不甚，口渴，咽干鼻燥，干咳无痰或痰少而黏，舌红，苔薄白而干，脉浮数而右脉大者。

【临床应用】

案一：咳嗽

患者周某，女，32岁。2013年12月9日初诊。主诉：咳嗽半月。患者半月前感冒后，出现咳嗽，干咳少痰，咽痒，夜间咳嗽较重，大便干，经多法治疗罔效，舌红，苔薄黄，左脉沉细，右脉滑。既往有高血压病史。辅助检查：血常规、胸片正常。辨证属温燥犯肺，予桑杏汤加减。方用：桑叶15g，杏仁、川贝母、沙参、栀子、淡豆豉、前胡、梨皮各10g，桔梗、荆芥、蝉蜕各5g。7剂，1剂/日，水煎分2次服，熬好放温后加蜂蜜2勺同服。二诊，咳嗽明显减少，舌淡红，苔白微黄，脉象同前，继以上方服用7剂，痊愈停药。畅老对燥咳尤其是伴便秘者一般均加用蜂

◇ 150 ◇

蜜，蜂蜜能润肺化痰止咳，又改善汤剂味道，便于患者服用。

按语：温燥轻症，畅老首选桑杏汤，方用桑叶、杏仁、栀子皮、淡豆豉、沙参、贝母、梨皮等组成，此方出自吴鞠通的《温病条辨》。本方中桑叶疏散风热，清肺润燥，杏仁润肺止咳，两药共为君药。淡豆豉疏散表邪，助桑叶透表。贝母一般用川贝母，润肺化痰，助杏仁止咳。沙参润肺养胃生津，栀子皮清肺热，梨皮润肺化痰止咳，为佐药。全方共奏清宣温燥，润肺止咳之功。清代何廉臣说："此辛凉宣上，甘凉润燥之方。凡秋燥初起，必在肺卫，症必喉燥而咳，右脉数大。故以桑杏汤治气分之燥也。"畅老经验：在此方基础上，咽痒兼风邪者可加荆芥、蝉蜕，咽痛者加桔梗、玄参、山豆根等。[摘自：张云芳，张明，畅达．畅达教授治疗燥咳临床经验．陕西中医，2017, 38(2): 249–251.]

案二：咯血

陈某，男，58岁，农民。1989年9月21日初诊。患者感冒咳嗽5天，痰少质黏，初期痰中夹血丝，第3天开始反复咯血，血色鲜红，曾服西药，给予消炎、止咳、止血治疗未愈（由于出现心悸、胸闷反应，而未能使用垂体后叶素），患者要求改服中药治疗。检查：精神焦虑不安，饮食欠佳，咽干口渴，舌红苔薄黄，脉滑数。化验：WBC $9.2×10^9$/L、N% 75%、L% 25%。X线胸片提示支气管扩张。证属肺热内蕴，治宜清热化痰、凉血止血，予桑杏汤加减。桑叶、杏仁、浙贝母、栀子、麦冬各10g，沙参、生地、侧柏叶各15g，石膏、白茅根各20g。服药2剂后，咳嗽、咯血明显减轻，再服3剂，临床症状消失。[摘自：姚吉湖．支气管扩张咳血治验．福建中医药，1993, (1): 60–61.]

案三：感染后咳嗽

孙某，女，58岁。2017年2月就诊。既往胃炎病史，1个月前因外感后出现咳嗽，鼻塞流涕，当地诊所服用感冒药后症状有所缓解，但咳嗽仍反复，目前患者咳嗽，痰少，色黄白，咽稍干，无咽痒，偶有鼻塞，无流涕，无恶寒发热，纳眠可，二便常。查体：双肺呼吸音清，未闻及明显干湿啰音。咽红，咽后滤泡增生（＋），舌红，苔薄黄，脉浮。胸片：心肺未见明显异常。西医诊断：感染后咳嗽。中医诊断：咳嗽病，风燥证。方用桑杏汤加减。桑叶10g，杏仁15g，浙贝母15g，北沙参15g，栀子10g，淡豆豉10g，知母10g，麦冬15g，枇杷叶15g，川芎15g。服用7剂后痊愈。

按语：感染后咳嗽属于中医"外感咳嗽"范畴。《河间六书·咳嗽论》曰："寒、暑、燥、湿、风、火六气，皆令人咳嗽。"风为六淫之首，外感咳嗽多由于风寒、风燥、风热外犯人体，且风为阳邪，易生湿生燥，热生伤津化燥，故为干咳无痰或少痰，痰色黄，结合舌脉当属风燥中的温燥。《素问·至真要大论》云："燥者润之。"桑杏汤具有润肺止咳，清宣温燥之效。其中桑叶清热润燥；杏仁降肺气止咳；豆豉、栀子清肺中郁热；浙贝母苦寒，化痰利咽散结；北沙参、麦冬、知母滋阴润燥生津；枇杷叶清热润肺止咳；刘教授认为久咳多兼瘀，故用川芎既可以祛风又可化瘀。诸药合用，共奏祛风润肺止咳之功。[摘自：黄琦玢，刘琼，罗畅通，等.刘琼治疗亚急性咳嗽经验.河南中医，2018,38(7): 1012–1015.]

43 柴胡枳桔汤

【出处】《重订通俗伤寒论》

【组成】柴胡—钱至—钱半（3～4.5g），枳壳—钱半（4.5g），姜半夏—钱半（4.5g），鲜生姜—钱（3g），青子芩—钱至钱半（3～4.5g），桔梗—钱（3g），新会陈皮—钱半（4.5g），雨前茶—钱（3g）。

【用法】水煎服。

【功用】和解透表，畅利胸膈。

【主治】少阳经证偏于半表者。往来寒热，两头角痛，耳聋目眩，胸胁满痛，舌苔白滑，脉右弦滑，左弦而浮大。

【临床应用】

案一：发热

某男，3岁。患儿发热伴咳嗽，体温最高达38.2℃，自服银翘解毒片等药未愈。刻下：体温37.8～38℃，阵咳频发，夹痰，咳甚即呕吐，咽痛，大便调，舌红、苔黄厚，脉弦数。查：咽红，双肺呼吸音粗。辨证属内热外感，拟柴胡枳桔汤加减。处方：柴胡15g，黄芩20g，枳壳6g，桔梗6g，夏枯草15g，马勃9g，青蒿15g，半夏9g，瓜蒌20g、大贝母10g，鱼腥草20g。3剂热退，7剂咳减。后稍事加减清透余热，继服7剂，愈。

按语：小儿病理生理特点为"肝常有余，阳常有余"。首先，肝秉少阳生发之气，其生发之性可以推动卫气运行，固防体表。

其次，少阳为初生之阳，若遇邪，则升发不利，因此和解少阳之邪，开少阳升发卫阳之缚，即可达卫解表。故本案以柴胡枳桔汤为主方辅以清热药，疏畅气机，畅行卫气之通道，开发中焦，协助卫出上焦，以治疗邪郁腠理逆于上之病证。[**摘自：李丹. 唐方教授运用柴胡枳桔汤验案举隅. 江苏中医药**，2009, 41(4): 46.]

案二：咳嗽变异性哮喘

奈某，男，45岁。主因反复咳嗽、咳痰1年余为主诉，于2017年5月10日前来我科就诊。患者于1年前不慎受寒后，出现咳嗽、咳痰等症，服用止咳化痰等药物，症状好转。其后每遇气候变化咳嗽时作，呈阵发性干咳，自服头孢、止咳糖浆等药物，未见好转，故来求诊。现症见：咽痒即咳，咳嗽频剧时作，夜间明显；伴鼻塞、流涕、咽痒、口干口苦等症，时有头昏心慌、乏力不适；无喘促、胸闷胸痛气短。平素怕风怕冷，纳一般，眠差，大便溏薄，小便可。舌质淡，边尖稍红，苔白腻，脉弦滑。既往史：否认慢支炎、慢阻肺等病史。查体：双肺呼吸音稍粗，未闻及干湿啰音，未闻及胸膜摩擦音。心腹、脊柱四肢（－）。辅助检查：2017年4月27日胸部CT示：双肺纹理增多，未见感染征象。肺功能正常，支气管舒张试验（＋）。根据患者症状体征及辅助检查，高度符合慢性咳嗽－咳嗽变异性哮喘诊断。西医予硫酸沙丁胺醇吸入气雾剂，100μg×200掀。中医诊断为久咳，辨证属邪在少阳，肝脾不调。治以清肝止咳，健脾益气。方予柴胡枳桔汤加减。处方如下：柴胡10g、炒黄芩15g、桔梗10g、连翘10g、炒枳壳10g、川芎20g、浙贝母15g、荆芥10g、蝉蜕10g、防风10g、白芷10g、牡丹皮10g、炙黄芪30g、炒白术20g、茯苓20g。

上方予服 3 剂后，患者于 2017 年 5 月 17 日二诊，诉咳嗽、咽痒等症明显好转，求再予 2 剂服用。

按语：患者男性，以反复咳嗽时间长为主症，无喘促，且相关辅助检查均无明显异常为特点。服用抗生素无效，沙丁胺醇吸入气雾剂有效，故符合咳嗽变异性哮喘诊断。本方以柴胡枳桔汤为底方，和解少阳，疏达肝气，使气机得以条畅。病程日久，结合患者平素怕风怕冷、乏力、大便稀溏等症，故予白术、茯苓、炙黄芪等，一则健脾益气，固护正气，二则补脾土以生肺金之气。该病例的治疗方案不同多数的以辛温解表与祛风化痰，从肝脾论治，以调畅气机为根本，辅以健脾益气。治法独到，遣方严谨，标本兼顾。[摘自：李戈媛，刘晓云，王振华，等 . 从肝脾论治慢性咳嗽浅探 . 科学技术创新，2017, (23): 79-80.]

案三：感染后咳嗽

张某，女，39 岁。2011 年 1 月 4 日就诊。1 个月前因外感后出现咳嗽，咽痛，流涕，自服"力克舒""枇杷膏""阿莫西林颗粒"等药，症状缓解不明显，咳嗽加重，有痰，量多。以柴胡枳桔汤加减如下：柴胡 12g，黄芩 15g，桔梗 10g，炒枳壳 10g，浙贝母 15g，连翘 12g，川芎 20g，芦根 30g，杏仁 10g，甘草 6g。2 剂，水煎服，日 1 剂。二诊后仅服药 1 剂病痊愈。

按语：笔者在临床工作中治疗感染后咳嗽时，根据其枢机不利，肺气不降的基本病机，采取和解之法，配伍疏风化痰之品，佐以活血、清热、健脾等药，疗效亦佳，由此可佐证感染后咳嗽多为少阳风痰证。临床常用《重订通俗伤寒论》中的柴胡枳桔汤，原书谓"邪郁腠理，逆于上焦，少阳经病偏于半表证也，法当和解兼表，柴胡枳桔汤主之"。该方为小柴胡汤的变方，实际工作中笔者在此方基础上进行了加减，拟称加减柴胡枳桔汤，仍以柴胡、黄芩为主药，二药一清一散，疏解少阳之邪，燮理枢机之变；桔梗宣利肺气，开发上焦，炒枳壳下气除痞，宽胸行气，二者一升一降，配合柴胡、黄芩，疏利枢机，使气机得以升降自如；佐以连翘散郁火、消痈结，荆芥"善治皮里膜外之风邪"，二味一温一凉，共行清热透邪之功；浙贝母凉润，消痰散结，对肺经燥痰疗效尤佳；川芎活血祛风，配柴胡助清阳之气，配浙贝母行活血化痰之力；使以焦神曲健脾和中，一助浙贝母化痰，二助荆芥发散，三助炒枳壳下气消积。诸药合用，共行和解疏表，化痰利咽，宽胸畅膈之功，可使枢机运转正常，肺气肃降得当，使"上焦得通，津液得下"，上逆之气得平，咳嗽自止。[**摘自：钱锐** . 感染后咳嗽的中医辨治分析 . 云南中医中药杂志，2012, 33(12): 75–76.]

（44） **柴胡陷胸汤**

【出处】《重订通俗伤寒论》

【组成】柴胡一钱（3g），姜半夏三钱（9g），小川连八分（2.5g），苦桔梗一钱（3g），黄芩钱半（4.5g），蒌仁杵，五钱（15g），小枳实一钱半（4.5g），生姜汁四滴，分冲。

【用法】水煎服。

【功用】和解清热，涤痰宽胸。

【主治】邪陷少阳，痰热结胸证。寒热往来，胸胁痞满，按之疼痛，呕恶不食，口苦且黏，目眩，或咳嗽痰稠，苔黄腻，脉弦滑数。

【临床应用】

案一：急性支气管炎

胡某，男，40岁，工人。1981年4月27日初诊。病人素体清瘦，面白无华，胃纳不佳。5天前开始恶寒发热，鼻塞流清涕，头痛，咽痒，咳嗽，吐少许白稠痰，自服西药后，头痛、恶寒、鼻塞减轻，但咳嗽频频，痰多黄稠，微觉喘急，汗出畏风，动则发热，口黏苦，脘闷不饥，苔白黄而腻，脉濡滑。证属风寒咳嗽化热，痰热互结，而表邪未净，当透表清热，化痰止咳。方用：柴胡12g，黄芩10g，黄连5g，半夏10g，瓜蒌仁10g，枳实10g，桔梗10g，生姜15g。连进3剂痊愈。

按语：本证乃表邪未净，但病人面白，纳差，遵照叶天士面色白者，须要顾其阳气之诫，选柴胡陷胸汤寒温合治，芩、连、蒌、枳、桔清热祛痰止咳之力甚强，重用生姜顾护脾胃之气以扶正，兼助柴胡解表，能全面照顾病情。笔者按语，本方乃外感痰热咳嗽之良方，若表证重者，可以加解表药，热则减生姜，若表证全消亦可用本方收全功，因柴胡发汗之力微，此时取其有清热之功，不担心有过汗之弊。[摘自：何德昭. 柴胡陷胸汤的临床运用. 云南中医杂志, 1982, (3): 33-34.]

案二：咳嗽

王某，女，33 岁。2011 年 10 月 20 日就诊。主诉：咳嗽一周余。患者咳嗽，咽痒，咽痛，口干欲饮，胸闷，咳吐白黏痰，因正值经期，小腹微胀，舌微红苔薄黄，脉弦滑。诊断为咳嗽（痰热互结，肺失宣降），治宜清热化痰，宣肺止咳，方用柴胡陷胸汤合止嗽散加减。处方：柴胡 10g，黄芩 10g，法夏 10g，瓜蒌壳 15g，桔梗 10g，杏仁 10g，茯苓 15g，厚朴 10g，紫菀 10g，苏叶络 10g，连翘 15g，射干 10g，白前 10g，百部 10g，枇杷叶 10g，甘草 6g，益母草 30g。7 剂，水煎服，日 1 剂，分 3 次服。患者服药 7 剂后，咳嗽、咽痒、咽痛等症状基本消失。[摘自：曾兰，成肇仁. 成肇仁教授运用柴胡陷胸汤经验. 四川中医, 2013, 31(4): 12-13.]

案三：渗出性胸膜炎

荆某，男，68 岁。1999 年 3 月 5 日初诊。患者有慢性支气管炎病史 10 余年，半月前劳累受凉后恶寒发热、咳嗽气喘，经当地医院治疗 1 周，发热减轻而咳喘日渐加重，且胸闷，心悸，汗出，乏力，又以中西药治疗 8 天，症不减而来诊。诊见：形瘦体倦，面暗欠润，咳声重浊，气喘息粗，不能平卧，咳痰不爽，午后低热，胸闷心悸，口苦，便秘，舌暗红苔黄厚，脉滑略数。X 线胸透示：两肺纹理增多紊乱，左侧胸腔少量积液。血常规：RBC 4.2×10^{12}/L，WBC 13.0×10^9/L，N 0.8，L 0.2，ESR 55mm/h。 西医诊断：渗出性胸膜炎（结核性）。中医诊断：悬饮。证属痰饮留于胸胁，日久化热，上迫于肺，治宜清热化痰，泻肺平喘，方用柴胡陷胸汤加减，联合西药抗痨治疗。处方：柴胡、黄芩、半夏、紫苏子、厚朴、枳实、莱菔子各 10g，桔梗、黄连各 6g，瓜蒌 15g，防风 10g。3 剂，每天 1 剂，水煎服。3 月 9 日二诊：大便每天 3～4 次，尿量增加，胸闷气喘减轻，黄苔稍减。药已对症，前方加减又服 8 剂。3 月 18 日诊：喘平咳减，咳痰易出，精神好转，惟口渴夜甚，舌暗红，苔薄少津，脉细略数。复查 X 线胸透示：左侧胸腔积液吸收，余同前。血常规、血沉正常。辨证：烧已退，阴气亏，予以麦味地黄丸等善后。1 个月后复查，诸症除，惟活动时短气，停中成药，继续服抗痨药物。半年后痊愈。[摘自：李成河．柴胡陷胸汤新用．新中医，2002, 34(12): 59.]

㊺ 小陷胸汤

【出处】《伤寒论》

【组成】黄连—两（6g），半夏洗，半升（12g），瓜蒌实大者一枚（20g）。

【用法】上三味，以水六升，先煮瓜蒌，取三升，去渣，内诸药，煮取二升，去渣，分温三服（现代用法：用量按原方比例酌减，水煎服）。

【功用】清热化痰，宽胸散结。

【主治】痰热互结。胸脘痞闷，按之则痛，或心胸闷痛，或咳痰黄稠，舌苔黄腻，脉滑数者。

【临床应用】

案一：支气管炎

患者，男，75岁。发热、咳嗽、咳黄痰5天，热峰39℃，静点头孢类抗生素3天，仍有低热、咳嗽，咳黄黏痰，胸闷，偶感恶心，大便干结。舌质红，苔黄厚腻，脉弦。查体：T 37.8℃，双肺呼吸音粗，闻及散在痰鸣音。查血常规：WBC 12.3×10^9/L，N% 90.6%。胸片提示符合支气管炎X线表现。诊断为咳嗽，辨证为痰热壅肺，方选小陷胸汤加减以清热化痰、宣肺止咳。方药：清半夏10g，黄连10g，瓜蒌15g，薄荷10g，浙贝母15g，鱼腥草15g，炒杏仁10g，桔梗10g，石膏10g，桑白皮20g，金银花30g，玫瑰花 10g。6 剂后患者体温正常，咳嗽、咳痰、胸闷、恶心症状消失，复查胸片提示支气管炎症消失。

按语：痰热壅肺多因外邪犯肺，郁而化热，热伤肺津，炼液成痰，痰与热结，壅阻于肺所致，治宜涤痰泻热，宽胸开结，方用小陷胸汤加减。方中瓜蒌甘宜补肺、润则降气，黄连泻胸中之热，半夏降逆祛痰，薄荷引药上行，入肺经，浙贝母、鱼腥草清热化痰，散结解毒，杏仁降气平喘止咳，桔梗宣肺、祛痰、利咽，石膏清热生津养阴，清下焦火，治疗大便干结，桑白皮配半夏，有急则治其标之意，以收平喘之功，金银花增强清热解毒之力，玫瑰花行气逐瘀，诸药合用，共奏清热化痰、宣肺止咳、宽胸散结之功。[摘自：朱靖，高建东. 高建东教授运用小陷胸汤加减治验举隅. 中国民族民间医药，2017, 26(19): 61–62.]

案二：慢性支气管炎急性发作

孙某，男，68 岁。2002 年 10 月 25 日初诊。患者有肺气肿病史 5 年余，每因气候骤变而有咳喘、胸闷等不适。3 天前因气温骤降，诱发本病，自服氨茶碱、阿莫西林等药，症状无明显改善。现症见：气喘，胸闷，动则加重，伴咳嗽，咯吐黄色黏痰，口苦，大便略干，小便黄，舌质红，苔黄腻，脉滑数。查体：T 36.8℃，P 96 次 / 分，R 24 次 / 分，面色暗红，口唇略紫，呼吸困难，胸廓呈桶状，双肺可闻及干、湿性啰音，心尖搏动位于剑突下，心率 96 次 / 分，心音正常，腹软，无压痛，无肿块触及，双下肢无指凹性水肿。心电图：正常。胸部 X 线检查：双肺透亮度增高，肺纹理增粗。中医辨证属痰热阻肺。治以小陷胸汤加味。处方：全瓜蒌、蒲公英各 30g，黄连、浙贝母各 10g，清半夏 12g，桑白皮

15g。3 剂，水煎服。服药后患者咳嗽、喘闷等症有所减轻。守方继服 5 剂，咳喘、胸闷症基本消失，大便每日 1 次，无干结，舌苔黄腻，脉滑数。双肺仍可闻及少量痰鸣音。上方去桑白皮，减瓜蒌 15g，继服 5 剂，诸症消失。[摘自：**常通玮**．**小陷胸汤临床应用举隅**．**四川中医**，2004, 22(5): 94.]

案三：支气管哮喘

患者刘某，女，70 岁。咳嗽、气喘 10 余年，每逢劳累或受凉即发，近半年来出现咳嗽、气喘、胸闷加重。患者端坐呼吸，活动受限，话多则气喘、气短，自觉胸闷有阻塞感，时有心慌咳嗽，咳白色泡沫痰，饮食正常，口唇紫暗，舌尖红，苔黄腻，脉弦滑有力。诊断为哮喘，辨证为湿聚生痰、痰热互结，处以小陷胸汤加味。黄连 6g，法半夏 10g，瓜蒌实 10g，薤白 6g，枳壳 10g，桑白皮 10g，云茯苓 10g，炙甘草 6g。服药 7 剂，每日 1 剂，每日 2 次，饭后温服。方中薤白、枳壳，行气以祛痰；桑白皮、云茯苓，利水湿以竭生痰之源。本方中桑白皮配法半夏，有急则治其标之意，以收平喘之功。患者服药 7 剂后胸闷消失，气喘明显减轻，能够做日常家务劳动。

按语：小陷胸汤中瓜蒌实宽胸散结，寒凉而化痰热，黄连入心经清热泻火，配合法半夏之辛温，降气化痰，寒温并用，共起清热化痰散结之效。临床上凡属于痰热互结者，均可据此辨证施治而获佳效。临床配伍，如病人久病气阴两虚加党参、玉竹；痰邪黏滞，阻滞气机，胸阳不振，加薤白、炒枳壳；痰热互结之心力衰竭，其本在痰，故用炒白术、陈皮健脾益气，脾气盛则水湿得运，以绝生痰之源；水湿为阴邪，易伤心阳，故加苦参、云茯苓、桑白皮利水渗湿，以防水气凌心；痰湿之邪结聚于内，阴盛格阳，虚阳浮越者，加煅龙骨、煅牡蛎收敛心阳以纳气。[**摘自：徐美翔，伍建光.伍炳彩运用小陷胸汤医案 2 则.江西中医药**，2016, 47(3): 38–39.]

46 黛蛤散

【出处】《中华人民共和国药典》

【组成】 青黛（30g），蛤壳（300g）。

【用法】 上二味，粉碎成细粉，过筛，混匀，即得（现代用法：用量按原方比例酌减，水煎服，口服，一次6g，一日1次，随处方入煎剂）。

【功用】 清肝利肺，降逆除烦。

【主治】 肝肺实热，头晕耳鸣，咳嗽吐衄，肺痿肺痈，咽膈不利，口渴心烦。

【临床应用】

案一：急性支气管炎

曹某，男，65岁。因"咳嗽10余天"于2001年10月16日初诊。其时咳嗽、无痰，时而有极少量痰、黏稠难咯，咽干，心烦意乱，舌质红，苔薄黄，脉弦数。双肺可闻及痰鸣音，胸透示双肺纹理粗乱。曾在外院以"急性支气管炎"静脉滴注青霉素（每日800万U）3天，效不佳。诊断为燥热伤肺型咳嗽。本"清肺润燥止咳"之则，择桑杏汤加减。处方：桑叶15g，杏仁10g，枇杷叶10g，沙参30g，芦根30g，山栀子10g，淡豆豉10g，浙贝母10g。意以桑叶轻清燥热，杏仁、枇杷叶润肺止咳，沙参、芦根、山栀子生津润燥清热，辅以淡豆豉疏风宣肺，浙贝母清肺化痰。水煎服，日 1 剂，3 天后症有减轻，继服 3 剂，病势无明显变化。患者情绪烦乱，面红目赤，咳时气急，仔细询问病史，得知其平素易怒，发病前曾大发雷霆。重审舌脉，仍如前象。遂恍悟，此乃大怒致肝火上炎，熏灼肺脏，炼津液为痰，阻碍肺气肃降，引起咳嗽。肝火无制反侮于肺，肺气不降而上逆，故咳时气急；肝火上炎，故情绪烦乱、面红目赤；肺脉上连喉咙，火热伤津，故咽干、无痰，或时而有极少量痰、黏稠难咯；痰浊凝结于肺，故听诊双肺可闻及痰鸣音、胸透见双肺纹理粗乱；舌质红苔薄黄、脉弦数为肝旺肺热津伤之象。治当清肝泻火、润肺化痰，只注重润肺无异于扬汤止沸，又拟黛蛤散合清金化痰汤加减。处方：青黛 10g，山栀子 10g，龙胆草 10g，黄芩 15g，桑白皮 30g，海蛤壳 30g，瓜蒌仁 20g，浙贝母 10g，知母 10g，麦冬 30g，百合 30g。青黛、山栀子、龙胆草泻肝火，黄芩、麦冬、百合清热化痰、生津润肺以增止咳之力。水煎服，日 1 剂，3 剂症状明显减轻。效不更方，继服 6 剂，不再咳嗽，双肺痰鸣音消失，胸透双肺已无异常。[摘自：于扬波，林乃芬 . 从肝论治咳嗽 . 吉林中医药，2004, 24(2)：40.]

案二：咳嗽

胡某，女, 60 岁。2012 年 6 月 8 日就诊。主诉：咳嗽 20 余天。入院情况：患者于 20 余天前无明显诱因出现咳嗽，咳而少痰，两胁胀痛，口干苦，心烦，嗳气多，胃脘不舒，二便尚调，脉弦滑，舌苔微黄，服用止咳糖浆、甘草片等药物无效，诸症皆未减。依据病史和症状辨证为咳嗽（肝热犯肺型）。治以舒肝清热，宣肺止咳，以黛蛤散加味。方药：黛蛤散 12g（布包），栀子 10g，黄芩

10g，木瓜 10g，龙胆草 10g，浙贝母 10g，杏仁 10g，天花粉 10g，赤芍药 10g，青皮 10g，生甘草 10g，5 剂。用法：600mL 水煎煮成 200mL，分早晚 2 次服用，1 剂 / 日。服药 5 剂后痊愈，无复发。

[摘自：余翔，李惠斌，温速女. 黛蛤散加味治疗咳嗽一例. 中国民族民间医药，2013, 22(9): 126.]

案三：喉源性咳嗽

赵某，女，28 岁，银行职员。2009 年 4 月 7 日初诊。患者咳嗽 3 个月，常为阵发性呛咳，每于情绪激动时发作明显，咳声频急，咳甚则喘息，面红目赤，涕泪俱出，痰少质黏，口苦咽干，咽痛咽痒，伴烦躁易怒，胸胁胀痛，舌红苔薄黄，脉弦数。查体：咽部充血明显，咽后壁淋巴滤泡轻度散在增生。心肺听诊正常。胸片和血常规均未见异常。诊断为喉源性咳嗽。中医辨证为肝火犯肺证。治法：清泻肝火，泻肺止咳。方用黛蛤散合泻白散加减。处方：黛蛤散 15g，地骨皮 12g，桑白皮 12g，栀子 12g，海浮石 15g，黄芩 10g，麦冬 12g，天花粉 15g，玉竹 12g，荆芥 12g，蝉蜕 10g，甘草 3g。5 剂，水煎服，日 1 剂，每日服 3 次。二诊：呛咳明显减轻，口苦咽干好转。上方去海浮石、黄芩，改麦冬 15g，续服 5 剂，咳止，病好转，至今未发。

按语：方中黛蛤散清肝火、泻肺热止咳；桑白皮甘寒性降，专入肺经，清泻肺热，平喘止咳；地骨皮清肺中伏火；栀子、黄芩清热；麦冬、天花粉养阴生津；荆芥、蝉蜕祛风止痒止咳；临证若有咯血者则加白茅根、大小蓟、侧柏叶以凉血止血。[摘自：刘莹，戴竞，郑小伟. 郑小伟治疗喉源性咳嗽经验. 河南中医，2011, 31(12): 1438–1439.]

47 **甘草干姜汤**

【出处】《伤寒论》

【组成】甘草炙，四两（12g），干姜二两（6g）。

【用法】上二味，以水三升，煮取一升五合，去滓，分温再服（现代用法：用量按原方比例酌减，水煎服）。

【功用】温中益气。

【主治】肺痿，吐涎沫而不咳者。治伤寒脉浮，自汗出，小便数，心烦，微恶寒，脚挛急，咽中干，烦躁吐逆。

【临床应用】

案一：肺癌顽咳

赵某，女，68岁。2006年4月15日初诊。2个月前吐大量痰涎，稀白色，夜间不能平卧，影响睡眠。曾在当地医院诊为慢性支气管炎，服抗生素及清肺化痰之剂治疗2个月余，咳嗽仍时轻时剧，始终未断，且腰痛半月余。由家人送至某医院，纤维支气管镜检示：左上叶舌段开口黏膜纹理纵行走向，表面不光滑，镜下见肿块。诊为左中央型肺癌（Ⅲ期，腺癌）。胸片示：胸2椎体压缩性改变。后经2轮化疗，其间因患有高血压、冠心病、脑梗死，静滴肌氨肽苷、阿魏酸钠、灯盏花素等药。患者症情稍好转，惟日夜咳嗽，未能缓解。1周前症状加重，不间断地咳吐稀白痰，痰培养示美洲爱文菌（纯培养），并静滴依诺沙星3天，给予糜蛋白酶、庆大霉素、地塞米松雾化吸入，效不佳，改用罗红霉素、头孢他啶静滴仍未效。查体：双肺闻及湿性啰音，端坐位，双下肢水肿，气喘不能平卧，肝肾功能正常，药敏试验对青霉素类、头孢类、四环素、卡那霉素、喹诺酮类及妥布霉素等皆耐药，转求中医治疗。刻下：不间断咳吐大量稀白痰，气喘不能平卧，汗出，夜不能寐，咽中如有物阻，胸闷、头晕、尿频、双下肢水肿，双侧肢体困重无力，右手拇指及左手麻木，舌淡苔白滑，脉沉弱，用甘草干姜汤加味。处方：炮姜6g，炙甘草9g，防己9g，白术15g，茯苓18g，桂枝6g，黄芪18g。2剂。服药后痰量增多，并自觉胃脘灼热，第2天痰量渐减，胃脘灼热减轻，2剂后痰量明显减少，且能平卧，水肿减轻，但仍咽中如有物阻、胸闷，上方加姜半夏12g，厚朴9g，此方服7剂，已不吐痰涎，能平卧，夜寐可，其他诸症减轻。[**摘自：张霆. 运用经方治疗肺癌顽咳三案. 辽宁中医杂志**，2007, 34(11): 1634–1635.]

案二：慢性咽痛

吕某，女，67岁。患慢性咽部疼痛10余年，时作时止。发作时仅以西瓜霜、胖大海等含片润之，略解燃眉，来诊时正值发作，自言痛势不甚，只是干痒难耐，数日不解，不能正常饮食睡眠。查：神疲气怯，面色淡黄，色淡无华，咽部未见明显红肿，舌淡苔润，脉沉缓，双寸无力。患者自言火大，不禁令笔者起疑。综观患者脉症，并未见明显火热之象，相反是证类虚寒，养阴清热之剂不可遽投。况且询问之下，患者亦曾用过清热泻火之剂，并无显效。其证果然是上焦虚寒所致，因思及《伤寒论》中："伤寒脉浮，自汗出，小便数，心烦，微恶寒，脚挛急，反与桂枝汤，欲攻其表，此误也。得之便厥，咽中干，烦躁，吐逆者，作甘草干姜汤与之，以复其阳。"此条文所论乃是伤寒夹虚误汗引发的上焦阳虚的变证，其中"咽中干"一语乃此患者咽痛干痒之旁证，并且虚寒咽痛少阴等篇多有提及，属寒邪客之者，主以半夏散及汤，亦散寒通阳之意也，且考病家痛势绵绵，红肿不显，定非实热之征，神疲气怯，舌淡苔润，双寸无力，属虚寒者何疑，乃遵经旨，放胆投以甘草干姜汤加减。处方：甘草 30g，干姜 15g，桔梗 10g。1 剂知，4 剂已。连进 10 剂，年余未发。药仅 3 味，而其效若斯。[摘自：**李权英**. **甘草干姜汤治验举隅**. **长春中医药大学学报**，2009, 25(3): 359.]

案三：喘息性支气管炎

周某，男，68 岁。于 1987 年 9 月 16 日入院。20 年前因接触香蕉水而病喘促、咳嗽，经治半年而愈。后常咳嗽，近年来持续咳嗽，动则气促。昨夜因感受风寒喘促大发，在某院诊为"喘息性支气管炎"，静点氨茶碱、地塞米松及红霉素等，效果不佳。诊见气急息促，张口抬肩，不得平卧，胸中窒闷，腹胀，咳嗽连声，咳较多白沫痰，畏寒，口虽干但不欲饮水。颜面暗滞，口唇紫绀，舌暗，苔白少津，六脉浮紧而数，证为寒饮犯肺。治宜温肺化饮，宗甘草干姜汤加味。炙甘草、党参各 15g，干姜 10g，白术、茯苓各 15g。药进 1 剂，喘促即减，口已不干渴；再进 2 剂，喘促完全缓解，咳嗽显著减轻，苔转白润，脉滑。后以炙甘草、橘红、制半夏、百部、白术、党参各 15g，干姜 5g。服 10 余剂，咳嗽止，活动后竟不觉气促，遂告愈出院。[摘自：**王凡**. **喘证治验 2 则**. **实用中医内科杂志**，1988, (4): 179.]

48 桑白皮汤

【出处】《古今医统大全》

【组成】 桑白皮，半夏，苏子，杏仁，贝母，山栀，黄芩，黄连各八分（各 2.4g）。

【用法】 上药用水 400mL，加生姜 3 片，煎至 320mL，口服。

【功用】 清肺降气，化痰止嗽。

【主治】 肺经热甚证。喘嗽痰多，色黄，口干口渴，舌红苔黄，脉弦滑。

【临床应用】

案一：支气管扩张

何某，男，52 岁，工人。于 1995 年 1 月 10 日入院。患者 3 年前曾患支气管扩张，近 2 周来咳嗽，咳吐脓稠黄痰，痰中带血，偶尔纯血鲜红。查体：舌淡红，苔黄，脉弦，双肺未闻及干湿啰音，X 线胸片检查未见异常。西医诊断：支气管扩张，中医辨为咳血，乃痰热壅盛，灼伤肺络所致，治以清泻肺热，止血。用桑白皮汤加减。桑白皮 15g，半夏 10g，贝母 10g，山栀 10g，杏仁 10g，黄芩 10g，瓜蒌仁 10g，桔梗 10g，白及 15g，甘草 5g。1995 年 1 月 24 日，患者服上方后诸症皆好转，守前方出入调治疾病痊愈。[摘自：李磊，宫晓燕，康治臣．桑白皮汤之我见．深圳中西医结合杂志，2001, 11(3): 159.]

案二：支气管扩张并感染

患者，男，48 岁，有烟酒嗜好。2007 年 3 月初诊。原有支气管扩张病史 3 年，每年发作数次，住院抗炎对症处理病情缓解，影响日常上班。此次咳嗽、咳痰、喘息 10 天伴胸闷，经输液治疗效果不明显，西医诊断为支气管扩张并感染。求治于中医，综合病史及现症，中医辨证为肺痈痰热郁肺证。用桑白皮汤合旋覆代赭汤加减治疗 2 个月。药用桑白皮 12g、黄芩 10g、黄连 5g、炒栀子 10g、浙贝母 10g、苏子 10g、杏仁 10g、法半夏 12g、旋覆花 12g（包煎）、代赭石 30g（先煎）、茯苓 10g、陈皮 9g、鱼腥草 20g、生姜 6g、甘草 6g。后期用六君子汤加减治疗 1 个月，诸症平息，随访 2 年未发，能正常上班。[摘自：张德新．桑白皮汤临床运用举隅．基层医学论坛，2013, (19): 2543–2544.]

案三：慢性支气管炎

陈某，女，75 岁。2016 年 1 月 31 日初诊。反复咳嗽 5 年余，加重伴喘累 10 余天。现咳嗽痰多、色白黏腻，气短喘息，微畏风，倦怠乏力，大便稍结燥，舌质偏红，苔薄腻，脉细滑。胸片示双肺肺气肿征象，血常规、C 反应蛋白、降钙素原正常。西医诊断为慢性支气管炎急性加重期。中医诊断为肺胀，肺脾气虚证。治以化痰平喘，益肺健脾。方用桑白皮汤加减。药用：桑白皮 20g，杏仁 20g，五味子 15g，浙贝母 15g，茯苓 15g，炙款冬花 15g，地骨皮 15g，金荞麦 10g，炙黄芪 30g，炒白术 15g，防风 10g，黄芩 15g，僵蚕 15g，大青叶 30g，太子参 30g。5 剂，水煎服，日 3 次，每次 150mL。2016 年 2 月 10 日复诊。咳嗽、咳痰症状明显好转，已停用西药氨茶碱缓释片及抗生素，喘息减轻。原方去僵蚕、地骨皮，加紫菀 15g、葶苈子 10g。服 10 剂后明显缓解。

按语：患者系久病体虚，运化无权，水湿气化失司，湿聚成痰，痰盛壅肺，肺失宣降而喘息气短、咳嗽咳痰，痰色白黏腻，为本虚标实之证，本虚为肺脾气虚，标实痰湿，故治疗用桑白皮汤加减。桑白皮、葶苈子平喘，杏仁、浙贝母、款冬花止咳平喘，地骨皮、金荞麦、黄芩、大青叶、僵蚕清泻肺热，僵蚕化痰散结，五味子敛肺止咳，茯苓、炙黄芪、炒白术益气健脾，脾健则无生痰之源。[摘自：张银环，潘文军，刘立华. 刘立华治疗慢性支气管炎临床经验. 实用中医药杂志，2017, 33(5): 571.]

49 泻白散

【出处】《小儿药证直诀》

【组成】地骨皮—两（30g），桑白皮炒，—两（30g），甘草炙，一钱（3g）。

【用法】上药锉散，入粳米一撮，水二小盏，煎七分，食前服（现代用法：水煎服，用量按原方比例酌减）。

【功用】清泻肺热，止咳平喘。

【主治】肺热喘咳证。气喘咳嗽，皮肤蒸热，日晡尤甚，舌红苔黄，脉细数。

【临床应用】

案一：咯血

刘某，女，52岁。1995年3月14日初诊。症见：咳嗽气逆，咳则连声，痰带血丝，胸胁窜痛，性急易怒，烦热口苦，面红目赤，舌苔薄黄少津，脉象弦数。证属肝火犯肺。治宜泻肺清热，清肝豁痰。方用泻白散合黛蛤散加味。处方：桑白皮10g，地骨皮10g，粳米20g，甘草6g，青黛10g，海蛤壳10g（煅），杏仁10g，茜草10g。服3剂后呼吸平顺，咳血已止，胸胁痛减，舌苔仍黄少津。药已对症，守上方加北沙参10g，3剂后诸症悉平。

按语：本案系情志不遂，肝气郁结化火，逆乘于肺，肺失清肃之权，故见咳嗽气逆。木火刑金，肺络受损则见痰带血丝；肝火横逆于胸胁则见胁痛、性急易怒、烦热口苦、面红目赤，皆为肝火炽盛之象。正如《灵枢·经脉》所云："其支者，复从肝别贯膈，上注肺。"肝气升发，肺气肃降，升发与肃降相互制约，互相协调。今人体气机升降正常，则病愈而血止也。[摘自：陈遐龄.泻白散加味临床运用举隅.江西中医药，2003, 34(8): 39.]

案二：咳嗽（一）

曹某，男，5岁。2004年2月12日初诊。患儿近7日来经常咳嗽，声重，夜间甚，咳嗽重时偶可引起恶心呕吐，食欲不振。曾服川贝枇杷膏、鲜竹沥及抗感染药无效。刻诊：咳嗽声重，虽无痰液排出（患儿不会咯痰），但咳声重伴有痰声，咽红，舌红苔黄厚，脉滑。诊为肺热咳嗽，兼有食积。治宜清热宣肺，兼利咽消食。方用泻白散加减。药物组成：桑白皮6g，地骨皮6g，黄芩3g，桔梗3g，牛蒡子5g，芦根6g，神曲5g，甘草3g。水煎服，日1剂。3剂后咳嗽明显减轻，无恶心呕吐，食欲有所增加，黄厚苔渐退。上方加陈皮、半夏各3g，又服3剂，咳止痊愈。[摘自：袁曙光，王威，杨继文.张秋才教授辨治咳嗽经验.河北中医，2006, (2): 92.]

案三：咳嗽（二）

李某，男，24岁。1996年6月2日初诊。素有鼻渊史。症见：口内出气臭秽，鼻塞头痛，不闻香臭，咳嗽口渴，舌红苔黄，寸脉滑大。证属肺金燥热。治宜清肺泻火，方用泻白散加味。桑白皮10g，地骨皮10g，粳米30g，黄芩10g，黄连10g，辛夷花10g，甘草6g，金银花15g，连翘10g，杏仁10g。连服6剂，口臭已除，诸症亦有改善，遵原方加生地、丹皮各10g，以增强清肺之力。10 剂后诸症消失。[摘自：陈遐龄 . 泻白散加味临床运用举隅 . 江西中医药 , 2003, 34(8): 39.]

50 宣白承气汤

【出处】《温病条辨》

【组成】生石膏（15g），生大黄（9g），杏仁粉（6g），瓜蒌皮（4.5g）。

【用法】用水 1L，煮取 400mL。先服 200mL，不知再服。

【功用】清肺定喘，泻热通便。

【主治】阳明温病，下之不通，喘促不宁，痰涎壅盛。

【临床应用】

案一：风温

患者，男，7 岁。因发热 4 天，伴有咳喘，4 天无大便就诊。查体见轻度鼻黏膜充血，咽红，舌质红苔黄腻，右肺中小水泡音密集。就诊前曾单纯服用抗生素治疗不见好转，来本院门诊口服宣白承气汤加减方 2 剂（1 剂 / 天）。复诊，咳嗽明显减轻，热退，大便恢复正常。查体：咽红渐好，舌质仍红，黄腻苔已渐薄，右肺湿性啰音减少，同前处理。第 3 次就诊舌质淡红，黄腻苔渐退但留有残苔。右肺后少许湿啰音，病儿食谷大增，精神明显改善，按原方案继续治疗至痊愈。

按语：温病学是中医学遗产的重要组成部分，借鉴到临床实践中，收到很好的效果。小儿咳嗽是常见的证候，四季均有发病，以冬春为主，其外感咳嗽多见。由于小儿本身生理、病理特点，临床大多数属风热型。结合温病学的发病原因，除取决于人体内在正气的强弱外，与外界环境中的自然因素密切相关。如冬令气候比较反常，应寒反温，根据小儿咳嗽的好发季节与起初的临床特点，应纳入温病范畴辨证论治。结合风温的诊断要点辨证施治。方中生石膏与杏仁清热宣肺；前胡和川贝母清化热痰；桔梗清热化痰，宣开肺气；枳壳行气宽胸；白茅根、芦根清热生津，两清肺胃；大黄泄热攻下。诸药配合使用，宣肺、清热、通腑完备而全面。另外，麻黄仅用于喘重者，以宣肺平喘，且量不宜过大，与生石膏比例为 1 ∶ 4 或 1 ∶ 5。黄芩、连翘等起清热解毒功效。

[摘自：王文发. 治疗小儿咳嗽体会. 天津中医药，2003, (4): 64.]

案二：百日咳

患者郭某，男，6 岁。初诊时间：1988 年 3 月 2 日。家长代述：咳喘伴呕吐月余。患儿于 1 个月以前即出现咳嗽，曾治疗月余，未见明显疗效，乃请中医诊治。刻诊：阵发性痉咳每日 20 余次，咳时痰多，呕吐痰涎及食物，气促目赤，腹胀满时痛，大便 2 日未行，汗出多，尿赤。舌质红，苔黄，脉沉有力。治以通腑泄胃，降气止咳之法，方用宣白承气汤加减。药用：生石膏 15g，代赭石 15g，大黄 6g（后下），杏仁 5g，瓜蒌仁 9g，莱菔子 9g（炒），半夏 9g，紫菀 10g，冬花 10g。服此方 2 剂，大便 2 次，痉咳顿减，气息平和，上方去大黄、石膏，继服 3 剂而愈。[摘自：许耀恒，梅炳南. 百日咳从胃论治 6 法. 成都中医学院学报，1993, (1): 26–29.]

案三：社区获得性肺炎

疗某，男，52 岁，农民。患者因发热，咳嗽，气急 3 天，某医用白虎汤等药治疗效果差，于 1984 年 5 月 11 号入院。查：T 39.3℃，P 120 次 / 分，R 28 次 / 分。神清，急性病容，呼吸急促，胸部对称，右上肺及左肺呼吸音粗糙并有散在干性啰音，右胸下部呼吸运动减弱，心律齐，心界不大，腹软，肝脾（ － ）。胸片示：右肺相当于 4、5 肋间见一三角形影，上界整齐，下界模糊，提示右肺中叶肺不张并感染。诊断：右肺中叶肺不张并感染。中医诊见：发热面赤，咳嗽，喘促气粗，痰黄稠带血，胸痛，烦躁口干，苔黄燥，舌质红，脉弦数。证属痰热内盛，肺气不降。予宣肺化痰，泄热攻下。用宣白承气汤。处方：生石膏 30g（先下），瓜蒌皮 15g，杏仁 10g，生大黄 10g(后下)。水煎，日 2 包，分 4 次服，4 包。药后腹泻日 1 ～ 2 次，发热递减（ T 37℃ ），咳嗽、气急减轻，痰黄稠无血，静卧不烦。病有起色，原方续进 4 包，服法同前。复诊：发热、气急及胸痛消失，但仍咳嗽，痰少，口干，舌红，少苔，脉弦。原方去大黄、石膏合沙参麦冬汤调理 10 天，诸症悉除。胸透示肺阴影消失，血常规正常，5 月 26 日出院。

按语：宣白承气汤出自《温病条辨》。其功能清肺化痰，泄热攻下。石膏、杏仁宣肺清热，瓜蒌化痰，大黄通腑泄热。全方最大特点体现宣、清、通、化并用，但重在宣、通。故本方颇适合痰热阻肺，热壅肠腑的肺部感染性疾病。因肺与大肠相表里，痰热阻肺，肺气失于宣降，或热传肠腑则腑气不通，腑气不通反过来又可影响肺中热邪外泄及肺气肃降，所以肺与大肠之邪实为因果关系。治疗上当通宣并用，表里同施，才能提高疗效。本案用白虎汤清泻里热也属里法，但用后发热下退，若症不减，而经改用下法治疗后，收效甚快，都说明宣通并用见效快，比单治肺能取得更好效果，当然不是单纯通腑使热清、咳止、喘平，应该是诸药相配，宣通并用，相得益彰的结果。值得一提的是，因大黄苦寒，石膏甘寒，故不宜久用，应中病即止。[摘自：疗金龙.宣白承气汤在肺部急症中的应用.江西中医药，1988, (5): 13-14.]

51 苇茎汤

【出处】《外台秘要》

【组成】苇茎切，二升，以水二斗，煮取五升，去滓（60g），薏苡仁半升（30g），桃仁三十枚（15g），瓜瓣半升（24g）。

【用法】哎咀，内苇汁中，煮取二升，服一升，再服，当吐如脓（现代用法：水煎服，用量按原方比例酌减）。

【功用】清肺化痰，逐瘀排脓。

【主治】肺痈，热毒壅滞，痰瘀互结证。身有微热，咳嗽痰多，咳吐腥臭黄痰脓血，胸中肌肤甲错，隐隐作痛，咳时尤甚，口干咽燥，舌红苔黄腻，脉滑数。

【临床应用】

案一：咳嗽

杜某，男，5岁。1996年7月8日初诊。家长代述：患儿咳嗽已1周，西药治疗无效。现咳嗽气促，痰黄不易咯出，纳差便干，舌质红苔黄腻，脉浮数。辨证：湿热恋肺。治以清肺利湿，宣肺化痰。方用苇茎汤加味。处方：苇茎、苡仁、冬瓜仁、滑石各25g，杏仁、桔梗、炒二芽各15g，桃仁10g，苏叶10g，黄连3g，炙麻黄1.5g。服药2剂。3天后复诊时咳嗽缓解，纳增，大便畅，效不更方，原方去苏叶、黄连、麻黄，加荷叶、炙枇杷叶15g，再服一剂。2天后再次复诊，咳嗽消失。[摘自：周敏.苇茎汤临

床应用 . 内蒙古中医药 , 2009, 28(23): 53, 56.]

案二：肺脓肿

夏某，女，41 岁，已婚。主因"咳嗽、咳脓臭痰、胸闷、乏力半月余"入院。查体：T 38.1℃，P 96 次 / 分，R 21 次 / 分，BP 124/100mmHg。神志清晰。胸廓对称，双侧呼吸动度相等，左下肺语颤减弱，左肺可闻及哮鸣音。右肺呼吸音清晰，未闻及干湿性啰音及痰鸣音，心前区无膨隆，心尖搏动有力，无弥散，无心包摩擦感，心界不大，律齐，各瓣膜听诊区未闻及病理性杂音，无短绌脉，无周围血管征。血常规示：WBC 12.41×10^9/L，Hb 134g/L，RBC 4.9×10^{12}/L。心电图示：窦性心动过速，异常心电图。胸部正位片示：左侧胸膜增厚，左肺空洞性病变，建议 CT 扫描。胸部 CT 示：左肺下叶肺炎脓肿形成，建议治疗后复查。收住入院后诊断为左下肺脓肿，肺部感染。给予静脉滴注头孢曲松钠及甲硝唑治疗 5 天无明显效果，仍发热，咳嗽，咯脓臭痰，口渴，舌质红，舌苔黄，脉滑数有力。辨证为肺热型肺痈。治宜清热解毒，祛痰排脓。方用葶苈汤加味。药用：葶苈 30g，冬瓜仁 15g，薏苡仁 30g，桃仁 10g，鱼腥草 20g，桔梗 10g，白芷 10g，金银花 15g，黄芩 10g，牡丹皮 10g，半夏 10g，贝母 10g，陈皮 10g，甘草 6g。水煎服，日 1 剂。治疗 2 天后热退，咳嗽减轻，痰液明显减少，痰中臭味消失。治疗 20 余天后复查胸部 CT 示：左下肺脓肿明显吸收，病灶变小。再服 10 剂后复查胸部 CT 示：左下肺病灶明显缩小吸收。[摘自：石积会 . 葶苈汤加减治疗肺脓肿 3 例 . 实用中医药杂志 , 2016, 32(12): 1236–1237.]

案三：鼻渊

周某，男，20岁。1998年10月25日初诊。自述患"双侧化脓性鼻窦炎10年"，平时易感冒，饮食正常但形体偏瘦，大便溏。此次受凉后2天来诊，头昏头胀，鼻流脓涕，痰多咳嗽，胸闷，发热，体温37.9℃，口干不欲饮，舌红苔黄腻，舌形胖边有齿印，脉濡数，右寸兼滑，鼻根鼻翼两侧皮肤颜色偏暗。辨证属风湿热上攻清窍，肺气闭郁，夹痰夹瘀，本为肺脾气虚，升降失调。急则治标，以清热利湿通窍，化痰逐瘀排脓为法。方用苇茎汤加味。处方：苇茎、冬瓜仁、薏仁各50g，败酱草、蒲公英、血腥草、银花各25g，辛夷花、白芷、川芎、赤芍各15g，柴胡、升麻、桔梗各20g，炒栀子、生甘草各10g，藿香、瓜蒌壳各15g。服药2剂，忌辛香、油腻、燥辣食品。4天后复诊，热退，其余症状缓解。前方去柴胡、栀子，加荷叶，再配以祛风活血、通窍解毒汤药熏鼻，每日2次，每次20分钟。以后一直用前方加减出入，配合外治，间服藿胆丸。如此调治2个多月后改方用参苓白术散，配服藿胆丸，食疗方用丝瓜藤煲瘦肉，注意饮食起居调摄。再用1个多月后于1999年1月初来告，体重增加3kg，鼻塞脓涕消失，大便成形，未感冒。随访1年，病情稳定，仅感冒2次。

按语：鼻渊又称脑漏，为本虚标实顽症，治疗棘手，古方多从风热、胆腑郁热、脾胃湿热、肺气虚、脾气虚论治。此例病延10余年，正虚邪恋，就诊时由外感诱发，根据发热、脓涕黄痰症状及肺开窍于鼻的理论，选用治肺痈的苇茎汤加味治标，效果满意。后宗"胆移热于脑，则辛頞鼻渊"之说，配服藿胆丸清肝保脑。本例病机复杂，更综合采用外治、食疗等措施，最后用参苓白术散补脾益肺，升清降浊收功。全案体现了"治病无伤胃气，久病宜保脾土"的精神，更为鼻渊按"内痈"辨治提供了佐证，也给我们提示了鼻渊证治的一条新思路。[摘自：周敏. 苇茎汤临床应用. 内蒙古中医药, 2009, 28(23): 53, 56.]

52 桔梗杏仁煎

【出处】《景岳全书》

【组成】桔梗、杏仁、甘草（各3g），阿胶、银花、麦冬、百合、夏枯草、连翘（各6g），贝母（9g），枳壳（4.5g），红藤（9g）。

【用法】用水400mL，煎至320mL，空腹时服。

【功用】止咳化痰，消肿排脓。

【主治】肺痈初期。咳嗽吐脓，痰中带血，或胸膈隐痛，将成肺痈者。

【临床应用】

咳嗽

患者，女，42岁。2015年3月5日来诊。自述1个多月前患感冒，自购西药服后，鼻塞、头痛的症状有所好转，但仍咽痛、咳嗽月余，痰黏难咯，口微渴，二便正常，舌红苔微黄，脉浮数。中医诊断为咳嗽。治以桔梗杏仁煎加减。处方：款冬花15g，苦杏仁15g，连翘15g，桔梗12g，蒲公英15g，黄芩10g，北沙参12g，浙贝母15g，法半夏10g，前胡10g，玄参15g，炙甘草6g。3剂，水煎服，每日1剂，分2次服。患者服3剂后，咽痛、咳嗽均痊愈。［摘自：任晓琳，王远平．桔梗杏仁煎加减治疗久咳验案一则．中国民间疗法，2016，24(1): 68.］

53 白虎汤

【出处】《伤寒论》

【组成】 知母六两（9g），石膏一斤，碎（30g），甘草炙，二两（3g），粳米六合（9g）。

【用法】 上四味，以水一斗，煮米熟汤成，去滓，温服一升，日三服（现代用法：水煎至米熟汤成，去滓温服）。

【功用】 清热生津。

【主治】 阳明气分热盛。壮热面赤，烦渴引饮，大汗出，脉洪大有力或滑数。

【临床应用】

案一：感冒

患者胡某，男,49岁。2016年11月出现高热口渴、面赤发热、汗出。经上级医院住院治疗，还是反复发热，然后到我处治疗。症见：高热口渴，面赤发热，汗出，舌苔薄黄少津，脉浮洪。体温39.5℃。西医诊断为病毒性感冒。中医辨为肺胃气分热盛。治宜：清热解毒，退热生津。用白虎汤加味治疗，金银花15g、连翘15g、知母20g、石膏60g、甘草10g、苇根20g、茯苓20g、枳壳15g、蝉衣15g、黄芩15g、栀子15g、淡竹叶15g、薄荷15g。连服2剂，每3日1剂。复诊：高热口渴、面赤发热、汗出诸症大减，前方去银花、连翘，加沙参30g。

按语：白虎汤治高热、烦渴、汗出等，其功用清热泻火、除烦止渴。脏腑实热有白虎汤的适应证者均可应用。张锡纯在《医学衷中参西录》云："石膏其性凉而解散，有透表解肌之力，即他脏腑有实热者用之亦效。"白虎汤除上述功效外，尚有降逆镇静消火之功，配以知母滋阴降火，退实证虚证之热，又能生津止渴。李东垣云："知母其用有四：泻无根之肾火；疗有汗之骨蒸；止虚劳之热；滋化源之阴。仲景用此入石膏治不眠者、烦躁也。烦出于肺，躁出于肾，君以石膏，佐以知母之苦寒，以清肾之源，缓以甘草、粳米，使不速也。"因此，白虎汤之清热养津，不若芩连之苦寒伤阴、泻火清热，不若大小承气汤之功。白虎汤不仅解治高热烦渴，可因配伍不同，而治里蕴热的各种疾病。本例病毒性感冒为肺胃气分热盛，用白虎汤加味等清热解毒，退热生津。[摘自：赵永，庞树林，何强．白虎汤的临床运用．世界最新医学信息文摘，2017，17(61)：107．]

案二：高热

1964 年春，一中年男性，春耕插秧季节，大汗冒风后高热39.5℃，汗出而大烦渴，参照张寿甫《医学衷中参西录》，予急煎服白虎汤加服阿司匹林 0.5g，患者顿时遍身微汗热退。然次日又壮热且精神困顿，经仔细验舌，于舌中心部有白腻苔似拇指大，仍投白虎汤加用苍术、白芷苦辛温药一剂，热退至 37.8℃，可进食稀粥。此案是辛凉重剂加燥湿醒脾获效，又调理后病愈。[摘自：王永炎．临床经验刍议．现代中医临床，2017，24(2)：1-3．]

案三：大叶性肺炎

陈某，男，18岁。春末夏初，贪凉减衣，感受风寒，初起发热恶寒，无汗，口服退热药后，大汗出，热稍减，旋即高热，虽汗出而热不减，但热不恶寒，烦渴，咳嗽胸痛，痰少。查血常规提示：白细胞 $1.63×10^9$/L，中性粒细胞百分比 0.91%，淋巴细胞百分比 0.09%。胸部 X 线片检查提示：右下肺可见片状阴影。诊为大叶性肺炎。因其青霉素类药物皮试过敏而求助于中医治疗。诊见高热，体温 40.5℃，面红汗出，烦渴喜饮，咳嗽痰少，胸痛不舒，大便干结。舌红、苔白少津，脉洪大而数。辨为白虎汤证，阳明气分热盛而无实邪内滞。以白虎汤加减治之。处方：生石膏、鲜芦根各 30g，知母、杏仁、连翘各 12g，生甘草 6g，粳米、银花各 15g，黄芩 10g。服药 3 剂后，热退身和，烦渴也减，胸痛减轻。但仍咳嗽，痰多色黄，乃予清肺化痰之方治之，5 剂而病痊愈。

[摘自：李宝丽 . 白虎汤治验举隅 . 浙江中医杂志 , 2001, (12): 32.]

54 麻杏石甘汤

【出处】《伤寒论》

【组成】 麻黄_{四两，去节}（9g），杏仁_{去皮尖，五十个}（9g），甘草_{炙，二两}（6g），石膏_{碎，绵裹，半斤}（18g）。

【用法】 上四味，以水七升，煮麻黄，减二升，去上沫，内诸药，煮取两升，去渣，温服一升（现代用法：用量按原方比例酌减，水煎服）。

【功用】 辛凉疏表，清肺平喘。

【主治】 外感风邪，邪热壅肺证。身热不解，咳逆气急，甚则鼻扇，口渴，有汗或无汗，舌苔薄白或黄，脉浮而数。

【临床应用】

案一：肺炎咳喘

沈某，男，4岁。于2017年1月23日，以"肺炎12天"为主诉就诊。患儿于1月11日在古交某医院诊断为支气管肺炎，经12天治疗，疗效不佳。患儿体温波动于38～39℃，咳嗽气促，有痰色黄而稠，近1周出现纳差、神疲、嗜卧，大便秘结，4日未行，于昨日使用开塞露通便。查其舌脉，舌红苔黄，脉滑数。肺部听诊可闻及双肺呼吸音粗，散布痰鸣。经四诊合参，诊断其为肺炎喘嗽，证属痰热闭肺、正虚邪恋，治以清热涤痰、宣肺止咳，佐以扶正。方用麻杏石甘汤合清气化痰汤加减。处方如下：炙麻黄 6g、杏仁 8g、生石膏 12g（先煎）、黄芩 8g、瓜蒌 8g、麸炒枳实 8g、陈皮 8g、茯苓 8g、姜半夏 6g、胆南星 6g、太子参 8g、川贝母 8g、焦三仙各 10g、炒莱菔子 8g、炒紫苏子 8g、甘草 6g。10剂。每日 1 剂，水煎服 200mL，早晚分服。二诊，药后即热退咳止，患儿诸症皆消。患儿家长对其药效赞不绝口，直言今后再不以输液疗法为治疗首选。因患儿平日纳差、大便秘结、易外感，又考虑到其为病后恢复期，贾老予其自研方复感灵 6 剂，续调理。

按语：肺炎喘嗽好发于婴幼儿，是常见肺系疾病之一，全年皆可发病，但以冬春两季居多。本病包括西医学所称支气管肺炎、间质性肺炎、大叶性肺炎等。支气管肺炎是累及支气管壁和肺泡的炎症，为细菌和（或）病毒感染，发病前多数先有上呼吸道感染。本病主要症状为发热、咳嗽频繁、气促、肺部固定中细湿啰音，以及精神不振、食欲减退、轻度吐泻等全身症状。临床上多见几经西医治疗而未获痊愈或短时期内反复发作的患儿来寻求中医诊治，其多视此举为最后的救命稻草，不料却找到了真正行之有效的治疗方法。上述患儿即是如此，来诊时仍咳嗽气促、有痰色黄、热势较高且多日不退，经大量抗生素等治疗后"伤敌未达一千，却已自损八百"，患儿已出现神疲、嗜睡等正气损伤的症状，故辨证属痰热闭肺、正虚邪恋，用方随之变化，在麻杏石甘汤合清气化痰汤之基础上再加太子参等，驱邪与扶正并举。[摘自：**王逸华**，**袁叶**. 贾六金主任运用复方治疗儿科病证验案两则. 亚太传统医药，2018, 14(6): 145–146.]

案二：大叶性肺炎

患者李某，男，71 岁。因发热伴咳嗽咳痰 3 天入院。既往癫痫病史 20 年；3 年前因癫痫发作窒息行气管切开，现保留气管套管，近期有癫痫小发作。患者入院前 3 天受风后出现发热，最高体温 38.2℃，伴恶寒，咳嗽咳痰，痰黄质黏，不易咳出，面赤，喘息抬肩，小便尚调，大便干结。肺部听诊：双肺呼吸音粗，双肺可闻及明显湿啰音。入院后血常规示：白细胞 $15.4×10^9$/L，红细胞 $7.8×10^{12}$/L，血小板 $389×10^9$/L，血红蛋白 88g/L，中性粒细胞百分比 90.1%；降钙素原 40.5ng/mL；内毒素阴性；G 试验（＋）；GM 试验阴性；肌酐 186μmol/L；胸 CT 示：双下肺炎症。诊断：中医：喘证（痰热郁肺）；西医：大叶性肺炎，肾功能不全，癫痫。予常规抗感染、化痰、解痉平喘等治疗。入院 3 天后患者痰培养加药敏结果回报出多重耐药致病菌及真菌，其中多重致病菌包括大肠埃希菌、铜绿假单胞菌、肺炎克雷伯菌以及热带假丝酵母菌、罗伦特隐球菌，抗生素选用需同时兼顾患者肾功能及癫痫发作两方面因素，碳青霉烯类、氟喹诺酮类、万古霉素类、抗真菌药等药物应用受到限制。入院后结合患者主症及胸 CT 判断为麻杏石甘汤证，立即予以麻杏石甘汤加减。处方：麻黄 6g，杏仁 10g，生石膏 30g，炙甘草 9g，清半夏 6g，葶苈子 10g，海浮石 30g，姜厚朴 9g。上药服 5 剂，宗上方去厚朴，加人参 10g，白芍 10g，再服 3 剂，患者热去咳减。

按语：患者为久病卧床，肺肾两虚，感受风寒外邪后，寒邪未解，反而入里化热，炼津为痰，痰热郁肺，表寒轻里热重，出现以喘、发热等一系列外邪迫肺为主的喘证，抓住患者肺热而喘的主症，故以清热宣肺，降气平喘为治疗原则，予以麻杏石甘汤加减，麻黄石膏按 1:5 成方，重在清肺热平喘，配以葶苈子泻肺平喘，半夏、海浮石化痰，厚朴消积导滞，服 5 剂后，患者余热未清，时有低热，痰易咳，喘平，大便出，且在疾病后期久咳伤阴耗气，加之患者体质虚弱，予加人参以补气，白芍益气养阴，亦能补虚以泻实。[摘自：刘颖，王东强，李志军．麻杏石甘汤治疗肺炎浅析．武警后勤学院学报（医学版），2017，26(1)：72–73．]

案三：外感高热

患者李某，男，32岁，个体户，本院职工家属。因"发热、畏寒、头痛、咽痛5天"于2011年7月16日由佛山转回我院急诊就诊。患者于7月11日开始出现发热、畏寒、头痛、咽痛、无汗、全身乏力等症，当时在佛山某医院门诊治疗。查胸部X线片结果提示心肺膈未见异常。血常规提示：WBC 11.1×10^9/L，L% 18.2%，N% 78.6%。拟"急性咽炎"治疗。先后静点头孢呋辛钠、头孢替唑钠、利巴韦林。口服尼美舒利0.2g，每日3次；头孢克肟胶囊0.2g，每日3次；喉疾灵胶囊4粒，每日3次等。治疗6天后，症状无明显改善，仍反复发热，体温波动在38.5～40℃，恶心欲呕，纳呆，畏寒，乏力，即于7月16日晚上转回我院急诊。查体：T 39.8℃，P 98次/分，BP 110/70mmHg，R 20次/分，精神疲倦，咽充血，双侧扁桃体Ⅰ度肿大，双肺呼吸音粗，未闻及干湿性啰音，HR 98次/分，律整，各瓣膜听诊区未闻及病理性杂音，腹软，肝脾肋下未触及。舌质红，苔薄黄，脉浮数。复查胸片提示心肺膈未见异常。初步诊断：中医：外感发热（风热蕴肺）。西医：发热待查（①急性咽炎。②甲型流感待查）。治疗上中医以辛凉解表，清肺泻热为法，方选麻杏石甘汤加减。麻黄10g，桔梗10g，生石膏60g，藿香15g，枳壳10g，杏仁10g，柴胡10g，甘草5g，桑白皮15g，葛根15g。水煎温服，日1剂。西医治疗以退热、抗感染、能量对症支持疗法，药用 0.9% 生理盐水 100mL+ 赖氨匹林 0.9g 静脉点滴，0.9% 生理盐水 250mL+ 阿奇霉素 0.5g 静脉点滴，以及平衡液 500mL 静脉点滴。经上述治疗，患者于第 2 天热退，无头痛、无咽痛、胃纳转佳，遂继守原方案治疗。第 3 天，患者因急事赶去佛山未能继续治疗，电话随访患者无任何不适。[摘自：叶登文，刘笑云 . **麻杏石甘汤治疗外感高热的心得体会** . 光明中医，2013, 28(3): 596-597.]

55 凉膈散

【出处】《太平惠民和剂局方》

【组成】川大黄、朴硝、甘草炙，各二十两（各600g），山栀子、薄荷叶、黄芩各十两（各300g），连翘二斤半（1250g）。

【用法】上粗末。每二钱（6g），水一盏，入竹叶七片，蜜少许，煎至七分，去滓，食后温服。小儿可服半钱，更随岁数加减服之，得利下，停服（现代用法：上药共为粗末，每服6～12g，加竹叶3g，蜜少许，水煎服，亦可作汤剂煎服）。

【功用】泻火通便，清上泄下。

【主治】上中二焦火热证。烦躁口渴，面赤唇焦，胸膈烦热，口舌生疮，或咽痛吐衄，便秘溲赤，或大便不畅，舌红苔黄，脉滑数。

【临床应用】

案一：急性上呼吸道感染

患者，女，34岁。2009年4月13日初诊。有支气管扩张病史15年，近2天出现咽痛咽干，吞咽困难，口干喜凉饮，咽痒则咳，咯黄黏痰，每日10余口，唇红，牙龈肿痛，大便正常，舌质红暗，苔黄腻，脉细弦滑，右寸浮数。查体：咽部充血明显，滤泡大片。西医诊断：急性上呼吸道感染。中医诊断：咽痛（邪热内蕴证）。治予：宣肺、泄热、解毒为法。方用：凉膈散合麻杏甘石汤加减。药用：连翘 15g，生大黄 10g，生栀子 10g，薄荷 10g，黄芩 10g，竹叶 6g，生麻黄 10g，杏仁 10g，生石膏 30g，生甘草 10g，金银花 20g，芦根 30g。7 剂，水煎服，每日 1 剂。复诊：服药后大便次数增多 3～4 次/天，但 3 剂后逐步减少至正常，服药 4 剂咽痛若失，黄痰减少。

按语：咽喉乃肺系所属，与足阳明胃经、足厥阴肝经、足少阴肾经在经脉上有密切联系，因此咽痛产生的原因较多。本例患者素有支气管扩张，素体阴虚燥热，复感外邪，热郁咽中而致咽痛突出，《太平惠民和剂局方》明确提出可用凉膈散治疗。加用金银花、芦根以增强清热解毒作用，合用麻杏甘石汤清肺化痰止咳，其中生麻黄、杏仁不仅能增强其宣透之力，而且还能防过用寒凉之品而致邪气被遏。为防过度泻下，影响病人的依从性，洪教授临证应用本方时多去芒硝。[摘自：张元兵. 洪广祥教授运用凉膈散临证验案举隅. 中华中医药杂志, 2011, 26(3): 508-510.]

案二：发热

许某，男，5 岁。因高热于 2010 年 7 月 20 日来我院就诊。其母代诉：近 5 天来因感冒而反复高热，体温稽留在 39～40.5℃。经肌注柴胡注射液及口服头孢克肟干混悬剂、布洛芬混悬液、溴己新片等西药及一些中药治疗，热仍不退。症见高热、无汗、神昏渴饮、面红唇赤、咽痛咳嗽、腹胀食少、小便黄少、大便二日未解、舌红苔薄黄而干、脉数有力。体温 40.2℃，白细胞计数偏高。胸片示：急性支气管炎。咽部充血明显。中医辨证：外感风热入里，邪热内遏。治宜清热泻火。方用凉膈散加减。连翘 10g，生山栀 8g，薄荷 8g(后下)，黄芩 10g，淡竹叶 10g，生大黄 6g(后下），芒硝 5g（另包冲服），牛蒡子 8g，野菊花 10g，前胡 10g，桑白皮 8g，枇杷叶 10g，桔梗 6g，甘草 3g。冷水浸泡 20 分钟，水煎，少量频服，1 日 1 剂。隔日二诊：服上药后，患儿周身微汗出，解大便 3 次，质稀带少量泡沫，热度渐退，神志安定，咽痛、咳嗽减轻，体温降至 38℃，但仍纳差。前方去大黄、芒硝、野菊花，加生地 8g、天花粉 10g、山楂 10g、建曲 10g。水煎服，2 剂后热退身凉，诸症顿消。［摘自：**曾武 . 凉膈散加减治疗小儿高热症 . 医药前沿**，2013, (27): 338.］

案三：肺炎

李某，女，10 岁。1999 年 11 月 6 日因发热、咳喘 3 天来诊。患儿持续高热，热峰达 40℃，咳嗽阵作，咳声重浊，气喘，咳吐黄黏痰，胸闷胸痛，不思纳谷，大便秘结，5 日未行，舌红苔黄腻略燥，脉滑数。查体：热性面容，精神不振，咽充血，扁桃体肿大，左肺呼吸音明显减低。胸片示：左下肺炎。证属痰热闭肺，肺失宣肃。治宜清肺化痰，降气平喘。方用凉膈散去朴硝、淡竹叶（大黄 5g，黄芩、栀子各 8g，薄荷、连翘各 10g）合麻杏石甘汤（炙麻黄 5g，杏仁 10g，石膏 20g，甘草 5g），加瓜蒌 10g，桔梗 4g，鱼腥草 15g，葶苈子 10g，桃仁 10g。2 剂后喘平热消，咳吐大量黄稠痰，大便已通。前方去石膏，再进 3 剂，咳嗽明显减轻，饮食振奋，大便调和。遂去麻、葶之辛散，加五味子、百部各 10g，敛气润肺止咳以收全功。［摘自：**王秀坤，田力 . 局方凉膈散儿科临床应用举隅 . 四川中医**，2001, 19(1): 74–75.］

56 清气化痰丸

【出处】《医方考》

【组成】 陈皮去白、杏仁去皮尖、枳实麸炒、黄芩酒炒、瓜蒌仁去油、茯苓各一两（各 30g），胆南星、制半夏各一两半（各 45g）。

【用法】 以上 8 味，除瓜蒌仁霜外，其余黄芩等 7 味粉碎成细粉，与瓜蒌仁霜混匀，过筛。另取生姜 100g，捣碎加水适量，压榨取汁，与上述粉末泛丸，干燥即得。每服 6～9g，一日 2 次，小儿酌减，亦可作汤剂，加生姜水煎服，用量按原方比例酌减。

【功用】 清热化痰，理气止咳。

【主治】 痰热咳嗽。咳嗽气喘，咯痰黄稠，胸膈痞闷，甚则气急呕恶，烦躁不宁，舌质红，苔黄腻，脉滑数。

【临床应用】

案一：咳嗽（一）

朱某，女，主妇。2005 年 7 月 15 日就诊。主诉：咯痰色白质黏，已有 2 周，气短，胸闷，舌偏暗红、齿痕，苔白腻，脉细。咯痰属热，治以降气化痰。清气化痰丸加减。杏仁 12g，陈皮 12g，瓜蒌仁 12g，天南星 10g，半夏 12g，浙贝母 6g，侧柏叶 10g，桑白皮 12g，枇杷叶 10g，旋覆花 10g。7 剂。7 月 22 日二诊：咯痰症状消失，再予原方 7 剂巩固。

按语： 清气化痰丸出自《医方考》，治痰热咳嗽。本案并不咳，苔白腻，且痰色不黄而白，初看似方证不合。但细究之，痰色虽然不黄，但质稠厚胶黏，实乃热炼而成；苔虽白腻，但舌质偏红，示有内热存在；虽然不咳，但咯痰岂非肺失肃降。药服仅 7 剂痰即消尽，疗效证明上述分析是正确的。[摘自：蒋健.中医治疗咳痰喘的案例分析.辽宁中医杂志，2009, 36(8): 1277-1278.]

案二：咳嗽（二）

患儿李某，男，3 岁。2016 年 11 月 3 日因"咳嗽半月"就诊。半月前患儿因洗澡后出现咳嗽，痰多，伴喉中痰鸣，家长给予"止咳糖浆"口服后，咳嗽较前减轻，但痰多，黏稠难咳，喉中痰鸣症状缓解不明显。刻症见：患儿咳嗽，喉中痰鸣，不伴发热，不伴流涕，纳可，大便干，小便色黄量少。舌质红，苔黄腻，脉滑数。查体：体温 36.6℃，咽充血，扁桃体 Ⅱ 度肿大。双肺呼吸音粗，可闻及粗湿啰音。血常规：白细胞 $8.9×10^9$/L，中性粒细胞百分比 75%，淋巴细胞百分比 22.8%。胸片示：双肺纹理增粗。西医诊断：支气管炎。中医诊断：咳嗽，证属痰热蕴肺。治以清热化痰，理气止咳之法，方选清气化痰汤加减。药用：胆南星 6g，陈皮 8g，杏仁 6g，姜半夏 6g，黄芩 6g，瓜蒌 8g，枳实 6g，茯苓 6g，浙贝母 8g。5 剂，每日 1 剂，水煎 200mL，分早晚 2 次温服。二诊，患儿喉中痰鸣明显减轻，继服原方 5 剂，药后痊愈。

按语：咳嗽是小儿时期常见的肺系病证之一，有声无痰谓之咳，有痰无声谓之嗽，两者又多并见，故常合成咳嗽。咳嗽病位在肺，主要病机为肺失宣肃，肺气上递而致咳嗽。本案患儿，由于痰湿素盛，郁而化热，痰热犯肺，肺失宣降，肺气上递，而见咳嗽痰多，黏稠难咳。肺与大肠相表里，肺热内盛，移热于大肠，故见大便干结。热重则见小便黄。舌红苔黄腻，脉滑数为痰热内盛之象。[摘自：张慧媛，张丽琛，周钊.清气化痰丸临床运用举隅.光明中医，2017,32(23): 3466-3467.]

案三：哮喘

张某，男，57 岁，干部。2001 年 8 月 5 日初诊。患哮喘病5 年。每因劳累、受凉、感冒、情绪紧张等诱因而发作，此次因感冒后引起，曾服用止喘药，注射肾上腺素，用喷雾止喘药（非激素症状控制不满意）。症见：咳喘，咯黄白黏痰，憋气，口唇紫暗，口干而苦，头痛，晨起为重，伴胸闷气短，舌质稍红，苔薄黄，脉弦滑。证属痰热郁肺，上逆致喘。治以清热化痰，降气平喘。药用：胆南星、枳实各 9g，全瓜蒌 30g，半夏、白芥子各10g，黄芩、桑白皮、炒葶苈子、桔梗各 12g，陈皮各 15g。6 剂，每日 1 剂，水煎服。服药后，咳喘减轻，痰减少。再服 6 剂已不喘，偶咳有痰。停用西药，以上方为基本方加减治疗 1 个月，症状全部消失。随访 1 年未复发。[摘自：杨东升.清气化痰丸临证应用举隅.山西中医，2009,25(6): 39.]

57 清肺化痰汤

【出处】《郭中元方》

【组成】 板蓝根（20g），黄芩（10g），浙贝母（10g），橘红（10g），天竺黄（10g），元参（12g），炒杏仁（10g），白前（10g），鱼腥草（15g），芦根（20g），炙紫菀（12g），甘草（10g）。

【用法】水煎服，轻者，日服1剂，早晚2次分服；重者，日服2剂，分4～6次服完。

【功用】清热化痰，降逆止咳。

【主治】风温、春温、冬温温邪犯肺所致的咳喘。

【临床应用】

案一：支气管扩张

初诊（2014年6月5日）：患者，章某，男，49岁。反复咳嗽咳痰5年，伴咳血1次。患者5年前在无明显诱因下出现咳嗽，咳痰，痰量较多，色黄，受凉后症状加重，未予重视。10天前因进食发生呛咳后出现咳血两口，色鲜红，无发热，无明显胸闷气急。胸部CT示：支气管病变伴感染。西医考虑支气管扩张病予对症治疗，缓解后患者寻求中医治疗。中医刻诊：咳嗽咳痰，声稍重，痰黏稍黄，晨起有小口黄痰，无咯血，时感胸闷，口干口苦，口渴思饮，乏力，无腹胀腹泻，无发热畏寒，无汗出，大便干，小便数，舌质红，苔黄腻，脉细数。理法方药分析：患者素体较虚，极易感受外邪，正虚邪恋，久郁肺中，日久生热，灼津为痰，痰热互结，阻碍气机，肺失宣降，可见咳嗽、咳痰，痰黄量多。疾病日久，灼金耗液，肺阴亏虚，虚火灼络则可血溢脉外。病属肺痈，证属痰热郁肺型。治以清肺化痰，凉血止血。方选王氏清肺化痰汤加减。甘草9g，桔梗6g，炒黄芩12g，苦杏仁10g，浙贝母10g，生白前10g，鱼腥草25g，生茜草10g，炒白芍12g，厚朴10g，炒陈皮10g，金银花12g，大力子10g，北沙参12g，金荞麦30g，芦根15g。水煎服，每剂200mL，日服1剂，共服7剂。二诊（2014年6月12日）：患者咳嗽咳痰较前减少，昨夜咳痰带有少许黑色血丝，仍感轻微胸闷，伴咽干咽痒，口干，乏力。原方去苦杏仁，加金银花15g，续服1周。三诊（2014年6月19日）：患者无咳嗽咳痰，无痰中带血，活动后稍有胸闷，稍乏力，晨起口苦较前大好。原方去生茜草，加西洋参5g，白术10g。患者后来复诊一次，基本无明显不适，原方再进10剂。

按语：蔡老师认为，本病为本虚标实之证，治疗当本急则治其标、缓则治其本的原则。以辛凉之品清肺化痰、凉血止血为主，兼以甘润之品滋阴润肺。本患者咳嗽，咳黄痰，舌红，苔黄腻，脉细数，一派痰热之象，予浙贝母、黄芩、鱼腥草、金荞麦、金银花等清肺化痰，苦杏仁、白前、厚朴降气止咳，外邪日久化火为毒，加茜草以凉血止血，加芦根以滋阴清透肺热，加北沙参、西洋参益气扶正，防止邪气再次侵袭。[摘自：邓浩然，蔡宛如. 蔡宛如教授辛凉甘润法辨治支气管扩张的经验. 陕西中医药大学学报，2016，39(5): 18–20.]

案二：慢性咳嗽

钱某，女，49 岁。初诊：2009 年 4 月 20 日。患者半年前无明显诱因出现咳嗽咳痰，痰黄，伴有胸闷、咽痛、少涕、多汗。舌红，苔薄白，脉细滑。胸片和肺功能检查未见异常。西医诊断：慢性咳嗽。中医诊断：咳嗽属痰热内蕴兼肺气不足型。辨证：痰热蕴肺，肺失宣降，故见咳嗽，咳痰，黄痰，少涕；痰热化火，上蒸清道，故见咽痛；痰热壅盛，气机不畅，则见胸闷；咳嗽日久，必致肺气不足，腠理不固，则汗自出；舌红、脉细滑为有痰热见肺气不足之象。治拟清肺化痰兼益气固表法。以王氏清肺化痰汤加减之。处方：桑白皮 15g，地骨皮 15g，半夏 12g，茯苓 12g，太子参 15g，五味子 10g，黄芩 12g，浙贝母 12g，桔梗 10g，炙枇杷叶 15g，蝉衣 10g，辛夷 10g，地肤子 12g，前胡 15g，生甘草 6g。水煎服，日服 1 剂，共服 7 剂。服药 1 周后，患者咳嗽、咯痰减轻，舌红苔薄白，脉细滑。原方去太子参、浙贝母，加黄芪 20g，瘪桃干 15g，再服 7 剂。诸症明显减轻，效不更方，原方续服 4 剂。共服用中药两月余，诸症悉除。**[摘自：李晓娟，骆仙芳. 王氏清肺化痰汤的临床应用. 中华中医药杂志，2014, 29(11)3470–3471.]**

案三：慢性支气管炎

张某，男，63 岁，退休。因"反复咳嗽 7 年，复发 3 个月，加重伴气紧胸闷 3 天"于 2008 年 1 月 12 日就诊。症见：咳嗽，咯痰量多，痰黄黏稠，胸闷气紧，恶寒发热，无汗，鼻塞流清涕，口干苦，大便干，小便黄；舌质红，苔黄腻，脉弦滑数。听诊：双肺可闻及干啰音。既往有吸烟史 30 年。2 天前胸部 X 线片提示：双肺纹理增多增粗，双肺透光度增强。中医诊断：咳嗽，辨证为痰热咳嗽；西医诊断为：慢性支气管炎急性发作期。蒋老认为，其病机为风寒外袭，痰热壅肺，肺失宣降，气逆于上。予疏风清肺化痰汤加减。药用：炙麻黄10g，杏仁12g，蝉蜕12g，板蓝根30g，胆南星8g，黄芩15g，桑白皮15g，浙贝母15g，瓜蒌仁15g，矮地茶20g，金荞麦20g，海蛤粉15g，甘草6g。4剂后复诊，诉咳嗽气紧明显减轻，咯痰减少，痰色变白稠，不伴恶寒发热，二便转常，苔黄，脉滑略数，但感觉体倦乏力。蒋老认为，此为邪衰正虚，已出现脾气虚。故以上方去炙麻黄、瓜蒌仁，加南沙参30g，瓜蒌壳15g。4剂后再次复诊，诉无咳嗽，无气紧胸闷、口苦等症，伴咯白痰，量少易咯，体倦乏力有所减轻，食纳不香，苔白，脉滑。蒋老认为，此为邪去正虚，改予六君子汤加炒莱菔子、金荞麦、矮地茶健脾燥湿、降气化痰、扶助正气。同时嘱患者戒烟；注意天气变化，防寒保暖；饮食不宜辛辣香燥；适当参加体育锻炼，以增强体质，提高抗病能力，防止咳嗽反复发作加重。[摘自：罗瑞雪，黄渝瀚，刘习书，等.蒋建云主任医师治疗痰热咳嗽经验.四川中医，2009, 27(6): 1-2.]

58 清金化痰汤

【出处】《杂病广要》引《医学统旨》

【组成】黄芩（4.5g），栀子（4.5g），桔梗（6g），麦门冬（9g），贝母（9g），橘红（9g），茯苓（9g），桑皮（3g），知母（3g），瓜蒌仁（3g），甘草（1.2g）。

【用法】用水400mL，煎至320mL，食后服。

【功用】清肺化痰。

【主治】痰热壅肺证。咳嗽，咯痰黄稠腥臭，或带血丝，面赤，鼻出热气，咽喉干痛，舌苔黄腻，脉象濡数。

【临床应用】

案一：支气管哮喘

某男，54岁。1988年7月21日初诊。患者1981年夏季南方出差而发支气管哮喘，以后历年反复夏季发作，4天前因天气炎热旧病复发，因服西药疗效不佳，求治于余。症见：气促胸闷，喉间痰鸣，咳痰白而胶黏，咳出不利，胸闷气短不得卧，大便干，舌红苔黄，脉滑数；两肺呼吸音粗糙，并有哮鸣音，右下肺有湿啰音；胸片报告右下肺肺炎。证属热哮，方用清金化痰汤加味。处方：陈皮、半夏、枳实、杏仁、蝉蜕、炙杷叶各9g，全瓜蒌、鱼腥草各30g，炙桑皮、茯苓、炒葶苈子各15g，胆星、猪牙皂各6g。水煎服，每日1剂。药服3剂，咳嗽胸闷减轻，喉间无痰鸣音，肺部哮鸣音消失，但右下肺部仍有细湿啰音。前方去蝉蜕，加知母9g，连续服9剂，诸症消失，病愈出院。愈后未再复发。

[摘自：李德功．清金化痰汤治疗内科肺系病症举隅．中医药临床杂志，2009，21(6): 505–506.]

案二：咳嗽

刘某，男，6岁。因先天性心脏病1年前行心脏手术，痊愈后，经常感冒咳嗽，冬季易发，发则咳嗽不止，大量抗生素及止咳药效果不著。时至隆冬，咳嗽又作，求诊于中医。询及病史，初起感冒发烧，咳嗽，经抗菌、抗病毒及对症治疗好转，但咳嗽不止，夜间加重，有痰，无寒热、头痛等其他症状。查：舌尖红，苔黄腻，脉浮略数。辨证为外邪袭肺，郁而化热，痰热蕴结于肺所致。予清金化痰汤加味，3剂咳嗽减轻，6剂痊愈。[摘自：张艳芳，徐树楠．清金化痰汤临床运用案．河北中医药学报，2000，15(1): 14，35.]

案三：咳嗽变异性哮喘

某女，30岁。咳嗽反复发作2年，加重1月余，自服阿奇霉素、阿斯美已半月，症状无明显好转。症见：咳嗽，咽痒即咳，夜间尤甚，咳痰，量少，色黄质黏难咯，烦热口干，舌质红，苔黄腻，脉滑数。辅助检查：血常规、X线胸片未见异常，支气管舒张试验阳性。西医诊断：咳嗽变异性哮喘。中医诊断：咳嗽，痰热郁肺、肺阴亏耗证。此乃痰热壅肺，肺失肃降，虚热内灼，肺阴亏虚所致。法当清热化痰，滋阴润肺。药用：黄芩15g，知母15g，山栀子15g，桑白皮15g，杏仁10g，苏子15g，瓜蒌15g，橘红15g，莱菔子15g，浙贝母15g，茯苓15g，地龙15g，桔梗

15g，麦冬 20g，沙参 15g，甘草 15g。7 剂，1 剂 / 日，武火煮沸后文火煎煮 30 分钟，共取汁 300mL，日分 3 次温服。二诊患者症状明显减轻，偶有身热，神疲乏力，夜寐不安，诊其脉细数，舌红苔薄黄，此乃肺热未清，气阴两虚所致，法当清热肃肺，益气养阴，宁心安神。上方加黄芪 25g，五味子 15g，百合 15g，7 剂，1 剂 / 日，煎服法同上。三诊患者神疲乏力明显好转，偶咳，无身热，舌红苔薄黄，脉细，嘱其继续服上方 7 剂，巩固疗效。

按语：该患者为痰热壅肺，肺失宣肃，肺气上逆而致咳嗽，热伤阴津见痰少，质黏，口干烦热等症，治宜清热肃肺，化痰止咳，养阴生津。拟方为清金化痰汤加减。黄芩入肺经，善清热燥湿；山栀子泻热除烦，清热利湿；桑白皮、杏仁、苏子降气化痰，止咳平喘；瓜蒌、浙贝母清热化痰；茯苓健脾利水渗湿；橘红、桔梗、莱菔子，不仅有化痰之效，且有理气、止咳之用；地龙疏风解痉，助止咳之力；知母既有清热之效，又能滋阴润燥，加入麦冬、沙参，以清热养阴润肺；甘草调和诸药，补脾益气。全方祛痰湿，清肺热，润肺生津，故患者症状明显好转，因患者病程长，肺内余热，伤阴津、耗肺气、扰心神，故二诊见神疲乏力、夜寐不安等症，方加黄芪以补益肺气，五味子以益气生津，补肾宁心，百合以养阴润肺，清心安神。祛邪扶正，未偏废一方，病愈。[摘自：宫汝华，徐艳玲．辨证论治咳嗽变异性哮喘．实用中医内科杂志，2012, 26(5): 68–69.]

59 贝母瓜蒌散

【出处】《医学心悟》

【组成】 贝母一钱五分（4.5g），瓜蒌一钱（3g），花粉、茯苓、橘红、桔梗各八分（各2.5g）。

【用法】 水煎服。

【功用】 润肺清热，理气化痰。

【主治】 燥痰咳嗽。咳嗽呛急，咯痰不爽，涩而难出，咽喉干燥哽痛，苔白而干。

【临床应用】

案一：咳嗽

患儿，男，2岁。2015年7月3日初诊。主诉：咳嗽1个月。有反复上呼吸道感染病史。西药曾用抗生素，中药曾用杏苏散、桑杏汤治疗，疗效均不明显。症见咳嗽声重，痰少不爽，鼻塞流涕，时稀时稠，饮食一般，二便正常。查体：咽后壁滤泡增生轻度充血，双肺呼吸音粗，右肺偶有哮鸣音，舌质淡红，苔薄白略干。胸部X线片示双肺纹理增粗。西医诊断：支气管炎、反复呼吸道感染、慢性咽炎。中医诊断：咳嗽（燥痰结聚）。处方：浙贝母10g，瓜蒌10g，天花粉10g，茯苓6g，橘红6g，桔梗6g。3剂，每日1剂，水煎服。2015年7月6日二诊：咳嗽明显减轻，流涕止，咽充血消失，双肺呼吸音正常，未闻及哮鸣音，原方继服3

剂后诸症消失。

按语：该患儿为慢性咳嗽，咳嗽声重、鼻塞流稀涕似为凉燥；咽充血、苔白而干又似温燥；咽后壁滤泡增生又可认为阴虚痰凝。证候似有矛盾。但综合其咳嗽声重、咯痰不爽、鼻塞、咽后壁有滤泡、苔白而干应为燥痰结聚、肺气不利。只有解其痰结、利其气道，燥痰方能润化。肺气通利，复其宣降，邪气才能消散。故用贝母瓜蒌散6剂取效。在燥痰结聚状态下，用一般治燥剂则难以取效。[摘自：闫书文. 贝母瓜蒌散在儿童燥咳辨治中的应用. 中医杂志，2017, 58(17): 1510–1511.]

案二：支气管炎

患者，男，65岁。2003年10月17日初诊。患者于2个月前感冒，咳嗽、发热，诊断为支气管炎，经中西药治疗后体温正常，鼻塞等感冒症状消失，血常规、胸片无异常，但咳嗽一直未愈，以干咳为主，或有痰但痰黏难咳出，夜间尤甚。诊见舌淡红苔薄白，脉细。证属肺阴不足，虚火灼金，治宜润肺清热止咳。予贝母瓜蒌散加减。瓜蒌10g，浙贝母6g（冲服），紫菀10g，北杏仁10g，沙参10g，百合10g，桔梗10g，甘草6g，天花粉10g。水煎服，1剂而愈。随访无复发。

按语：此例老年患者于盛夏发病，初为风热犯肺，由于失治，表邪入里，热邪伏肺，久而阴津暗耗，肺失濡养，肃降无权，逆而为咳。故以贝母瓜蒌散化裁润肺清热，止咳化痰。方中以浙贝母清热润肺、化痰开结；瓜蒌清热涤痰、润燥止咳；沙参、百合滋阴润肺；天花粉清热润燥；紫菀、北杏仁化痰止咳；桔梗开宣肺气，载药入经。贝母瓜蒌散本应有茯苓、橘皮健脾理气化痰，因患者咳嗽时间较长，以阴津亏损为主，恐茯苓、橘皮燥湿伤阴，故去茯苓、橘皮，而加沙参、百合，并加紫菀、北杏仁加强止咳化痰。[摘自：利春红. 养阴润肺法治疗肺阴虚型咳嗽举隅. 广西中医药，2005, (4): 33-34.]

案三：肺癌术后咯血

患者王某，男，60岁。左侧肺癌术后2年，症见咳嗽，咳痰不利，痰中带血，纳少，咽痒，口干，舌质紫暗，苔黄，舌下静脉曲张，右脉滑。证属燥痰，痰瘀互结。方用贝母瓜蒌散加味：全瓜蒌20g，川贝母、半夏、陈皮、白术各10g，浙贝母、枳壳、茯苓、党参、丹参、赤芍、泽兰各15g，芦根30g。7剂。二诊，咳嗽稍有减轻，加款冬花、紫菀、炙甘草各10g，又7剂，咳嗽明显减轻，以上方为主加减，治疗1个月，咳嗽基本痊愈。

按语：燥咳既可表现为干咳无痰，也可以表现为痰多黏稠，难以咳出，此为燥痰。对于燥痰咳嗽的治疗，畅老一般多选用瓜蒌贝母散加减，该方出自《医学心悟》。方药组成：贝母，瓜蒌，花粉，茯苓，橘红，桔梗。本方以贝母为君，润肺清热，化痰止咳，瓜蒌润肺清热化痰，天花粉润燥生津，橘红、茯苓化痰，桔梗宣肺。如咳嗽急促，牵引胸胁作痛，持续性痉挛性咳嗽属肝火犯肺者，加黛蛤散及栀子。阴虚较重，以百合固金汤为主加减。如肺癌患者，病久多有瘀，舌暗有瘀斑，加丹参、赤芍、泽兰等。畅老对肺癌症见咳痰者，强调脾为生痰之源，而治重健脾扶正，多以六君子汤合贝母瓜蒌散为治疗燥痰基本方，以六君子汤健脾化痰，以贝母瓜蒌散涤痰降气，燥痰每多化热，故畅老一般川贝母与浙贝母同用，川贝母润肺，浙贝母清肺，同时加用芦根，清热化痰生津。[摘自：张云芳，张明，畅达．畅达教授治疗燥咳临床经验．陕西中医，2017, 38(2): 249–251.]

⑥⓪ **清燥救肺汤**

【出处】《医门法律》

【组成】桑叶经霜者，去枝、梗，净叶，三钱（9g），石膏煅，二钱五分（8g），甘草一钱（3g），人参七分（2g），胡麻仁炒，研，一钱（3g），真阿胶八分（3g），麦门冬去心，一钱二分（4g），杏仁泡，去皮、尖，炒黄，七分（2g），枇杷叶一片，刷去毛，蜜涂，炙黄（3g）。

【用法】水一碗，煎六分，频频二三次，滚热服（现代用法：用量按原方比例酌减，水煎服）。

【功用】清燥润肺，养阴益气。

【主治】温燥伤肺，气阴两伤证。身热头痛，干咳无痰，气逆而喘，咽喉干燥，鼻燥，心烦口渴，胸满胁痛，舌干少苔，脉虚大而数。

【临床应用】

案一：支气管扩张

闫某，男，69岁。1978年12月4日初诊。主诉：咳嗽1月余伴大咯血6日。患者感冒1月未愈，咳嗽颇作，痰中带血，至晚咳剧，咯血碗余，遂送某医院救治，经西医检查原因不明，按咯血一般处理未效，后改服中药泻心汤加味2剂，咳血略减。赴另一医院检查，诊断为支气管扩张，不收住院，病势危笃，遂邀张师治疗。察其精神迟钝，面色苍白，眼眶凹陷，语音低微，咳血多次，每次约 30mL，血色由暗红转为鲜红，伴胸闷不舒，口干思饮，小便黄赤，舌红少津，脉弦细。辨证属燥热伤肺，肺失润降，拟清燥润肺治其本，止咳宁血治其标。用清燥救肺汤加减。生地 15g，阿胶 15g（烊化），枇杷叶、杏仁、桑叶、桔梗、紫菀、白前、橘红、半夏曲各 6g，苏子、黑芥穗各 5g，海浮石、大小蓟各 9g，白茅根 12g，怀牛膝、仙鹤草各 8g。水煎服，每日 1 剂。4 剂后，精神好转，大咯血已止，惟痰中带血丝，咳嗽减轻，咯痰较利，胸闷及口干咽燥等症均减，病有转机。仍守前方，以巩固疗效。8 剂后用炙甘草汤调治半月而愈，随访 10 年咯血未发。

按语：张师认为，咯血由肺而来，肺为娇脏，喜润恶燥，上例患者秋燥先内侵于肺，至冬由于感寒而干咳不已。风热燥邪上犯肺系，清肃失司，阴络受伤，故见咳血。前人有"治燥不同治火"之说，治火可用苦寒，燥证则宜柔润；火邪可以发之，燥邪则宜濡之；治火可用直折，治燥只宜滋润。故选用润燥养阴之清燥救肺汤治疗。其中阿胶、生地养阴止血以治本，枇杷叶、杏仁、桔梗宣肺化痰以止咳，紫菀润肺化痰以止嗽，使肺得清润，苏子、白前肃降肺气，二蓟、茅根、仙鹤草、黑芥穗凉血止血以治标，使肺得清肃则诸症渐安，故虽咳血 10 余日，病势危笃，但由于张师辨证确切，用药精当，仅就诊 3 次即转危为安。须注意的是，若为凉燥、多痰之证，则当慎用。[摘自：徐秀峰. 张子琳治疗急性大咯血经验. 中国中医急症，1993, (6): 260.]

案二：放射性肺炎

患者，男，56 岁。2016 年 5 月 4 日首诊。左侧肺癌术后 2 年 6 个月，大细胞肺癌，化疗 4 周期后。化疗用药：培美曲塞＋顺铂。放疗 32 次。既往：高血压病史。近日复查稳定，舌暗苔腻，脉沉细。现症见：胸闷、胸痛、气短，干咳无痰，咽干声哑，口干舌燥。纳一般，眠可，二便调。舌红少苔，苔薄黄。证属肺燥津伤，肺失清肃，治宜清燥润肺，宽胸通阳。方以清燥救肺汤加减。药用：桑叶 15g，枇杷叶 15g，麦冬 15g，沙参 12g，生石膏 30g，瓜蒌皮 15g，薤白 10g，清半夏 9g，苏木 6g，生黄芪 30g，天花粉 10g，玉竹 15g，石斛 15g，木蝴蝶 6g，蝉蜕 6g，浮萍 15g，炮山甲 6g，鳖甲 10g，鼠妇 10g，僵蚕 10g，生蒲黄 10g，蜂房 5g，生麦芽 30g，鸡内金 30g，龙葵果 10g，重楼 10g，甘草 10g。14 剂，每 2 日 1 剂。每剂煎 2 次，每次服 50 ～ 100mL，每日早晚各服一次。

按语：患者口干舌燥，口渴喜饮，干咳无痰，舌红少苔，属肺燥津伤之证，故以清燥救肺汤以清热化痰，养阴润肺，又加玉竹、石斛加强养阴润肺之效。木蝴蝶、蝉蜕利咽润肺以止咳。取瓜蒌薤白半夏汤以通阳散结，祛痰宽胸。3 个月后复诊，患者各症状均有所缓解。[摘自：郭秀伟，张培彤，孙桂芝 . 孙桂芝治疗放射性肺炎经验浅析 . 辽宁中医杂志，2017, 44(10): 2045-2047.]

案三：肺间质纤维化

张某，女，69 岁。2013 年 4 月 8 日初诊。主诉：咳嗽胸憋 1 年。现病史：近 1 年来出现咳嗽胸憋，多于晨起咳嗽重，有少量痰，质黏难咯，色黄，口干口渴，舌痛，眼干，鼻干，头晕，心烦，二便可。2013 年 1 月 21 日 CT 示：双肺间质性肺炎伴纤维化，胸膜牵拉，右肺上叶、右肺下叶小结节。肺功能检查：小气道功能障碍，弥散量减低。肿瘤标志物化验：未见异常。舌干红暗少苔，脉细滑，尺脉弱。既往史：10 年前诊为肺纤维化；4 年前诊为干燥综合征。中医诊断：咳嗽（肺燥阴伤，痰瘀内停证）。西医诊断：肺纤维化，干燥综合征。治法：益气阴，清虚热，化痰瘀，通肺络。治予清燥救肺汤加减。处方：桑叶 12g，生石膏 20g，太子参 15g，枇杷叶 15g，阿胶 10g，杏仁 10g，桃仁 10g，生地 10g，南沙参 12g，菊花 10g，枸杞 10g，百合 12g，川贝 10g，葛根 10g。免煎颗粒。14 剂，开水冲服，日 1 剂。2013 年 5 月 15 日二诊：服药后咳嗽减轻，胸中较前畅快，晨起仍有少量黄痰，头晕轻，舌干痛减轻，舌暗红少苔。上方南沙参加为 15g，百合加为 15g，加钩藤 12g，继服 14 剂。2013 年 5 月 29 日三诊：病情平稳，诸症减轻，上方继服，免煎颗粒 14 剂。2013 年 7 月 1 日四诊：患者诉精神较前佳，咳嗽胸憋明显减轻，口舌干也较前轻，咯痰减少，头晕已去，舌苔已生，纳便正常，上方去钩藤继服，2 日 1 剂维持治疗，巩固疗效。

按语：该患者素为阴虚之体，虚火自灼，伤津化燥，肺肾两虚、肺燥阴伤为主要证候，兼有心肝火旺的症状。武师辨证选方使用清燥救肺汤加减，加菊花以清肝，百合养心肺之阴，川贝润肺化痰，葛根升津止渴。武师认为，该方集清润补泄为一体，益气阴，清虚热，通肺络，临床中只要见到干咳少痰、舌红少津的患者，均可选用该方加减化裁。[摘自：秦丽玲，武维屏．武维屏应用清燥救肺汤治疗肺系疾病经验．中医药通报，2014, 13(6): 23-24.]

61 **养阴清肺汤**

【出处】《重楼玉钥》

【组成】生地二钱（6g），麦冬一钱二分（9g），生甘草五分（3g），元参一钱半（9g），贝母去心，八分（5g），丹皮八分（5g），薄荷五分（3g），白芍炒，八分（5g）。

【用法】按原方比例，水煎服。一般日服1剂，重症可日服2剂。

【功用】养阴清肺，解毒利咽。

【主治】白喉之阴虚肺燥证。喉间起白如腐，不易拨去，并逐渐扩展，病变甚速，咽喉肿痛，初起发热，或不发热，鼻干唇燥，或咳或不咳，呼吸有声，喘促气逆，甚至鼻翼扇动，脉数。

【临床应用】

案一：慢性咽炎

张某，男，40岁，银行职员。2008年1月8日初诊。咽干刺痒，异物感，已1年余。平日易疲劳，多梦，便结，时有咯痰，量少而黄。检查：咽部黏膜干燥暗红，淋巴滤泡增生。舌质淡红稍胖，苔少，脉细数无力。证属气阴两虚，津不上承，法当益气养阴，生津润燥。养阴清肺汤加减。太子参20g，生地、熟地、元参各15g，黄芪12g，麦冬、丹皮、赤芍、枸杞、百部各10g，五味子、甘草各5g。1月20日复诊：咽喉部症状减轻，咽喉壁变化不大，仍以原方出入并仿张锡纯"咀华清喉丹"之意，嘱其以元参 30g 蘸冰硼散少许，徐徐嚼咽，共进 20 剂而愈。[摘自：胡海. 慢性咽炎的中医治疗经验. 中国实用医药, 2010, 5(21): 174.]

案二：咳嗽

患儿，男，7 岁。2013 年 8 月 7 月初诊。咳嗽 1 月余。曾因肺炎支原体肺炎住院治疗 1 周，带阿奇霉素出院后口服 2 个疗程，仍咳嗽，单声咳，痰少，白天为主，胃纳正常，大便偏干。咽稍充血，舌红，苔少，脉细滑。西医诊断：肺炎支原体感染后慢性咳嗽。中医辨证：阴虚咳嗽。治以养阴清肺。养阴清肺汤加味：生地 9g，麦冬 9g，玄参 6g，浙贝 9g，桔梗 6g，甘草 6g，丹皮 9g，白芍 12g，北沙参 9g，竹沥半夏 9g，杏仁 9g。患儿服 7 剂后咳止，大便转润。[摘自：王海云. 盛丽先教授临床应用养阴清肺汤举隅. 浙江中医药大学学报, 2014, 38(6): 714–715.]

案三：肺癌化疗术后

张某，男，68 岁。2012 年 10 月 7 日前来就诊。半年前因右侧肺腺癌行手术治疗，术后化疗后出现神疲乏力，干咳少痰，气短，不思饮食，二便调，舌淡红苔薄白，脉细数。服用贞芪扶正胶囊、补中益气丸后，患者自觉乏力减轻，精神好转，但仍干咳，痰中有血丝，近 1 周来又困倦乏力，伴发热咽干，口干不欲饮，消瘦，舌红苔少，脉细数。血常规：WBC 3.25×10^9/L，PLT 70×10^9/L。中医辨证为阴虚燥热、气阴两虚，予以养阴清肺汤加减。处方：生地 15g、玄参 15g、麦冬 12g、黄芪 45g、当归 15g、百合 12g、白芍 9g、山药 15g、薄荷 5g、丹皮 15g、白术 12g、枳实 12g、生甘草 6g。共 12 剂，每天 1 剂，以水煎服。二诊：药后症状稍减轻，继续服用前方 1 月余，症状明显减轻。查血常规：WBC 4.67×10^9/L，PLT 110×10^9/L。随访 1 年，病人偶有不适，用养阴清肺汤加减治疗后好转。

按语：癌症是组织细胞的异常增生和分化，在中医中无对应病名。《内经》云，"阳化气，阴成形"，即癌生于阴而长于阳。肿瘤生长需要营养，可消耗机体气血，肺癌则先致肺部气阴两虚，加之化疗属外来热邪，更易损伤津气，久则伤人正气。《内经》云："邪之所凑，其气必虚。"患者年老体弱，正本不足，又癌肿消耗，再加化疗之热毒，致阴津虚损，气阴两伤。治疗以濡养阴津，培补元气为主，方以养阴清肺汤为主。方中生地、麦冬、百合滋润阴津；黄芪、当归补气生血，气旺血生；白术、枳实健脾养胃，如《内外伤辨惑论》云，"但令人胃气强实，不复伤也"。诸药配伍，养阴清肺以治标，补气生血以治本，令阴津得补，元气得充。

[摘自：邓海娟．欧秀梅副主任医师运用养阴清肺汤治验三则．亚太传统医药，2015，11(20)：57–58.]

62 沙参麦冬汤

【**出处**】《温病条辨》

【**组成**】沙参三钱（9g），玉竹二钱（6g），生甘草一钱（3g），冬桑叶一钱五分（4.5g），麦冬三钱（9g），生扁豆一钱五分（4.5g），花粉一钱五分（4.5g）。

【**用法**】水五杯，煮取二杯，日再服（现代用法：用量按原方比例酌减，水煎服）。

【**功用**】养阴清胃，生津润燥。

【**主治**】燥伤肺胃阴分证。咽干口渴，或身热，或干咳少痰，舌红少苔，脉细数。

【**临床应用**】

案一：慢性咽炎

田某，女，5岁。2015年3月9日初诊。清嗓子样咳1个月，晨起及夜间甚，食甜食及辛辣食物后加重，咽痒即咳，少痰，咳前深吸气，频干呕，眠可，纳佳，二便调，舌红苔少，脉细数，患儿于1个月前因"支气管炎"输液1周，后好转出院。诊断为慢性咽炎，辨证为肺胃阴虚、虚火上灼，治以滋肺胃阴、降逆止呕。方用沙参麦冬汤加减。药用：沙参、麦冬、玉竹、生地黄、桔梗、百部、紫菀、厚朴、旋覆花、百合、白芍各10g，芦根20g，清半夏、生甘草各6g。水煎服，6剂，2日1剂。二诊：6

天后患儿清嗓子样咳频率减少，程度减轻，仍时有干呕，大便稍干，眠欠佳，嘱原方去半夏、旋覆花，加菊花、钩藤、熟大黄各6g，继服6剂后痊愈。

按语：咽喉为肺胃之门户，全身阴液聚集之处，若肺阴虚，咽喉无以滋养，虚火上灼，则咽部不适，清嗓子样干咳；胃阴虚，则胃失濡润、和降，频发干呕；舌脉均为阴虚内热之象。方用沙参麦冬汤加减。方中麦冬润肺消痰、强阴益精、泻热除烦；沙参、玉竹养阴润肺、益胃生津，《本草正义》云，"沙参治肺胃燥热，津液枯涸，口渴嗌干等症"；百部润肺止咳；紫菀润肺泻火，能开喉痹，取恶涎；半夏、厚朴燥湿化痰、降逆止呕，半夏厚朴汤治"妇人咽中如有炙脔""胸满心下坚，咽中如有炙脔，吐之不出，吞之不下"；白芍、甘草酸甘以化阴；百合养阴润肺、清心安神；桔梗利咽，载诸药上行。[摘自：张文晓，张同园.沙参麦冬汤加减治疗小儿慢性咽炎验案举隅.亚太传统医药，2017, 13(2): 100-101.]

案二：肺炎

患儿，女，6岁。因"咳嗽半月"就诊。患儿于半月前无明显诱因出现咳嗽、咳痰，痰少色白，3天后痰色转黄、难咯，并伴发热、流黄涕，体温最高达38.7℃，家长予泰诺林口服后，热势反复，出现咳嗽加重，伴气促。就诊于外院，胸片示：双肺纹理增粗、紊乱，双肺可见絮状阴影。经抗感染治疗7天后，病情减轻，仍有咳嗽、少痰，遂于今日来我院就诊。刻下症见：无热，偶咳嗽，痰少难咯，无鼻塞、流涕，咽痒，音哑，纳差眠可，二便调。舌质红，苔少，脉细。查体：体温36.5℃，双肺偶可闻及小湿啰音。西医诊断：肺炎。中医诊断：肺炎喘嗽（阴虚邪恋证）。治以养阴清热、润肺止咳，方选沙参麦冬汤加减。北沙参 12g，麦冬 10g，冬桑叶 9g，蜜紫菀 9g，川贝母 6g，生扁豆 6g，射干 6g，瓜蒌 9g，五味子 5g，生甘草 6g。3 剂后，患儿基本不咳嗽，仍有少量痰，咽痒、音哑消失，纳可，上方去瓜蒌、桑叶，加蜜款冬花 12g。继服 3 剂，咳嗽、咳痰消失，舌红苔薄白，病告痊愈。[摘自：丁立贞，曹宏．浅议沙参麦冬汤在儿科中的应用．医药前沿，2014，(26)：261．]

案三：咳嗽变异性哮喘

患者乙某，男，5 岁。2013 年 8 月 2 日初诊。患者反复咳嗽、咳痰半年余，夜咳明显，痰白质稀，量多，伴胸闷，症状时轻时重，多次就诊于外院，诊断为"咳嗽变异性哮喘"，服用中西药，疗效不显。诊见患者咳嗽、痰少、胸闷，并伴有胃部不适。查体：咽部红，左上肺可闻干啰音，心率 70 次 / 分，舌淡红，齿痕，苔白，脉沉细。血常规提示嗜酸性粒细胞偏高。西医诊断为咳嗽变异性哮喘，中医诊断为久咳，辨证为肺阴亏虚。治当养阴止咳，清热化痰。以沙参麦冬汤为主方化裁。北沙参 10g，麦冬 8g，玉竹 8g，玄参 8g，冬桑叶 8g，桔梗 6g，蝉蜕 3g，白前 8g，百部 8g，半夏 8g，杏仁 6g，茯苓 8g，建曲 9g，炙甘草 5g。7 剂，水煎服，早晚温服。复诊，服 7 剂后症状明显改善，舌淡黄苔薄白，脉细。原方去温燥之百部、白前、半夏，再予 7 剂，后随访，至今没有复发。[摘自：殷旭，刘贵云．刘贵云教授应用沙参麦冬汤的经验．中医临床研究，2016，8(13)：74-75．]

(63) 麦门冬汤

【出处】《金匮要略》

【组成】 麦门冬七升（42g），半夏一升（6g），人参三两（9g），甘草二两（6g），粳米三合（3g），大枣四枚（4枚）。

【用法】 上六味，以水一斗二升，煮取六升，温服一升，日三夜一服（现代用法：用量按原方比例酌减，水煎服）。

【功用】 滋养肺胃，降逆下气。

【主治】 虚热肺痿。咳嗽气喘，咽喉不利，咯痰不爽，或咳唾涎沫，口干咽燥，手足心热，舌红少苔，脉虚数。

【临床应用】

案一：咳喘

曹亲母安人，年已四旬，嗽急而喘，颊赤鼻扇，片刻不能伏枕，每日约进稀饭碗许，肌瘦便泄。前医率用滋阴泻火，不顾元气之虚。故病日以深，此皆王氏《明医杂著》一偏之见，印定后人耳目，其贻患至今不息，良可悯也。今脉虚软而数，遂与《金匮》麦门冬汤，人参、炙粉草、麦门冬、半夏、北五味、茯苓、大枣、米，以甘补母，喘泄俱减，饮食亦入。1个月后，偶尔劳动，痰喘复作，又不得卧，前方加百合、阿胶，是夜安寝，月余即愈。

按语： 本案虚怯喘泄，病情已重，单施滋阴，回春乏力。汪氏深谙仲景学术，仿治肺痿法，认为元气亦亏，需气阴双补。《金匮要略·肺痿肺痈咳嗽上气病脉证治》云："脉数虚者，为肺痿。"
又云："火逆上气，咽喉不利，止逆下气，麦门冬汤主之。"汪氏
指出，"今脉虚软而数，遂与《金匮》麦门冬汤"。以麦门冬汤加
北五味、茯苓，健脾运，养肺阴，降逆气，喘泄因补而愈。[摘自：
陈永灿，白钰．清代医家汪赤厓经方辨治疑难重症医案举隅．中国中医急症，
2015，24(7): 1203–1205．]

案二：喉源性咳嗽

赵某，女，26 岁。2015 年 12 月 20 日初诊。诉于 2 个月前咽
痛发热，伴有咳嗽，黄痰，鼻塞流涕，后自服西药而愈。然至今
仍有咳嗽频作，夜甚，少痰，咽干，咽痒，时有燥热，口干，饮
水稍解，小便正常，大便结，舌尖边红，舌苔薄黄，脉弦细。专
科检查见咽峡暗红，咽喉壁滤泡增生。肺炎支原体检查与胸片检
查未见明显异常。辨为肺胃阴伤、虚火上炎。方用麦门冬汤加减。
药用：麦冬 60g，半夏 10g，党参 9g，甘草 6g，淮山药 10g，大枣
4 枚，桔梗 10g，地骨皮 10g，桑叶 10g，蝉蜕 6g，杏仁 6g。服药
7 剂后诸症改善，大便已通，燥热已无。二诊按上方去地骨皮、杏
仁。继服 7 剂而愈。

按语：中医认为，咽喉为清窍，性喜清恶浊、喜润恶燥。本
例患者多因邪热伤阴或素体阴虚，津不上承或虚炎上灼所致。方
中重用麦冬滋养肺胃，清降虚火为君；党参益气生津为臣；半夏
降逆化痰为佐；甘草、大枣、淮山药益胃气、生津液为使。杨教
授临证时常用淮山代方中粳米；加地骨皮降虚火；加蝉蜕、桑叶、
杏仁疏散外邪、润肺止咳。诸药合用，使肺胃气阴得复，则虚火

平，逆气降，痰涎清，咽喉利，痒咳自愈。[摘自：饶颖慧，杨淑荣.
杨淑荣临证运用经方治疗喉源性咳嗽. 中医药通报，2017, 16(1): 13-14.]

64 竹叶石膏汤

【出处】《伤寒论》

【组成】 竹叶二把（6g），石膏一斤（50g），半夏洗，半升（9g），麦门冬去心，一升（20g），人参二两（6g），甘草炙，二两（6g），粳米半升（10g）。

【用法】 上七味，以水一斗，煮取六升，去滓，内粳米，煮米熟，汤成去米，温服一升，日三服（现代用法：用量按原方比例酌减，水煎服）。

【功用】 清热生津，益气和胃。

【主治】 伤寒、温病、暑病余热未清，气津两伤证。身热多汗，心胸烦闷，气逆欲呕，口干喜饮，气短神疲，或虚烦不寐，舌红苔少，脉虚数。

【临床应用】

案一：肺炎

患者，男，28岁。2016年2月26日初诊。因"反复低热1月余"前来就诊。现病史：1个月前无明显诱因出现发热，体温最高达38.9℃，咳嗽、咳痰、痰中带血，憋喘，平路行走无明显症状，行至2楼即感憋喘，可平卧入眠。曾于山东省立医院急诊科治疗。血常规示：白细胞22.67×10^9/L，间断应用其仙（注射用乳糖酸阿奇霉素）、克林霉素、左克（盐酸左氧氟沙星注射液）、

223

沐舒坦治疗，症状无明显减轻。2016年2月17日于省立医院呼吸内科住院治疗。西医诊断：感染后变态反应。辅助检查：血常规示：白细胞 $20.64×10^9/L$。C反应蛋白：14.25mg/L。布鲁杆菌（－），结核杆菌 γ 干扰素检测阴性，结核抗体弱阳性。胸部CT示：①符合左肺舌段炎性改变。②双肺多发磨玻璃小结节灶。胸部平片：未见明显异常。心脏B超：心内结构大致正常。经抗感染及止咳、化痰、平喘等住院治疗5天无明显改善，遂就诊于山东省中医院针灸科门诊。患者述无明显诱因出现胃脘部疼痛不适，继之低烧，平均4～5天低热1次，持续2～3天，体温波动于37.4～37.9℃。今晨体温37.5℃，轻微胸闷，无咳嗽、气短，凌晨3：00左右恶寒，继之发烧，纳可，眠差，大便稀，2次/天，小便调。唇红，舌红，苔白稍厚，脉滑偏数。脐部检查：脐中压痛明显，脐周色深偏暗红。查其掌心色红甚。中医诊断：发热（肺胃郁热证）。治疗方案：①清热方：风池、大椎、曲池、合谷、外关，行常规针刺，平补平泻，快刺不留针。②电针：中脘、膻中、太渊，行常规针刺，平补平泻，接KWD808-Ⅰ型电针仪，疏密波，留针30分钟。③刺络放血：肺俞、足三趾（足大趾、足次趾、足中趾），75%乙醇消毒，采血针点刺放血，血变而止（即点刺诸穴，见血色黑而稠，挤20～30滴后色乃变）。2016年3月2日复诊，患者自述治疗后当晚大汗出，汗出后身凉热退，睡眠改善，纳一般，食欲差，眠可，二便调。舌红、苔白，右关脉滑。治疗方案：①继前针刺放血治疗。②中药以竹叶石膏汤加减，调整方剂如下：竹叶6g、生石膏30g（先煎）、党参9g、陈皮6g、麦冬9g、炙甘草6g、桑白皮9g、半夏6g。共3剂，水煎服，每日1剂，分4～5次温服。2016年3月6日复诊，经治疗，诸症均减轻，未再发热，纳眠可，二便调。舌红苔白，右关仍滑。治疗方案：①中药处方，苏叶 6g、黄连 6g、莪术 9g、淡竹叶 6g、黄芩 9g、葛根 6g、郁金 9g。共 3 剂，水煎服，每日 1 剂。②继前针刺放血治疗。除上述治疗患者均未行其他治疗，共针刺治疗 3 次，治疗期间体温正常，白细胞恢复正常。后随访 10 个月未再低热。[摘自：高月，宋帅，姜超，等．反复低热案．中国针灸，2017, 37(8): 886.]

案二：肺炎瘥后饮食劳复呃逆呕吐

邱某，男，33 岁。2016 年 7 月 22 日院内会诊。患者感冒发烧，后在外院诊断为"肺炎"，与抗炎治疗后，发烧缓解。3 日后因进食油腻食物，出现胃脘隐痛不适，呃逆，进食则呕吐，由我院急诊收入 ICU 病房观察。查胸部 CT 示：轻度肺炎，血常规轻度升高，血淀粉酶正常，尿淀粉酶 1048U/L，胰腺形态正常。该科予奥美拉唑静点，营养支持，抗炎治疗，但呃逆持续不缓解，进食或饮水则呕吐，故请会诊。症见：胃脘部不适，无疼痛，间断呃逆，进食或饮水则呕吐，喜冷饮，舌淡暗，苔薄白，脉弦细。药用：淡竹叶 10g，石膏 20g，太子参 15g，麦冬 20g，姜半夏 10g，生姜 10g，甘草 10g。3 剂。患者服药 1 剂后呃逆缓解，虽有恶心，但可忍住不吐，3 剂后症状恶心缓解，胃脘部时有隐痛，可正常进食遂出院。

按语：患者感冒发烧，与抗炎治疗后发烧症状虽有缓解，但出现呃逆，进食则呕吐，喜冷饮之象，提示病情已出现入里化热之征，然气阴耗伤症状并不明显，与其持续静脉营养支持有关。其症状与《伤寒论·辨阴阳易差后劳复病脉证并治》第 397 条

"伤寒解后，虚羸少气，气逆欲吐，竹叶石膏汤主之"相符，故导师应用竹叶石膏汤原方改人参为太子参，因该患者以感冒发热为主症，治疗后发热症状虽已缓解，但仍不适合服以温性之人参，而太子参其性略偏寒凉，为补气药中清补之品，宜用于热病之后，气阴两亏，倦怠自汗，饮食减少，口干少津，而不宜温补者，应用于此患者疗效应优于温补之人参，故药证契合，邪去病消。[摘自：国绍莉，吕冠华.竹叶石膏汤治验三则.中医药临床杂志，2017, 29(6): 851-852.]

案三：哮喘伴肺部感染

患者，男，43岁。有哮喘病史14年，经常发作，服氨茶碱、麻黄素，甚至注射肾上腺素才能控制。此次因咳喘发作半个月，恶寒发热，胸痛吐铁锈色痰4天而入院。入院时患者发热不恶寒，有汗不解，口干需饮，咳痰黄稠带血，喉有痰鸣声，右侧胸痛，大便干燥，小便黄赤，口唇有单纯性疱疹，扁桃体肿大，充血明显，体温39.1℃，脉象浮滑而数，舌苔薄黄。X线透视示双侧肺炎，痰培养有金黄色葡萄球菌生长，血培养（-）。西医诊断：双侧肺炎、支气管哮喘。中医诊断：风温、哮喘。辨证属：宿患哮喘，肺虚痰壅，风温乘袭，肺失清肃。以定喘汤合贝母瓜蒌散加减。药进2剂喘稍平而咳嗽多汗，口干身热不退，入暮体温39.8℃，脉象滑数。转从麻杏石甘汤加银翘马勃散又进2剂，咳嗽稍减，舌质偏红，肺虚痰热内伏，气阴耗伤，仿沙参麦冬汤加杏仁、贝母以化痰，银花、连翘以清热。药进2剂，汗多略减，而发热口渴未有改变，神疲不思食，咳嗽或有泛恶。遂请曹老查房，曹老诊其脉滑数而大，舌苔薄黄而质偏红，脉症合参，指示：

肺虚气弱之体，痰热留恋，治当益气养阴而化痰热。张仲景有云，"大汗出后，大烦渴不解，脉洪大者，白虎加人参汤主之""伤寒解后虚羸少气，气逆欲吐，竹叶石膏汤主之"，可师其意而治之。

处方：西洋参 6g，生石膏 25g，知母 10g，麦冬 15g，玉竹 10g，法半夏 6g，贝母 6g，橘红 10g，瓜蒌皮 10g，生甘草 5g，鲜竹叶 6g。常法煎服。药进 2 剂，热降汗收，诸症均平，以清肺化痰法调理，住院 16 天复查血象、血沉均正常，痰培养（－），X 线胸透示两肺炎性病灶吸收好转，出院门诊继续治疗。

按语：本例哮喘并发肺炎，辨证属痰热壅肺，清热化痰是治疗常法，而表里俱热，气阴两伤，烦渴不解，阳明热甚者，又当清泻阳明而益气阴。曹老选用白虎加人参汤合竹叶石膏汤加减，药后热退汗收，诸症皆平，可谓善用仲景方者也。白虎汤内加人参，清热益气，生津化水，解除烦渴，主治阳明热盛而津气伤者。竹叶石膏汤与白虎加人参汤皆可治热盛津气伤者，白虎加人参汤清热之力较竹叶石膏汤为强，故可清盛热，而竹叶石膏汤益气之力较白虎加人参汤为优，故可益虚羸，并可降逆和胃。方中清中兼补，补而不腻，故又可疗胃热伤阴者，本例曹老以西洋参代人参用之，其效亦然。[摘自：曹世宏，孙子凯，曹蓓蓓.吴门名家曹鸣高论治肺系疾病的经验.江苏中医药，2016, 48(3): 1–5.]

65 百合固金汤

【出处】《慎斋遗书》

【组成】熟地、生地、当归身各三钱（各9g），白芍（6g），甘草一钱（3g），桔梗、玄参各八分（各3g），贝母（6g），麦冬（9g），百合一钱半（12g）。

【用法】按原方比例酌减，水煎服，分温三服，日一剂。

【功用】滋养肺肾，止咳化痰。

【主治】肺肾阴虚，虚火上炎证。肾水不足，虚火刑金，咳嗽气喘，咽喉燥痛，痰中带血或咯血，手足烦热，舌红少苔，脉细数。

【临床应用】

案一：支气管扩张

患者，女，43岁。过去有肺结核病史，7年前曾做支气管造影术，诊断为支气管扩张。经常反复咳嗽、咳血。来诊时诉呛咳不止，每有稠痰咳出，间带血丝，发热已数天，体温38℃左右，胸膈暗闷，手足倦怠，小便短黄，舌质淡红，苔灰白，脉细数。辨证：所见各症是由患病日久，肺阴受损所致，且有虚火上炎征象，不可妄用麻杏甘石之类，治宜滋养肺肾二阴，清热止血，用百合固金汤加减。处方：熟地15g，生地12g，浙贝9g，麦冬6g，玄参6g，百合18g，赤芍9g，侧柏叶9g，参叶9g，石斛9g。服药 2 剂，咳嗽减少，痰不带血，但仍有低热，乃于上方去侧柏叶，加四叶参 18g，沙参 12g，川连 3g。服 2 剂，低热已退，仍有少许咳嗽，嘱其继续常服百合固金汤加减进行预防性治疗。随访半年，病情稳定，无咳血现象。

按语：本例支气管扩张以反复咳嗽、咳血为特征，辨证为肺阴虚虚火上炎，通过百合固金汤加味滋养肺肾二阴、清热止血治疗，症状逐步减轻。辨证准确是取效的关键，如误用麻杏甘石之类，则可能伤阴而致咳血难止。[摘自：陈肖霖，张诗军．董岳琳老中医应用经方治疗肺系疾病的经验．中国医药指南，2012，10(21)：620-622.]

案二：喉源性咳嗽

乌某，女，37 岁，教师。2010 年 3 月 9 日就诊。患者于半月前出现畏寒、低热（37.2℃）、咽痛、咳嗽、微汗之症。在社区卫生服务中心静滴抗生素，口服止咳糖浆无效。行胸部 X 线检查正常。五官科检示：咽红充血，咽后壁滤泡增生，余无异常。服解表利咽、止咳化痰中药 10 剂。现全身症状基本消失，惟咳嗽不减且有加重趋势，遂来我院门诊治疗。刻下：声音嘶哑，咽痒有如翎毛搔喉，咽干涩，微觉胸痛，白日咳嗽频频，每咳必至涕泪俱出方可稍止，甚为之苦，夜眠几乎不咳，自觉有痰，但难以咳出，纳尚可，大便微结，小便如常，舌微红，苔薄白欠润，脉细数而涩。据主证、病史等综合考虑为虚火伤津、咽喉失濡之喉源性咳嗽。予百合固金汤加减。生地 20g、麦冬 15g、川贝母 10g、熟地 12g、元参 20g、白芍 10g、天冬 10g、百合 10g、当归 9g、桔梗 9g、甘草 6g、枳壳 9g、瓜蒌 12g、僵蚕 10g。3 剂。二诊喉痒呛咳显减，惟晨起偶咳，胸痛已消，大便如常，咳痰亦较前爽利。继以前方去枳壳，再服 5 剂，并嘱病人可以鲜梨、大蒜、冰糖各适量服食。服上方 5 剂后，病人因工作繁忙，未能再诊。半年后随访，服上药后症状消失，现除偶有轻微咽干外，一切如常。

[摘自：李二忠．百合固金汤治疗喉源性咳嗽临床体会．内蒙古中医药，2011，30(20): 8.]

案三：咳嗽

李某，女，4 岁半。2004 年 2 月初诊。母亲代诉：患儿咳嗽月余，近半月咳嗽加剧，呈阵发性咳嗽，昼轻夜重，经西医诊疗无效而转中医治疗。诊见：患儿阵发性咳嗽，咳时面赤、气促、作呕、手足痉挛、头倾胸曲，痰少而胶黏不易咳出，咳声嘶哑，痰中带有血丝，咳后有鸡鸣样回声，饮食不佳，形体消瘦，眼胞浮肿。同时伴有入暮低热、夜间盗汗、手足心热、口干欲饮、小便黄赤、大便干秘，舌红少苔，脉细数。辨证：肺肾阴虚。治以滋养肺肾、化痰止咳。方用百合固金汤加减。处方：百合 6g、生地 6g、麦冬 6g、贝母 4g、桔梗 4g、玄参 6g、当归 4g、白芍 4g、百部 6g、白茅根 6g、桑白皮 4g、地骨皮 4g、马兜铃 6g、全瓜蒌 4g、甘草 1.5g。服药 3 剂，诸症减轻，咳嗽好转。效不改方，继服 3 剂，顿咳已止，诸症好转。再以前方加减：百合 6g、生地 6g、麦冬 6g、当归 4g、白芍 4g、地骨皮 6g、银柴胡 4g、石斛 4g、生谷芽 4g、五味子 3g、全瓜蒌 3g、甘草 1g。继服 5 剂，病告痊愈。[摘自：苏保华．百日咳治验 3 则．四川中医，2005, 23(12): 76.]

66 咳血方

【出处】《丹溪心法》

【组成】青黛 水飞（6g），瓜蒌仁 去油（9g），海浮石（9g），山栀子 炒黑（9g），诃子（6g）。

【用法】上为末，以蜜同姜汁丸，噙化（现代用法：共研末为丸，每服 9g；亦可作汤剂，水煎服，用量按原方比例酌定）。

【功用】清肝宁肺，凉血止血。

【主治】肝火犯肺之咳血证。咳嗽痰稠带血，咯吐不爽，心烦易怒，胸胁作痛，咽干口苦，颊赤便秘，舌红苔黄，脉弦数。

【临床应用】

案一：支气管扩张

徐某，男，65 岁。1975 年 1 月 5 日初诊。咳嗽 15 载，夏季较轻，入冬加重。于今年 10 月初开始咳嗽阵作，痰多黄稠。半月后痰中带血，某医院诊断为支气管扩张合并咯血，给予云南白药、青霉素、链霉素、止血敏、维生素 K 等治疗周余，效果仍不明显。于诊前一天咳血增，色鲜量多，伴有烦躁易怒，胸胁胀痛，大便 3日未行，小便黄短。舌质红，苔薄黄欠润，脉弦数有力。证属肺燥伤阴，肝火上迫。治宜清肝降火，养阴润肺。拟服咳血方加味：青黛 5g，栀子 10g，诃子 9g，海石、黄芩、杏仁各 12g，瓜蒌仁25g，生赭石 30g（先煎），生大黄 6g（后下）。3 剂，水煎服。复诊：服药 1 剂后，大便通调，咳血减半。3 剂服完，咳血全止，胁痛亦痊，惟脉象弦劲。循原方去大黄续服 3 剂，以善其后。半年后追访，咳血未复发。[摘自：张祥德. 咳血方治疗咳血症体会. 陕西中医，1987, (1): 26-27.]

案二：咳血（一）

池某，女，38 岁。1981 年 1 月 21 日初诊。主诉：咳血 5 天。现咳嗽，痰中带血，血色鲜红，量中等。伴气急，口干苦，心烦，思饮。尿黄少，苔薄黄，舌质红，脉细数。辨证：阴虚肺燥，木火刑金。治法：清热润肺，平肝宁络。治以咳血方加味。处方：炒芥穗 9g，青黛 15g，栀子 12g，蛤粉 15g，海浮石 30g，诃子 12g，白芍 15g，藕节 40g，金钱草 30g，牛膝 9g，茅根 30g，瓜蒌 15g。一二日后复诊，咳嗽大减，痰血减少，仿"桑菊""止嗽"之法，予养阴润肺之品，更方二剂，痰血全消。咳嗽减轻，尚感口干夜甚，咽燥喜饮，此乃内热侵扰，以养阴清热、润肺柔肝之法，投药二剂，病告愈。后访咳血未再复发。

按语：本案患者咳嗽，痰中带血，血色鲜红，脉症合参，证属阴虚肺燥、木火刑金，故以清热润肺、平肝宁络为法，用咳血方加减治疗。[摘自：谢江平. 咳血方加减治疗咳血. 四川中医，1984, (1): 23.]

案三：咳血（二）

石某，女，60 岁。患者以"每日咳血 5 ～ 20 口、咳嗽、胸胁胀痛、满闷约 1 个月"为其主诉而求诊。该患者少量、反复咳血病史 10 余年。曾以胸部平片、支气管碘油造影及体征诊断为支气管扩张。每次病情发作与季节、气候无关系，但遇怒及情志不遂后，往往要咯血，小量的咯血常持续数月。1个月前该患因大怒后，即觉胸闷，频咳阵阵，牵连胸胁胀痛，随之咳出鲜血约10mL。进某医院急诊室，给予垂体后叶素10个单位静脉注射后，大咯血止。但每日晨起或上午仍咳嗽或咳血6～20口不等。曾用安络血、维生素 K₃、青霉素、可待因等止血、抗炎、镇咳药，血量仍不见减少，有时咳血量还增加。至今患者常为咳血不止所苦，同时伴有心中烦、性情急躁等症。查：舌质红、苔微黄、脉弦数。血压 170/100mmHg。胸部听诊右肺下可见小水泡音。胸片示：右肺下纹理增粗、紊乱，散在边缘不清的点状阴影。中医诊断：咳血（肝火犯肺型），即给予咳血方加味治疗。方药如下：瓜蒌 20g，诃子、栀子、海浮石、寸冬各 15g，丹皮 10g，青黛 5g（冲）。三剂，水煎服。二诊：患者自述，服上方后，即觉胸闷、咳嗽症减。胸胁胀痛减轻，咳血量减少，现每日可见 2～3 口。舌质仍红，脉弦数，继续服上方 3 剂。三诊：患者面有喜色，胸胁痛明显好转，咳嗽减轻，大口咳血已止，仅有时咳痰带少量血丝，嘱其再服原方 3 剂。患者咳血停，症状舌脉象正常，右肺下水泡音明显减少。观察 2 个月，未见咳血再发，3 个月后又因情志不遂再次咳血，证同前，给前方 6 剂后，血停症消，1 周后即可参加家务劳动。

按语：咳血方具有清肝凉血，利肺化痰之功。主治肝火犯肺而致的咳血症。正常的五行生克关系是金克木，亦即肺气的清肃下降以制肝阳上亢。如果这种生理关系失调而出现木气偏亢，肝木就会反侮肺金，在临床上就会出现肝火亢盛及肺金被侮的两组症候群。肝火偏亢的表现为：咳嗽胸痛连及胸胁、头晕目眩、心烦易怒、舌红苔薄黄、脉弦数。肝火犯肺，肺失肃降，故见咳嗽。

火热灼伤肺津则干咳或痰稠不易咳出。热伤肺络，血溢于外，而致咳血。从上述分析中不难看出，肝火偏盛当为病之本，咳嗽咳血为其标。根据治病必求其本的原则，首当折其肝火。方中青黛、山栀合为主药，以泻肝凉血。用瓜蒌、海浮石清肺胃之热，润燥化痰。诃子敛肺止血。又考虑到肝火犯肺而致的咳血，由于火盛肺阴必受其损，故方中酌加寸冬，润肺养阴清热。丹皮凉血祛瘀，用以血止而不留瘀。总之，诸药相合，标本兼治，达到了肝火清、肺自宁、咳血止的目的。[**摘自：高永祥，王以琳．咳血方临证一得．黑龙江中医药**，1987, (1): 45.]

67 月华丸

【出处】《医学心悟》

【组成】天门冬_{去心蒸}、麦门冬_{去心蒸}、生地黄_{酒洗}、熟地、山药_{乳蒸}、百部_蒸、沙参_蒸、川贝母_{去心蒸}、阿胶_{各一两}（各 30g），茯苓_{乳蒸}、獭肝、三七_{各五钱}（各 15g）。

【用法】用白菊花（去蒂）、霜桑叶各二两熬膏，将阿胶化入膏内，和诸药末，炼蜜为丸，弹子大，每服一丸，嚼化，日三次（亦可作汤剂，水煎服，用量按原方比例酌定）。

【功用】滋阴降火，消痰祛瘀。

【主治】阴虚咳嗽，久痨久嗽。症见干咳，咳声短促，或痰中带血丝，低热，口干，且午后脸颊发红者。

【临床应用】

案一：咯血（一）

王某，男，33 岁。1984 年 10 月 25 日初诊。素来阴虚体质，患咯血 2 年，时发时止，反复不已。曾在南通附院检查，诊断为支气管扩张症，近 1 个月因工作劳累，咯血 3 次。今晨大口咯血盈杯，80 ～ 100mL，色淡红，伴胸闷，咽喉间不适，稍有咳嗽，咳则有血咯出，断续不净。患者多种西药过敏，要求中药治疗。诊脉数细而滑，舌红苔薄，面色白，心悸气短，口干咽燥，精神不振，纳食少。此乃气阴两虚，且有晕脱之虑。急拟补气益阴，凉血止血。用生脉散合月华丸加减。高丽参9g（另煎），北沙参15g，天麦冬各10g，五味子9g，川贝母6g，生地炭10g，黄芩炭9g，茜草炭10g，上白及15g，丹皮炭9g，淮山药20g，炙甘草6g。二剂。10月27日复诊：药后大口咯血已止，惟痰中仍有少量血丝，治踵原方继进。前方减高丽参为6g，减沙参为10g。继服3剂后咯血已止，余症亦宁，精神食欲已振。继以养阴益气，健脾补血以调理善后。另嘱以归脾丸、月华丸常服，以期巩固，随访1年，并未发作。[**摘自：薛锦云.咯血治验四案.江苏中医杂志，1987，(2)：24-26.**]

案二：咯血（二）

某女，22岁。1977年4月2日初诊。2年来，潮热盗汗，颧赤，不时咯血，量少，其为阴虚火旺，已不言而喻。况咳而有声无痰显系肺由火灼所致。乃进秦艽鳖甲散以滋阴除蒸，频投百合固金汤以养肺润燥。如此立方，原无不合。奈何服药以还，不惟疗效缺如，且谷食不馨，纳减，神疲乏力，形体羸瘦，大便不实，日3行。舌不红而淡，苔薄，脉弱无力。此乃中气不足之象也。病情之所以不退而进，与过服苦寒伤中、甘润腻膈有关。目下论治之计，当思及"有胃则生，无胃则死"之训，以调补中气为上策。处方：潞党参12g，云茯苓15g，野白术6g，淮山药12g，白扁豆12g，广陈皮9g，建莲肉9g，玉桔梗9g，生地黄12g，大红枣5枚。3剂。4月17日二诊：前仿参苓白术散意增损，咳呛十去其二，咯血渐止，若非金受土益，似不应有此收获。然纳谷不馨，饮食未增，中流无砥柱，尚不足恃。询得餐后且有胀意，仍属运化无权，再重治其中。前方去生地黄、大红枣，加西砂仁2g（后下），玫瑰花 1g。3 剂。4 月 22 日三诊：近 3 日来胃纳渐增，知饥思纳，脘胀未起，大便日一行，质尚溏，中气有来复之兆，乃昨暮咳呛增剧，痰中血丝转多，虽无寒热表证，而鼻塞声重，加之渐有白色稀痰，凡此均可为冒风之佐证，拟寓散于补。处方：潞党参 12g，云茯苓 15g，淮山药 12g，白扁豆 12g，广陈皮 12g，建莲肉 9g，玉桔梗 9g，净蝉衣 3g，荆芥穗 5g，鲜枇杷叶 2 片（布包）。2 剂。4 月 25 日四诊：上以扶正和中以治木，辅以疏风以理标，纳增，咳减，血少，且数月潮热之势亦衰。谓之正胜邪却固可，谓之母令子实亦无不然。伏思母气充旺虽能荫子，而子胜有亏仍可累母，两者不可偏废，而应兼顾为是。方取月华丸意。处方：潞党参 21g，云茯苓 15g，淮山药 12g，熟地黄 21g，天麦冬各 9g，南北沙参各 9g，京川贝 6g，肥百部 9g，玉桔梗 9g，粉甘草 3g。5 剂。以后即以月华丸为基本方，服药过程中虽小有反复，但基本稳定。至 6 月下旬，除清晨稍有呛咳外，它无所苦，遂停药，嘱注意营养、休息。

按语：本例病初，宗滋阴润肺法而病进，终用滋阴润肺法而病退，粗看似乎费解，实则关键在于是否顾及中州。本案开始专一以苦寒、甘寒从事，有伤中气，生化亏乏，后援不继，所以病情有增无已。我们考虑，土为万物之母，气血之源，若金虽伤而土未损，则事尚可为，因而采用参苓白术散培土生金，果然获效。由于本例病变焦点在肺，所以当中气来复，胃纳迭增后，仍转入治肺，选择月华丸为主方。此方无苦寒伤中之弊，有甘润养肺之能，且取山药补中，寓肺脾同治之义，幸而收功。我们对本例初诊的处理，即一反以往理肺治法而转以扶脾，这里除培土生金的理论依据，以及胃纳日减、神疲、便溏等辨证眼目外，还以脉舌为判断的依据。假令此刻仍以阴虚火旺的肺疾为主要矛盾，则脉当虚数而不应脉弱无力，舌当红而不应淡。根据如此脉舌，则究属手太阴经虚热为主，抑足太阴经气弱为主，已泾渭分明。[摘自：王少华，王卫中，王淑善. 变法医案讨论（二）. 广西中医药，1983, (3): 24–26.]

案三：咳嗽

刘某，男，42岁。于深秋咳吐痰血，两颧泛红，午后潮热。诊视脉虚芤而数，舌干少津。证属肺阴受损，血随痰上。法当壮水制火以滋肺阴，化痰止咳以缓肺急。用月华丸加减。处方：天、麦冬各12g，生、熟地各15g，沙参12g，百部12g，阿胶9g，三七粉6g，法夏、川贝各9g，甘草6g。服上方5剂后，血止。后改服月华丸3个月，遂安。

按语：①养阴治疗，常逐渐出现疗效，因此可较长服用，有方有守，不宜求急。②养阴药物在制剂上以汤剂久煎为好，待症状基本控制，可改用丸剂或膏剂以巩固疗效。③阴虚阳亢而用滋阴药无效，可适当配伍少量（1～2味）知、柏、芩、连等清热之品。④滋阴药多甘寒滋腻，脾胃虚弱，痰饮湿浊，腹满便溏者，不宜应用。[摘自：谢仲伯. 应用养阴药物的体会. 四川中医，1986, (2): 39.]

68 补肺丸

【出处】《云岐子保命集》

【组成】桑白皮（60g），熟地黄（60g），人参（30g），紫菀（30g），黄芪（30g），五味子（30g）。

【用法】上药为末每服9g，水煎，入蜜少许，饭后服（亦可作汤剂，水煎服，用量按原方比例酌定）。

【功用】补肺益肾，清火化痰。

【主治】主劳嗽。肺肾两虚，日晡发热，自汗盗汗，痰多喘逆；虚劳短气自汗，时寒时热，易于感冒，舌色淡，脉软无力者。

【临床应用】

案一：顽固性咳嗽

陈某，男，68岁。外感后饮食不节，过食辛辣厚味，致喉痒、干咳，夜间尤甚不能寐，平素汗多，动则尤甚，自服清咽利肺片、阿奇霉素分散片、拜复乐近半月，治疗无效。舌质红，苔薄白，脉弦细，此乃肺气虚肝火犯肺。方用补肺汤合黛蛤散加味。黄芪30g，南沙参20g，熟地15g，五味子15g，紫菀15g，桑白皮15g，地骨皮15g，青黛15g（包煎），蛤粉20g，海浮石20g，黄芩15g，胆南星15g，僵蚕15g，射干15g，牛蒡子15g，甘草5g。2剂。停用西药。3日后复诊，咳嗽明显缓解，可以咳少量白痰，但舌苔变白厚，脉弦滑。此乃肺气虚痰湿阻肺之象，前方去青黛、蛤粉、胆南星、海浮石、地骨皮、僵蚕，加杏仁 15g、白蔻仁 10g（后下）、薏苡仁 15g、扁豆 20g、车前仁 15g、蝉衣 15g。此方 1 剂后咳嗽明显缓解，连服 2 剂后基本无咳嗽，但有汗，偶有白痰。后以补肺汤重用黄芪 50g，加茯苓 15g、姜半夏 15g、陈皮 15g、干姜 10g、细辛 5g、枳壳 15g，益气温肺化痰，再服 2 剂后诸症悉除，痊愈。[摘自：冉洁，阮佳. 阮期铭运用补肺汤加减治疗顽固性咳嗽临床经验. 四川中医，2016，34(9): 3-4.]

案二：慢性阻塞性肺疾病（一）

某男，60 岁。2013 年 5 月 15 日就诊。主诉：反复咳、痰、喘 10 余年，再发加重半年。患者于 10 年前开始出现反复咳嗽、咳痰、胸闷、气喘，多于冬春交替发生，曾多次住院，诊断为"慢性阻塞性肺疾病"。半年前咳嗽、咳痰，咳痰色白多泡沫状，质黏不易咳出，胸闷、气喘、乏力明显，活动后尤甚，伴见腰膝酸软，双足浮肿，夜尿 2～3 次，大便如常，苔薄，脉细滑。辨证为肾气亏虚证，肾虚不纳，治宜补纳肾气，化痰平喘。予补肺汤加减。炙黄芪 20g，生晒参 5g，熟地 20g，五味子 6g，桑白皮 10g，紫菀 10g，冬花 10g，白前 10g，前胡 10g，浙贝 10g，杏仁 10g，补骨脂 15g，茯苓 10g，法半夏 10g，葶苈子 10g，五加皮 10g，生甘草 8g。煎煮取汁，日 1 剂，分早晚 2 次服用。2013 年 5 月 22 日复诊，无胸闷，气喘明显好转，在上楼时会气喘，咳少，偶有黄白色痰咳出，有鼻塞、喷嚏，大便日行 1 次，小便如常，纳寐可，苔薄，脉细滑。原方减去补骨脂 15g、白前 10g、前胡 10g、法半夏 10g，加麻黄 6g、苍耳子 10g、辛夷 6g（包煎）、生石膏 30g（先煎）。5 日后鼻塞、喷嚏消失，予补肺汤合二陈汤调理 1 个月，随访至 6 月底，胸闷气喘未作。[摘自：陈静，张念志.
韩明向应用补肺汤治疗喘证举隅.湖南中医杂志，2013,29(11):84-85.]

案三：慢性阻塞性肺疾病（二）

某女，68 岁。2011 年 1 月 16 日初诊为慢性阻塞性肺气肿，
经"青霉素、丁胺卡那霉素、氧氟沙星"等抗生素治疗，其效不
显。因受凉咳嗽气喘加重，来院求治。现症：胸满咳嗽，气短，
动则喘息更甚；语声低微，腰膝酸软，食少乏力；面目浮肿，畏
寒肢冷，舌淡苔白伴有齿痕，脉沉细无力，尺部尤甚。检查：T
37.8℃，P 102 次 / 分，BP 143/98mmHg。神清，精神不佳，慢
性病容貌，口唇、指甲轻度紫绀，全身浅表淋巴结无肿大，头颈
（－），桶状胸，肺部叩诊呈过清音，肝浊音界下移，心浊音界缩
小，肺部听诊呼吸音减低，呼气延长，可闻及少许细小湿啰音和
哮鸣音，以左下肺为甚，心音低而弱。腹平软，无压痛，肝脾肋
下未扪及，双下肢无浮肿。X 线：肺野透明度增加，膈下降，膈
穹隆变扁平。西医诊断：慢支伴阻塞性肺气肿。中医辨证：肺肾
亏虚，气失摄纳。治法：补益肺肾，化痰定喘。补肺汤化裁：党
参 15g，生黄芪 30g，熟地 15g，生甘草 6g，桑白皮 10g，五味子
6g，炙紫菀 12g，桔梗、麦冬各 10g，丹参、焦山楂、神曲、百合
各 15g，百部 30g。1 剂 / 天，水煎 200mL，早晚口服，共 7 剂。
避风寒勿受凉，忌辛辣刺激，重视营养摄入。腹式呼吸锻炼：取
立位，一手放胸前，一手放于腹部，腹式运动，加强膈肌活动，
2 次 / 天，10 ～ 20 分 / 次。1 月 23 日复诊：面色转红润，颜面浮
肿消退，精神好转，口唇紫绀减轻，双下肺可闻及少许哮喘音。
仍诉咳嗽，咯痰稀薄色白，喘气有所缓解，食少便溏。舌质淡红，

苔白，脉沉细滑。原方去桑白皮，加款冬花 12g，炒白术 10g，继服 7 剂。前方重补益肺肾，方中党参、黄芪补肺益气；熟地、五味子补肾敛肺纳气；桑白皮、紫菀化痰止咳平喘。服药后效果明显。1 月 30 日复诊：精神爽快，病情恢复正常, 23 日方 15 剂继服。随访无复发。[摘自：于河安. 补肺汤治疗慢性阻塞性肺气肿. 实用中医内科杂志, 2015, 29(1): 161-162.]

69 全真一气汤

【出处】《冯氏锦囊秘录》

【组成】熟地黄（如大便不实焙干用，如阴虚者加倍用）八钱（24g），制麦门冬（去心，恐寒气可拌炒，米炒黄色去米，肺脾虚弱者少减）三钱（9g），白术（炒深黄色，置地上一宿，出火气，不用土炒，如阴虚而脾不甚虚者，人乳拌透晒干，炒黄）三至六钱（9～18g），牛膝二至三钱（6～9g），五味子八分至一钱五分（2.4～4.5g），制附子一钱至二钱余（3～6g），人参（肺脉大，元气不虚者不用）一至五钱（甚者一至二两）（3～15g）。

【用法】水煎，冲参汤服。人参二至三钱加至四至五钱，虚极者一至二两，随症任用，另煎冲入前药。如肺脉洪大，元气未虚，竟用前药，不必冲参。

【功用】滋阴救火。

【主治】元气日困，津滋耗竭，虚火妄升，气勿藏源，上迫喘促；或小儿病后，妄汗妄下，精神沉困，或短气而似喘非喘，或虚极而似惊非惊，或斑疹阴分焦灼，热极烦躁，上喘下泻，上实下虚，上热下寒等。

【临床应用】

案一：久咳

梁某，女，27岁。咳嗽1年反复不愈，无痰干咳，咽痒而呛，口干引饮，大便偏溏，舌红苔裂而厚，脉缓滑。证属气阴不足为本之肺阴亏耗证。治宜扶正滋阴、利咽止咳。方拟全真一气汤合祝四味加减。制附子6g，南沙参、北沙参各30g，麦冬15g，五味子10g，牛膝15g，白术12g，生地黄、熟地黄各15g，炒酸枣仁30g，磁石30g（先煎），紫石英30g（先煎），茯苓15g，旋覆花12g，地龙15g，生龙骨、牡蛎各30g，干姜6g，细辛6g，白芍15g，百部30g，桔梗6g。药后咳嗽大缓，续进7剂巩固，未再复发。

按语：患者久咳不愈，肺气耗伤，气阴两亏。阴虚肺燥，肺失滋润故无痰干咳，咽痒则呛。因其气阴两虚，故以冯氏全真一气汤合祝四味，激发其自然疗能，调整机体气阴不足之本。再酌以紫石英、生龙骨、牡蛎亦秉温潜之意以降气止咳。旋覆花、白芍、地龙是徐师常用药对，秉金沸草散之意有降气化痰，解痉通络之功，徐师常用之托邪，疗效明显。干姜、细辛、五味子散中有收，敛中有散，不仅化痰且又能止咳不敛邪。百部、桔梗秉止嗽散之意以利咽止咳。诸药相合有补益之力而无升提之弊，苦平润燥而不燥不烈，寄奇巧于平淡之中，气阴痰标本兼顾符合久咳无痰的病机特点，故验于临床收效甚好。[摘自：贾春平，徐晓东. 徐晓东治疗久咳. 长春中医药大学学报，2014, 30(3): 422-424.]

案二：感冒后咳嗽

徐某，女，55岁。平素体弱，感冒久咳不愈2个月余，现晨起咳嗽，咳痰不畅，痰多色黄黏稠，神疲乏力，纳可，便干，舌暗苔薄腻，脉沉细略数无力。证属痰热壅阻肺，脾肺气虚，治以扶正补虚，祛邪止咳，方拟全真一气汤化裁。制附子6g，南北沙参30g，天麦冬15g，生熟地30g，牛膝30g，白术15g，五味子

10g，磁石 30g，炒枣仁 30g，茯苓 15g，鱼腥草 15g，杏仁 10g，旋覆花 12g，赤芍 30g，炙甘草 6g。药后咳稀痰出。原方继服 7 剂，诸症皆瘥。[摘自：王瑜雯．全真一气汤临床应用举隅．北方药学，2012, 9(5): 19.]

案三：反复发热

患者，女，64 岁。2011 年 9 月 30 日初诊。主诉：反复发热不退。有高血压病史 10 余年，平日服用倍他乐克等降压药物，现血压保持稳定。自诉于 2011 年 8 月中旬发病，因反复发热不退，辗转就诊于当地各大医院月余，均不效，后住院 20 天仍低烧不退，遂至门诊部求诊。症见午后发热，至午夜后热退，全身乏力，卧床休息，纳少，大便溏，头晕，头痛，手足心热，口干引饮，舌暗，苔白润，脉沉细无力。诊为气阴两虚之发热证，治以补中益气为主，滋阴清热为辅，拟全真一气汤（为清代冯楚瞻《冯氏锦囊秘录》中名方，由附子、人参、白术、熟地黄、麦冬、牛膝、五味子 7 味药组成，为冯氏得意之方，称其"活人甚众，见功甚速，取用甚多，去病甚稳"）合补中益气汤化裁。处方：制附子 6g、生晒参 9g、麦冬 18g、五味子 10g、淮牛膝 30g、川芎 30g、生地黄 30g、熟地黄 30g、炒酸枣仁 30g、青蒿 15g、磁石 30g、龙齿 45g、升麻 6g、柴胡 12g、鳖甲 24g、生黄芪 45g、白术 15g、陈皮 6g、当归身 15g、炙甘草 6g。7 剂，1 日 1 剂，水煎分服。2011 年 10 月 7 日二诊：药后诸症缓解，精神转佳，1 周内仍有 1～2 天发热，舌暗，苔润，脉沉细，以原方续进（无加减）。7 剂。2011 年 10 月 14 日三诊：药后诸症继续缓解，午后仍有低热（37.2℃），以原方化裁，制附子增为 10g，加白薇 15g。7 剂。

2011 年 10 月 21 日四诊：已不发热，但终日头晕乏力，偶有心慌，以原方化裁，制附子改为 6g，去鳖甲、白薇、青蒿，加桂枝 15g、天麻 9g。7 剂。2011 年 10 月 28 日五诊：药后头晕、心慌缓解，纳可，便常，寐安，劳累后仍然低烧复起，以原方化裁，加青蒿 15g、鳖甲 24g，去桂枝、天麻。7 剂。2011 年 11 月 6 日六诊：劳累后仍偶有发热，以原方化裁，加枸杞、淫羊藿、盐补骨脂、菟丝子各 15g。7 剂。后记：尔后随访患者于他病就诊时，得知药后已愈，未再复发。[摘自：梁佑民，徐晓东 . 徐晓东老师验案 1 则探析 . 甘肃中医学院学报，2013，30(3): 16–18.]

70 **九仙散**

【出处】《卫生宝鉴》

【组成】人参、款冬花、桑白皮、桔梗、五味子、阿胶、乌梅各一两（各30g），贝母半两（15g），罂粟壳去顶，蜜炒黄，八两（240g）。

【用法】以上细末，每服三钱（9g），白汤点服，嗽住止后服（现代用法：为末，每服9g，温开水送下，亦可作汤剂，水煎服，用量按原方比例酌定）。

【功用】敛肺止咳，益气养阴。

【主治】久咳肺虚证。久咳不已，咳甚则气喘自汗，痰少而黏，脉虚数。

【临床应用】

案一：感冒后咳嗽

患者，男，50岁。1998年10月11日诊。1个月前感冒，经在外治疗后惟咳嗽反复不愈，服先锋霉素、青霉素V钾、止咳糖浆等仍不愈，近几年来咳嗽更为频繁，夜间更著，胸闷痛，痰少不易咳，色黄黏稠，舌质淡红，苔黄，脉弦滑，胸透检查。肺纹理增粗，此为风邪中虚，留恋不去，久致津伤气弱，痰燥阻肺，肺失濡润，上逆而发咳症，治以养阴润肺，化痰止咳，药用九仙散加味。沙参20g、款冬花12g、桔梗10g、桑白皮15g、阿胶

20g（烊入）、五味子6g、川贝母10g、罂粟壳6g、百合15g、麦冬15g、甘草6g、西洋参6g（另炖兑服）。服药3剂，咳嗽顿治，苔薄，脉弦滑，药已中病，前方西洋参改用3g，再服3剂，诸症消失。临症若咳嗽致胸胁痛加服蛤壳、青黛。咳嗽见气喘加苏子、核桃、沉香。咳嗽咽干加地龙干、竹茹。咳嗽咽痛加牛蒡子、元参。咳嗽、痰黄稠发热加黄芩、瓜蒌。本方以虚咳、久咳为主，辨证加味，疗效颇佳。[摘自：**王贻丹**.**九仙散及阿胶治咳浅谈**.**现代中西医结合杂志**, 2000, (18): 1816.]

案二：咳喘

张某，男，61岁。1985年7月28日诊。自诉患咳喘病已20多年，多方求治，只能缓解症状，不能断其复发。发作时咳喘较著，喉间有声，呼多吸少，摇息抬肩，动则加重，面目虚浮，神疲体倦，少气，尿频，便溏，日解3～4次。舌淡苔薄白，脉细滑。辨为脾、肺、肾三脏俱虚之咳喘。予九仙散，每日1剂。3剂后，精神转佳，喘咳减轻大半，大便变稠，次数减少。继服3剂，咳喘平息，大便成形。近2年冬夏季节均未见复发。[摘自：**高峻泰**.**九仙散治咳嗽、泄泻**.**四川中医**, 1988, (4): 30–31.]

案三：慢性咽炎咳嗽

刘某，女，4岁。1992年4月6日。因反复咳嗽2个月余而初诊。2个月前因感冒咳嗽，痰多色白，鼻塞头痛，涕清量多，在本所用板蓝根冲剂、感冒灵治疗1周，鼻塞等症状消失，惟咳嗽仍作，渐至声嘶，干咳为主，咽痛咽干，自汗神疲。查：体温38℃，胸透未见异常，咽部暗红微肿，双侧扁桃体无红肿。实验室检查：白细胞 9.2×10⁹/L，中性粒细胞百分比 64%，淋巴细胞百分比 36%，西医诊断为"慢性咽炎"，服用消炎丸、草珊瑚含片及肌注青霉素钠盐 1 周，症状不减。诊见面色无华，精神不振，声音低怯，咳声短促，舌质淡红，舌干少苔，脉虚而数。此为气阴两伤，肺虚失敛，肺气上还而咳，治以益气养阴，敛肺止咳，用九仙散化裁治疗。乌梅、五味子各 6g，罂粟壳 4g，款冬花、桑白皮、贝母各 8g，桔梗、党参各 10g，黄芪 12g。2 剂，每日 1 剂，水服。服药后患儿咳嗽减轻，但出现口渴、便干，于上方去五味子、罂粟壳，加天花粉、沙参各 9g，服药 2 剂后诸症消失。查咽部（－）。白细胞 6×10⁹/L。随访 1 个月未见再咳。

按语：本例初为外邪犯肺，治疗后外邪已去，然肺气已伤，气耗阴亏，故治以益气养阴，敛肺止咳。方用九仙散化裁。方中罂粟壳、五味子、乌梅润肺止咳；党参、黄芪补益肺气；桔梗、款冬花、贝母止咳化痰。诸药合用共取补气益阴，敛肺止咳之功。

［摘自：李萌．九仙散治久咳验案三则．广西中医药，1995, (2): 38.］

71 补肺阿胶汤

【出处】《小儿药证直诀》

【组成】阿胶 麸炒，一两五钱（9g），鼠黏子（牛蒡子）炒香，二钱五分（3g），甘草 炙，二钱五分（1.5g），马兜铃 焙，五钱（6g），杏仁 去皮尖，七个（6g），糯米 炒，一两（6g）。

【用法】上为细末，每服一二钱，水煎，食后温服。

【功用】养阴补肺，清热止血。

【主治】肺阴虚兼有热证。咳嗽气喘，咽喉干燥，喉中有声，或痰中带血，舌红少苔，脉细数。

【临床应用】

案一：肺虚久咳

林某，男，4岁。1976年10月20日初诊。患儿平素易受感冒，此孩咳嗽频多已逾5个月，咳则痰阻不易咯出。曾用中西药物治疗罔效。诊见面色少华，纳谷欠佳，口干喜饮，汗出多，小溲时有短数，大便尚调，舌质红，苔薄润，脉细滑。此是久咳肺气耗损，气痰不顺。治拟钱氏补肺阿胶散加味。处方：阿胶9g（烊冲），马兜铃9g，甘草3g，牛蒡子g，糯米30g（包），川贝母4.5g，菟丝子9g，川石斛9g，杏仁9g。4剂。二诊：药后吐痰不少，咳嗽减轻，小溲较长，口渴亦瘥，舌红苔薄。原法加款冬花9g，南沙参、生地黄各12g。4剂。三诊：此时咳嗽基本已和，再以调补肺胃为主，以麦味地黄合百合固金加减，服 7 剂而收全功。

按语：此例患儿肺卫素弱，时易感邪。此次咳嗽 5 个月不愈，已成肺气不足之证。久咳耗肺，肾虚尿数，故喜饮多汗，咳嗽不爽，痰难咯出。痰热灼津，则金水两耗。治拟补肺阿胶汤，滋阴润燥。马兜铃吐涌胶痰，且内有糯米可保胃气，再加川贝母，清养止嗽，菟丝子补肾。在痰去气清之下，小溲转长，津液渐复。再以调补肺肾以善其后。[摘自：倪菊秀.董廷瑶用补肺阿胶汤治疗小儿肺虚久咳.中国医药学报, 2004, (4): 219-220.]

案二：难治性肺结核

患者王某，女，28 岁，工人。1989 年 9 月 20 日初诊。年前咳嗽胸痛，身热盗汗，伴痰中带血，胸片诊断为右上肺结核，结核菌素试验阳性，痰中找到结核杆菌。服用异烟肼、利福平抗痨治疗 12 个月后症状有所减轻，继续服用异烟肼、利福平 3 个月后病情反复，要求配合中药治疗。近 1 周来有时吐出满口鲜血，便秘尿黄，形体消瘦。舌质红少苔，舌体瘦小，脉细数无力。胸片仍诊断为右上肺结核。证属肺肾阴虚，精血亏损，虚火上扰；治当润肺滋肾，填精补血扶其正，兼清热抗痨祛邪；方用补肺阿胶汤加减。阿胶 20g（烊化冲服），大力子 10g，怀山药 10g，炙甘草 6g，杏仁 10g，熟地 30g，龟甲 10g，款冬花 10g，秦艽 10g，马兜铃 10g，百部 12g，黄芩 15g，猫爪草 15g，蜈蚣 3 条（研末分吞）。6 剂。9 月 27 日复查，服上方后咳嗽减轻，咯血停止，以原方略微加减治疗 3 个月，自觉症状消失，胸透病灶已钙化，痰检阴性。

按语：肺结核一证属中医学肺痨范畴。本病是因体质虚弱、气血不足、阴精耗损、痨虫传染所致。现代医学认为，肺结核是由于肺部感染了结核分枝杆菌所引起的一种慢性传染病。其治疗除应按中医的辨证施治法则扶其正外，还应针对结核杆菌的存在祛其邪，才能收到好的疗效。本病例之所以反复难治是因为结核杆菌对西药产生了耐药性，并机体正气不足，抗病力弱，致本病例用补肺阿胶汤加入熟地、龟甲等药滋阴补肺扶其正，还加入了百部，猫爪草、蜈蚣等抗痨中药祛其邪，故疗效显著。[摘自：**刘炜**．补肺阿胶汤在呼吸系统疾患中的临床运用．黑龙江中医药，2003, (3): 29–30.]

案三：支气管炎

患者，男，6 岁。因发热、咳嗽、疲倦、气促到西医院就诊，诊为"支气管肺炎"，用抗生素等西药治疗 1 个月后热退，咳嗽、气促、疲乏等症状均有所减轻，但咳嗽反复不愈长达 3 个月之久，遂来我院诊治。患儿来诊时咳嗽、气促，时叹气，痰中带少量血丝，口干欲饮，大便干燥，小便色黄，舌质红，苔少津，脉细数。证属肺虚燥咳，补肺阿胶汤加味。方用：阿胶 6g、马兜铃 5g、北杏仁 5g、牛蒡子 5g、花粉 10g、薤白 10g、郁金 6g、白及 6g、火麻仁 9g、枳壳 6g、炙甘草 5g。治疗 1 个月后叹气、气促、口干、大便秘结、血痰基本消失，但仍有少许咳嗽。查胸片示：双肺炎症未完全吸收，再用上方加麦冬 6g、川贝 5g、百部 5g，服 5 剂后咳嗽消失，再用 6 剂后临床症状全部消失。复查胸片示：双肺炎症完全吸收。[摘自：**林晓洁**．补肺阿胶汤治疗儿童肺虚燥咳．广东医学，1998, (6): 476–477.]

(72) 桂枝加厚朴杏子汤

【出处】《伤寒论》

【组成】 桂枝去皮，三两（9g），芍药炙，三两（9g），生姜切，三两（9g），甘草炙，二两（6g），大枣劈，十二枚（4枚），厚朴炙，二两（6g），杏仁二两（6g）。

【用法】 上七味，以水七升，微火煮取三升，去滓。温服一升，覆取微似汗（现代用法：用量按原方比例酌减，水煎服）。

【功用】 解肌发表，降气平喘。

【主治】 太阳病表未解，下之微喘证。宿有喘病，又感风寒而见桂枝汤证者；或风寒表证误用下剂后，表证未解而微喘者。

【临床应用】

案一：肺炎（一）

王某，男，53岁。2004年1月5日初诊。诊断为：感冒并发肺炎。口服“先锋Ⅳ号”、肌注“青霉素”，身热虽退，但干咳少痰，气促作喘，胸闷，伴头痛，汗出恶风，背部发凉，周身骨节酸痛，阴囊湿冷，舌苔薄白，脉来浮弦。证属太阳中风，寒邪迫肺，气逆作喘。法当解肌祛风，温肺理气，止咳。桂枝加厚朴杏子汤加味。处方：桂枝10g，白芍10g，生姜10g，炙甘草6g，大枣12g，杏仁10g，厚朴15g。水煎服，日1剂。服药7剂，咳喘缓解，仍有汗出恶风，晨起吐稀白痰，上方桂枝、白芍、生姜增至 12g，又服 7 剂，咳喘得平，诸症悉除。医院复查，肺炎完全消失。

按语：本案为中风表虚兼肺失宣降之证。太阳中风，迫肺气逆，失于宣降，故见咳喘、胸闷、头痛、汗出恶风，为"表虚"之证。故治宜在解肌祛风之中，佐以降气平喘之法。[摘自：王祥生，李宗强.桂枝加厚朴杏子汤临床运用举隅.中国中医药现代远程教育，2013，11(6): 78–79.]

案二：肺炎（二）

张某，男，40 岁。2011 年 10 月 19 日初诊。患者平素体质尚可，2 周前因过于劳累，不慎感受风寒，出现恶寒发热、气喘咳嗽、咯痰等症，因病情急重，遂往某院住院治疗。血化验：白细胞总数 $12×10^9/L$，中性粒细胞百分比 80%，淋巴细胞百分比 20%。胸透报告：右下肺有片状模糊阴影。按肺炎用中西药（具体不详）治疗 10 余日，疗效不佳，经亲友介绍，邀余前去诊治。查其面色苍暗，体温 38.1℃，喘咳气急，胸闷，咯白色稀薄痰，身痛，恶风寒，汗出，舌淡红，苔薄白，脉浮细数。证属风寒束表，肺失宣降。治以解肌祛寒，平喘止咳。投以桂枝加厚朴杏子汤原方。桂枝 12g，白芍 12g，炙甘草 6g，杏仁 10g，厚朴 15g，生姜 6g，大枣 6 枚。3 剂。服上药后，寒热身痛消失，咳喘减缓，脉转浮弱，再以前方 5 剂以巩固疗效。1 周后患者家属来告，病已痊愈。[摘自：桂云.桂枝加厚朴杏子汤治疗喘症验案五则.内蒙古中医药，2014，33(31): 125–126.]

案三：支气管哮喘

王某，女，63 岁。2010 年 9 月 7 日初诊。既往患支气管哮喘10 年余。平素畏寒怕冷，多汗，每遇寒冷季节易于发病。2 周前因不慎冒寒又发作，曾在当地医院用青霉素、氨茶碱、强的松等药治疗，病情可暂时缓解，但很快又发作，于是求余诊治。刻诊：面色少华，神疲，纳呆，形体偏瘦，时感恶寒怕风，咳嗽，气喘，咯少量白色稀痰，舌淡苔白，脉浮细缓，双肺闻及散在哮鸣音。证属营卫不和，肌表不固，肺失肃降。治宜调和营卫，肃肺定喘。方用桂枝加厚朴杏子汤加减。桂枝 10g，白芍 10g，炙甘草 6g，生鲜姜 3 片，大枣 4 枚，厚朴 10g，杏仁 10g。5 剂，日 1 剂，水煎服。9 月 12 日二诊：喘息渐平，咳嗽、咯痰症状消失，周身温暖，已不恶寒怕风，精神、食欲好转，舌淡红，苔薄白，脉细缓。听诊双肺哮鸣音减少。表证已解，继予 7 剂，日 1 剂，水煎服。嘱禁食生冷，避免感冒受凉。1 个月后随访，哮喘未再发作。

按语：此例支气管哮喘患者，因病程较久，出现卫阳不足之证，故每遇寒冷而诱发。方以桂枝加厚朴杏子汤治疗。《伤寒论》云："喘家作，桂枝汤加厚朴、杏子佳。"恶寒怕风，舌淡苔白，脉浮缓，桂枝汤证已具，兼有喘证故加厚朴、杏仁。因方证合拍，而疗效显著。[摘自：何院生 . 经方治验举隅 5 则 . 光明中医，2012, 27(5): 993–994.]

73 **小青龙汤**

【出处】《伤寒论》

【组成】麻黄去节，三两（9g），芍药三两（9g），细辛三两（6g），干姜三两（6g），甘草炙，三两（6g），桂枝去皮，三两（9g），五味子半升（6g），半夏洗，半升（9g）。

【用法】上八味，以水一斗，先煮麻黄，减二升，去上沫，内诸药，煮取三升，去滓，温服一升（现代用法：用量按原方比例酌减，水煎服）。

【功用】解表散寒，温肺化饮。

【主治】外寒里饮证。恶寒发热，头身疼痛，无汗，喘咳，痰涎清稀而量多，胸痞，或干呕，或痰饮喘咳，不得平卧，或身体疼重，头面四肢浮肿，舌苔白滑，脉浮。

【临床应用】

案一：慢性咽炎

李某，女，45岁。2017年5月被确诊为慢性咽炎，咳嗽频繁，咳痰清稀泛白。最初上述症状较重，且干呕现象频频不断，后背畏寒发汗，从室外回室内受热空气刺激后咳嗽加剧。近日感上述症状明显加重，并且逐渐出现流鼻涕、咽喉痛痒、舌苔薄黄等现象，基于此，给予小青龙汤化裁。药用：生麻黄12g、五味子25g、半夏10g、甘草9g、黄芩15g、白芍10g、干姜9g、桂枝 12g、细辛 6g、防风 9g、茯苓 15g。上述药物取水煎服，每天 1 剂。连续服用 3 天后患者无鼻塞流涕现象，咳嗽、咳痰症状减轻。

按语：王渊主任认为，小青龙汤是治疗外感风寒，内有水饮的常用方。临床以恶寒发热，无汗，喘咳，痰多而稀，舌苔白滑，脉浮为辨证要点。本方辛散温化之力较强，故确属水寒相搏者，方宜使用。如表邪较重者，可加解表药以强化发散之性；如风寒、寒湿之邪为病兼有轻微热邪，亦可用之，但要加少量清热药，以寒温并用，以便快速祛邪而无后患。如痰饮水湿过重，则可加温阳祛湿或渗湿利水之品。[摘自：郑嘉泉．王渊主任医师应用小青龙汤的经验总结．中西医结合心血管病电子杂志，2018, 6(22): 43.]

案二：咳嗽

张某，男，24 岁。2006 年 7 月 24 日初诊。1 周前感冒，恶寒发热，经服西药治疗，现已不恶寒，咳嗽频。脉沉弦，舌稍红，苔白。考虑外寒引动内饮而致的咳嗽，用小青龙汤加味。处方：麻黄 8g，桂枝 10g，细辛 5g，干姜 5g，五味子 5g，白芍 10g，半夏 10g，炙甘草 7g，杏仁 10g，鱼腥草 30g。3 剂，水煎服，一日 3 服。二诊：咳嗽明显减轻，但未已。脉仍沉弦。仍宗前方，3 剂而愈。

按语：此例证属外寒引动内饮而致的咳嗽，脉沉弦为寒饮所致，脉症相符，故投以小青龙汤 6 剂而愈，其效可观。[摘自：王超．国医大师李士懋教授运用小青龙汤经验．四川中医，2018, 36(6): 3–5.]

案三：慢性阻塞性肺疾病

方某，男，62 岁。2016 年 10 月 10 日初诊。患慢性气管炎

40 余年，每于受寒或季节交替时加重，发咳喘病，多家医院诊其为"慢性气管炎""慢支""肺气肿"，住院治疗未愈。近日早晨受寒后，开始出现咳嗽、气喘症状，痰多清稀，如泡沫状，色白易咳出，胸部满闷，入夜尤甚，难于平卧，睡眠差。刻下：视面部黧黑，气喘闷憋，口唇青紫，舌苔水滑，切其脉沉弦，对坐便可闻及哮鸣音。中医辨证：外寒内饮，水寒射肺，致发咳喘之证。治法：温肺散寒，化饮平喘。方药：小青龙汤加减。药用：麻黄10g、桂枝10g、白芍10g、细辛5g、干姜10g、半夏10g、五味子10g、炙甘草10g、杏仁10g、地龙10g。5 剂，水煎温服，以观后效。2016 年 10 月 15 日二诊：上方服后，咳喘、咳嗽、咯痰皆减，夜能卧寐，心胸舒畅。效不更方，继服上方 5 剂，诸症皆除，后改用苓桂术甘汤加减等调之而愈。

按语：小青龙汤是治疗外感风寒、内停水饮之证的名方，张仲景用其来治疗"伤寒表不解，心下有水气"以及"咳逆倚息、短气不得卧"等支饮病。本案咳喘吐痰，痰多清稀，如泡沫状，舌苔水滑，脉沉弦，辨证为寒饮内伏诱发咳喘证。方中麻黄、桂枝散寒邪兼平喘；干姜、细辛温肺胃兼能辅麻桂以散寒；芍药养阴血以护肝阴，且为麻、桂、辛三药之监；五味子滋肾水以敛肺气；半夏涤痰浊化饮；杏仁、地龙降气平喘，使肺气的升降失常得到更好的调节；炙甘草益气和中，调和诸药。服用本方可使寒邪散，水饮去，肺气通畅，则咳喘自平。本案细辛用量偏重，不为陈承"细辛不过钱"之说所囿。考宋代陈承"细辛不过钱"系指单用其末。现代药理研究发现，细辛含挥发油，有效成分是甲基丁香酚（占60%），有毒成分是黄樟醚（占8%），但若用作汤剂，煎煮 30 分钟后，有毒成分黄樟醚的含量会大大下降，不足以引起中毒。故临证中但凡脾胃阳虚、寒湿偏重者，均可适当加大细辛剂量。[摘自：方利彪．小青龙汤临床应用体会．江西中医药，2018，49(8)：21-22.]

74 小青龙加石膏汤

【出处】《金匮要略》

【组成】麻黄、芍药、桂枝、细辛、甘草、干姜各三两（各9g），五味子、半夏各半升（各6g），石膏二两（6g）。

【用法】上九味，以水一斗，先煮麻黄，去上沫，内诸药，煮取三升。强人服一升，羸者减之，日三服，小儿服四合（现代用法：用量按原方比例酌减，水煎服）。

【功用】解表化饮，清热除烦。

【主治】治肺胀，寒饮夹热，饮甚于热。症见心下有水气，咳而上气，烦躁而喘，脉浮者。

【临床应用】

案一：支气管肺炎

张某，男，11个月。2016年12月5日初诊。主诉：发热咳嗽4天，喘息2天。4天前发热，低热伴咳嗽，2天来咳嗽加重，伴喘息，热峰39℃，每日1～2个热峰，伴流清涕，无汗，于当地服药物治疗效不佳。诊见：精神一般，咽红，双肺呼吸音粗，可闻及大量中细湿啰音，喘鸣音，大便糊状，每日1次，舌淡、苔腻微黄。查血常规示病毒感染，胸片示支气管肺炎。家属要求中药治疗。西医诊断：支气管肺炎。中医诊断：肺炎喘嗽。辨证：风寒闭肺，寒饮化热。治法：宣肺解表，温肺化饮，清解郁热。

方用：小青龙加石膏汤。药用：麻黄6g，桂枝6g，法半夏6g，细辛3g，五味子6g，白芍6g，干姜6g，生石膏30g，桑白皮10g，蜜款冬花10g，甘草3g。中药颗粒剂，1剂，分为2日服，每日服2次，开水冲服。12月7日复诊：热退，咳嗽喘息减轻。诊见：精神一般，咽红，双肺呼吸音粗，肺部湿啰音、喘鸣音稍减少，大便正常，舌淡、苔腻微黄。上方继服1剂（分为2日服），咳嗽减轻，咽红好转，双肺听诊湿啰音、喘鸣音明显减少，纳食量少，舌淡苔白。上方改干姜3g、生石膏20g，加茯苓10g、陈皮6g，2剂，1剂分为2日服，每日服2次，开水冲服。4日后再诊，已无喘息，偶咳，有痰，大便正常，予苓桂术甘汤、二陈汤，2剂而愈。

按语： 患儿发热、流清涕、无汗、舌淡为外寒之象，便溏、肺部大量中细湿啰音为内饮之象，咽红、苔黄腻为郁热之症，咳喘为肺失宣降之症。证属外寒内饮兼有郁热，方选小青龙加石膏汤。本方以小青龙汤散寒化饮，加石膏清解郁热，具有散寒饮而不助热、清热而不伤阳之功。主证为外寒、内饮、郁热。外寒主要见症为发热、恶寒、无汗、头身疼痛、清涕、脉浮紧，内饮主要见症为咳吐清稀泡沫样白痰、舌淡、苔白滑或白腻、脉弦，郁热主要见症为咽部红肿、烦躁、舌红、苔白或舌淡、苔黄腻、脉数。由于婴幼儿不能自述不适，且脉诊多不配合，多不能自行咳痰，如听诊闻及双肺较多的中、细湿啰音或反复粗大湿啰音，可判断为内饮。郑师认为，本方为化饮良方，应用时不必局限于外寒。对于内饮停著疾病如小儿肺炎、喘息疾病，无论新病、久病，肺部湿啰音较多者或啰音久不消，而无明显体虚者，皆可考虑应用本方。热饮者可应用原方，热重者亦可加石膏用量；寒饮者可去石膏，或酌减石膏用量；痰饮胜者，可取三子养亲汤意加白芥子；对久病气虚或素体虚弱者，可加人参、黄芪益气之品；对邪气伤正，舌红苔少者，可酌加人参、麦冬、熟地、当归等养阴润燥之品。[摘自：葛国岚，韩雪，孙凤平，等. 郑启仲教授运用经方治疗寒热错杂类儿科疾病经验探讨. 浙江中医药大学学报，2018, 42(2): 114-117.]

案二：支气管哮喘

王某，女，62岁。于2015年9月4日来我院就诊。主诉：闷喘伴咳嗽4年，加重1天。现病史：患者于2011年2月因外感风邪而出现闷喘、难以平卧、咳嗽、咯痰等症状，被确诊患有支气管哮喘。经治疗后，患者的临床症状明显好转，静息及活动后无闷喘症状，偶有咳嗽、咳痰症状。此后，患者每遇寒冷天气或闻及异常气味时，其病情就会发作。患者平日使用"舒利迭"控制症状。1天前，患者因受凉后再次出现闷喘、夜间难以平卧、咳嗽、咯白黏痰等症状，自服"头孢氨苄胶囊"及"氨茶碱片"（具体用药量不详）后，效果不佳，遂来我院就诊。患者的临床症状主要有：胸闷、气短、夜间难以平卧、咳嗽、咯灰白黏痰、腹胀、便秘、舌质暗、苔白腻而干、脉沉。患者的中医辨证诊断结果是：哮病（寒饮夹热型）。治疗原则及治法是：解表化饮、宣肺平喘、清热化痰，可使用小青龙加石膏汤进行治疗。小青龙加石膏汤（加减）的药物组成是：麻黄6g、桂枝12g、白芍15g、干姜10g、细辛3g、半夏15g、五味子15g、紫菀20g、生石膏30g、杏仁10g、川贝15g、瓜蒌仁15g、桔梗10g、枳壳10g、厚朴15g、甘草6g。在此方中，麻黄、桂枝具有解表散寒、宣肺平喘的功效；桂枝配伍白芍可起到调和营卫、顾护卫表的功效；干姜、细辛、半夏具有温肺化饮的功效；白芍、五味子具有收敛肺气、防止温散太过的功效；杏仁、川贝、瓜蒌仁、桔梗具有清肺、化痰、止咳、润肠通便的功效；枳壳、厚朴具有行气宽胸、降气除满的功效；生石膏具有清肺热的功效，方中重用生石膏，可起到寒热并用、温而不燥、寒凉而不伤正的功效。将上述诸药合用，可共奏解表化饮、宣肺平喘、清热化痰之功效。[摘自：成菲．用小青龙加石膏汤治疗支气管哮喘的体会．当代医药论丛，2016，14(14)：119–120．]

案三：肺胀

陈某，男，76岁，退休职工。2010年12月24日初诊。患者有肺气肿病史10年余，平时咳吐涎沫，动则气喘，胸部膨满。近日感恶寒发热，咳嗽咳痰，痰白黏稠，胸闷气喘，口干烦躁，不欲饮，面色青暗。舌苔白滑，脉浮。血常规未见明显异常，全胸片示慢支、肺气肿表现。辨属中医"肺胀"，证属外寒内热，痰饮郁结，肺气上逆。治以温肺散寒，降逆涤痰。方选小青龙加石膏汤。处方：麻黄3g，桂枝10g，半夏10g，干姜3g，细辛2g，五味子3g，甘草3g，生石膏10g。3剂。服药3剂，寒热退尽，咳痰转稀，烦除欲饮，遂原方去石膏，干姜增至5g，细辛增至3g，继续服药1周后症状好转停药。

按语：肺胀咳喘之证，原因甚多。虽同属内外合邪，肺气胀满，但由于发病因素不尽相同，因此病机表现上也有差异。如本病患概因外感风寒，内有饮邪郁热所引起。外邪束表，故脉浮；水饮渍肺，故咳而喘逆；饮邪郁而化热，故烦躁。治宜解表化饮，清热除烦。《备急千金要方》云："咳而上气肺胀，其脉浮，心下有水气，胁下痛引缺盆，设若有实者必躁。其人常倚伏，小青龙加石膏汤主之。"本条正应寒夹热咳喘证。另《重订通俗伤寒论》

云："风寒外搏，痰饮内伏发为咳嗽气喘者，必须从小青龙加减施治。"故以小青龙加石膏汤治之。方中麻黄、桂枝解表散寒，宣肺平喘；干姜、细辛、半夏温化水饮，祛痰降逆；配以五味子敛肺止咳，是散中有收，散不伤正，收不留邪；加石膏以清热除烦，与麻黄相协，可宣发水气。[摘自：张晓平．辨证治疗慢性阻塞性肺疾病验案 3 则．江苏中医药，2013, 45(5): 45-47.]

75 越婢加半夏汤

【出处】《金匮要略》

【组成】麻黄六两（18g），石膏半斤（24g），生姜三两（9g），大枣十五枚（10g），甘草二两（6g），半夏半升（12g）。

【用法】上六味，以水六升，先煮麻黄，去上沫，内诸药，煮取三升，分温三服（现代用法：用量按原方比例酌减，水煎服）。

【功用】宣肺泄热，降气平喘。

【主治】水饮夹热上迫证。肺胀，咳嗽上气，胸满气喘，目如脱状，脉浮大者。

【临床应用】

案一：肺胀

苏某，男，76岁。于2001年7月20日来诊。自诉患咳喘病40余年，此次因外感风热而使病情加重。症见咳嗽，痰黄质稠，喘促气粗，倚坐不得平卧，口干，口渴，便干，无发热，舌质红少津，苔黄腻，脉滑数。开始患者拒绝服用中药，故予西药抗炎、平喘为主治疗20余天而症状无缓解，后改服中药。该患仍为痰热郁肺之肺胀，故以越婢加半夏汤加减。麻黄10g，生石膏50g，半夏10g，生姜10g，生甘草5g，红枣4枚，天花粉15g，知母15g。此方加减共服10余剂而愈。

按语：越婢加半夏汤出自东汉张仲景之《金匮要略》中《肺

痿肺痈咳嗽上气病脉证治》，原文为："咳而上气，此为肺胀，其人喘，目如脱状，脉浮大者，越婢加半夏汤主之。"本文所述即为痰热郁肺所致肺胀的论治。方由麻黄、生石膏、生姜、甘草、大枣、半夏组成，其中麻黄、石膏辛凉配伍可以清热平喘，生姜、半夏散痰饮降逆，甘草、大枣安中以调和诸药。热重痰稠可加海浮石、瓜蒌、海蛤壳等以清热化痰；津伤重者可加天花粉、知母、芦根等以生津润燥；表邪较重可加菊花、薄荷等以辛凉解表。总之，临床只要辨证准确，运用经方定能收到良好效果。[摘自：蔡丽威，于殿宏，于敏，等.越婢加半夏汤治愈肺胀两则.吉林中医药，2002, (5): 55.]

案二：支气管哮喘

刘某，男，68岁，工人。2011年7月16日初诊。患者3天前无明显诱因出现鼻痒、喷嚏、咽干痒、咳嗽，几分钟后突感呼吸不畅，喉中有哮鸣音，自服解痉平喘药。本次患者因感冒而致哮喘发作，甚则呼吸比较困难，张口呼吸，不能平卧，夜间尤甚。曾服用维C银翘片和复方甘草片，症状未见缓解。昨天发作数次，今天来我院就诊。现症见：咳嗽频作，偶感呼吸困难，发作时喉中有哮鸣音，坐不得卧，伴胸闷，咳嗽，咳痰不爽、痰黏色黄，发热口干，大便干结；舌尖红，苔黄，脉弦数。既往体健。中医诊断：热哮。此为饮热郁肺，并热重于饮，肺气胀满，治宜宣肺泄热，降逆平喘。处方：麻黄10g，生石膏30g，生姜15g，大枣5枚，甘草15g，半夏10g，浙贝母15g，桔梗10g，黄芪10g，太子参10g，天花粉5g，地龙10g，枳实10g。7剂，每日1剂，分2次水煎服。服后咳喘减轻，咳痰减少，改生石膏30g为15g，继服5剂，病情缓解。

按语：越婢加半夏汤，"咳而上气，此为肺胀，其人喘，目如脱状，脉浮大者，越婢加半夏汤主之"，其出自张仲景《金匮要略》，原为主治肺胀有热者，具有宣肺泄热，降逆平喘功效。本患者时值夏季，感受风热，邪热入里，肺失宣降，则喘息时作，甚至不能平卧，热灼津为痰，故胸闷，咳嗽，咳痰不爽，痰黏色黄；痰阻气道则呼吸不畅，夹有哮鸣音；热灼津伤，故口干，大便干结，舌尖红，苔黄，脉弦数。此为热证。该患者为外感风热与内饮相合，饮热郁肺，并热重于饮，肺气胀满，治宜宣肺泄热，降逆平喘，越婢加半夏汤为之对证之方，并随症加减。患者咳嗽、痰黄稠加浙贝母清肺化痰；痰黏不易咯出加桔梗化痰散结；胸闷气短加黄芪、太子参补中益气；口干口渴者加花粉滋阴润肺；喘息难以平卧加地龙降逆平喘；兼有大便干结加枳实。[摘自：**苏俊**，**陈新宇**.陈新宇教授治疗哮喘病案举隅.光明中医，2013, 28(4): 804–806.]

案三：慢性阻塞性肺疾病急性加重

张某，男，71岁。于2001年3月14日来诊。患慢性支气管炎、阻塞性肺气肿30余年，咳痰喘反复发作，经常应用抗生素治疗。今年春季又因外感而宿痰复发，咳喘不得平卧。西医给予头孢唑林钠、氨茶碱等西药抗炎、平喘治疗半月，病情无缓解，症状如故，故转中医诊治。查体：咳嗽，痰白质稠，喘促不得平卧，目如脱状，口干，口渴，便干，时有发热，微恶风寒，舌质红少津，苔黄腻，脉浮数而滑。辨证分析：该患者久患肺疾，肺气已虚，肺失宣降之职，津液不得输布，痰湿内生，蕴于肺内，久则成为宿痰，当时乃阳春三月，阳气上升，外感风温之邪，肺为华盖，首当其冲，内外合邪，引发宿痰，痰热上逆，而成本证，此乃痰热郁肺之肺胀。越婢加半夏汤加减：麻黄 10g，石膏 40g，半夏 10g，生姜 6g，红枣 4 枚，甘草 5g，另加海浮石 25g。服 1 剂后，热退喘减，已能着枕，又连服 5 剂，咳喘已消失，纳增，睡眠良好，大便亦正常。继服六君子汤加减培土生金以善其后。[**摘自：蔡丽威，于殿宏，于敏，等．越婢加半夏汤治愈肺胀两则．吉林中医药**，2002, (5): 55.]

76 苓甘五味姜辛汤

【出处】《金匮要略》

【组成】茯苓四两（12g），甘草三两（9g），干姜三两（9g），细辛三两（6g），五味子半升（6g）。

【用法】上药五味，以水八升，煮取三升，去滓，温服半升，日三服（现代用法：水煎服，用量按原方比例酌减）。

【功用】温肺化饮。

【主治】寒饮咳嗽。咳痰量多，清稀色白，或喜唾涎沫，胸膈不快，舌苔白滑，脉弦滑等。

【临床应用】

咳嗽

案一

李某，女，50岁。2016年11月22日初诊。主诉：反复咳嗽4个月余。患者在某三甲医院曾行 X 线等检查，诊断为"气管炎"，给予抗菌、止咳化痰、解痉等治疗，效果不满意。现患者声音嘶哑，仍有咳嗽，咳音稍重，干咳无咯痰，咽痒而咳，无寒热，舌淡红不鲜，苔薄白，脉沉弦。治宜温肺化饮，下气降逆。给予苓甘五味姜辛汤加味。处方：厚朴20g，茯苓20g，干姜15g，五味子8g，细辛3g，款冬花10g，紫菀10g，木蝴蝶10g，芦根20g，巴戟天15g，淫羊藿15g，炙甘草6g。5剂，1天1剂，嘱患者每日3次温服。

患者服用 4 剂后咳嗽已愈，诸症消除，来电话致谢。

按语：此患者经三甲医院规范化治疗后无明显效果，观其用药多是抗菌、解痉治疗，久之伤人阳气。此患者咳嗽已有一段时间，若能明确其发病具体原因更利于治疗。但因其咳嗽日久，且已经治疗，病因病机可能已经发生改变，加之患者一般情况良好，此时可不必详细追究其诱因，重点在于把握此时患者的证候。患者诉之咳嗽，干咳无痰，咽痒，听其音嘶哑，咳声重浊，望其舌淡红不鲜而苔薄白，切其脉沉稍滑。笔者认为，此时的咽痒不是真实的咽痒，而是气逆上冲所致。患者虽无咯痰，但其声音嘶哑、咳声重浊，此即为中医所说的"无形之痰饮"。舌淡红不鲜、苔薄白、脉沉弦，从脏腑辨病来看，其病位仍在肺为主，病性属寒。综上所述，该医案病因病机明了，为寒饮犯肺、痰气互结，方选苓甘五味姜辛汤加味。苓甘五味姜辛汤主治寒饮咳嗽，《金匮要略·痰饮咳嗽病脉证并治》曰："冲气即低，而反更咳、胸满者，用桂苓五味甘草汤去桂，加干姜、细辛，以治其咳满。"方中加入厚朴、款冬花、紫菀意在降逆化痰止咳。木蝴蝶利咽止咳，《中华本草》载其"主咽痛喉痹，声音嘶哑，咳嗽"。加入淫羊藿、巴戟天其意有二：一者久病及肾，淫羊藿、巴戟天性温，顾护真阳；二者淫羊藿、巴戟天可鼓舞肾气，以助温肺化饮。芦根清热而不生痰，以反佐作用。药证相符，切中其病机，故可快速起效而病获痊愈。［摘自：徐发飞，韩景波.顽固性咳嗽验案举隅.中医研究，2017，30(10): 36–38.］

案二

陈某，女，65 岁。2010 年 11 月 15 日初诊。入冬后常咳嗽，咯痰伴气促，痰多白稀，痰易咯出。X线胸片报告：支气管炎。经静滴青霉素治疗2周后但咳嗽不止。反复更医，服中、西药物，未见疗效，迁延不愈。刻诊：咳嗽，咯痰伴气促，痰多白稀，痰易咯出，无鼻塞流涕，无恶风寒，无发热，受凉、讲话后饮温水明显稍缓，纳一般，二便正常，舌质淡红胖嫩，苔白滑，脉沉缓，辨证为寒饮内停证。治以温肺化饮，方选苓甘五味姜辛汤加味。药用：茯苓15g，甘草6g，五味子10g，干姜10g，细辛3g，杏仁10g。服上方7剂咳嗽大减，痰少，精神转佳，再予服10剂，咳嗽止，精神食欲好，随访半年未复发。[摘自：**何院生.经方治验举隅5则.光明中医**，2012，27(5)：993–994.]

案三

王某，女，45岁。时值春夏之交，咳嗽，夜晚较甚，每于卧下时咳嗽明显，痰白稀量少，无恶寒发热，无鼻塞流涕，无头身痛，不渴，纳稍差，二便常，舌淡苔薄白，脉沉微弦。辨为肺中有寒饮，无外寒证。方用苓甘五味姜辛汤：茯苓20g，炙甘草10g，五味子10g，干姜10g，细辛10g。2剂咳止。分析：本病无外感病史，无外感寒邪表现，起病季节非寒冷之时，素无痰喘病史，虽不能称为饮家，但其卧下则咳。根据《素问·逆调论》"夫不得卧，卧则喘者，是水气之客也"，可以推断卧下咳或喘加重者，是水气上逆，因此用苓甘五味姜辛汤使水饮之邪从小便走。[摘自：**房莉萍，丛鹏.小青龙汤与苓甘五味姜辛汤的临床辨治鉴别.中医临床研究**，2011，3(2)：19.]

77 **射干麻黄汤**

【出处】《金匮要略》

【组成】射干十三枚（9g），麻黄四两（12g），生姜四两（12g），细辛、紫菀、款冬花各三两（各9g），五味子半升（12g），大枣七枚（7枚），半夏大者，洗，八枚（12g）。

【用法】上九味，以水一斗二升，先煮麻黄两沸，去上沫，内诸药，煮取三升，分温三服（现代用法：用量按原方比例酌减，水煎服）。

【功用】温肺化饮，下气祛痰。

【主治】本方主治寒饮郁肺之证。外有风寒，内有痰饮，内外相引，搏击于肺，则咳逆上气，喉中痰鸣。

【临床应用】

案一：喉源性咳嗽

王某，女，66岁。2009年6月18日主因阵发性咽干咳嗽3年余就诊。患者曾服用多种止咳西药和中成药，效果不佳。就诊时见阵发性干咳伴咽痒，吐少量清稀痰液，遇风寒加重，伴喷嚏、鼻流清涕。检查见咽腔黏膜淡红，悬雍垂水肿。舌淡红，苔薄白，脉浮紧。辨证：风寒袭肺。治法：疏风止痒，宣肺止咳。方用：射干麻黄汤加味。药用：炙麻黄6g，细辛3g，五味子15g，射干15g，炙紫菀15g，炙款冬花15g，制半夏6g，炙杏仁12g，蝉蜕

15g，地龙 15g，徐长卿 10g，甘草 10g。服药 3 剂，数年顽疾消失殆尽，嘱再服 3 剂，以巩固疗效。[摘自：王皓，张永伟，郝志鹏. 喉源性咳嗽临证浅析. 光明中医，2011，26(4)：810.]

案二：慢性咳嗽

患者胡某，女，24 岁。2014 年 11 月初诊。咳嗽反复发作近 2 个月。初起于感冒，经治疗后咳嗽至今。晨起后及遇冷风后咳嗽明显，干咳无痰，无胸闷、胸痛。咽痒不适，背部恶寒、恶风。平素恶寒，手足冷，甚则彻夜难安，食欲差，难以入睡，易惊惕。大便或稀或干，小便可。月经来潮时腰酸、小腹痛、恶寒肢软。末次月经 10 月 27 日。舌淡黄粗糙，脉缓。射干麻黄汤加味：炙麻黄 10g，炒杏仁 10g，干姜 10g，细辛 5g，五味子 15g，茯苓 10g，射干 10g，桔梗 15g，生甘草 10g，炒黄芩 10g，陈皮 10g，胆南星 15g，百部 15g，冬花 10g，紫菀 10g，苏子 10g，僵蚕 10g，蝉衣 10g，制杷叶 15g。7 剂。患者复诊时咳嗽减轻，有少许白痰咳出，加法半夏 10g，续服 7 剂后，咳嗽基本痊愈。

按语：患者寒饮化热，壅塞肺气，故以射干麻黄汤加黄芩清热，加胆南星、陈皮祛痰，僵蚕、蝉衣祛风止咳，百部、紫菀、款冬花、制杷叶润肺下气，共奏消痰散饮，降肺止咳之功。《素问·脏气法时论》曰："肺苦气上逆，急食苦以泄之。"寒邪客肺，久羁化热，或温邪袭肺，耗伤津液，炼津成痰，形成痰热蕴肺证，症见喘咳气涌，胸闷气短，咳吐黄痰等。刘教授认为："以方测证，本证当是外有风寒，内有水饮，寒饮相搏，壅塞肺气所致，但患者若迁延日久才就诊中医，则常有痰饮化热之势，如出现咳黄痰，舌苔黄厚，痰黏不易咳出，舌偏红，脉滑数等。"[摘自：何家振，邓

惠文，张夏维，等．刘松林运用经方治疗咳嗽经验举隅．湖北中医杂志，2017，39(1): 15–17.]

案三：支气管哮喘

　　赵某，男，43 岁。初诊日期 2016 年 5 月 16 日。患者反复气喘、气憋 2 年余，加重 4 天。平素有过敏性鼻炎病史，于 2 年前行鼻息肉摘除术，而后出现气喘、气憋、喉中哮鸣症状，就诊于当地医院，诊断为支气管哮喘急性发作期，给予止咳、平喘、抗感染、化痰等药物治疗，症状缓解后出院。出院后上述症状反复发作，时轻时重，常年口服茶碱缓释片，吸入舒利迭，一直未愈。此次发病于 4 天前，因受凉再发。自觉发热，恶寒，咯痰量多质稀，气喘、气憋、喉中鸣响，张口抬肩，不能平卧，伴有纳差。发病后未就医，自服疏风解毒胶囊、阿莫西林胶囊、茶碱缓释片，多次吸入舒利迭，应用沐舒坦等药物，症状持续不缓解，为求系统治疗，遂辗转刘师处就诊。刻诊：患者畏冷形寒，喉中哮鸣有声，气急息促，不能平卧，咯痰色白；急性面容，精神紧张，神疲，纳差，形体偏胖；舌淡，苔白滑，脉浮滑。诊断：哮病。辨证：风寒袭肺。治法：温肺化饮。方用射干麻黄汤加减。处方：炙麻黄 10g，射干 15g，干姜 10g，法半夏 15g，紫菀 15g，款冬花 15g，五味子 20g，白术 20g，山药 15g，厚朴 10g，炙甘草 10g。每日 1 剂，水煎服。二诊：自述痰量减少，肢体得温，呼吸急促症状缓解，饮食改善。诊见：喉中轻度哮鸣，痰量仍稍多，气喘，但能平卧，舌淡，苔白，脉细滑。刘师认为，患者此时寒邪已去，痰浊未净，阻于气道作祟，当下应以涤荡痰浊为要，上方去山药、厚朴、干姜，加莱菔子 20g、紫苏子 20g、白芥子 10g。三诊：自述呼吸顺畅，状态良好。诊见：喉中哮鸣，偶有咳嗽，咯痰，神疲乏力，纳、眠尚可，二便无异常，舌淡、苔白，脉细滑。刘师认为，患者当下诸邪已去，但气虚正弱。方用玉屏风散合六君子汤加减。处方：防风20g，黄芪15g，白术20g，党参10g，薏苡仁20g，茯苓20g，陈皮15g，五味子15g，炙甘草10g。定期指导用药，随访半年，诸症平稳。

按语：患者体形偏胖，平素嗜肥甘厚味，伤及脾胃，脾虚则湿盛，聚而成痰，伏于肺络，且哮病日久，肺络虚损，不能鼓卫气以御邪，所以哮病反复发作。今患者受风寒而发，因阴盛于内，故痰易寒化，以致寒痰伏肺，发为哮病。此属本虚标实，急当攻其邪，故首诊用射干麻黄汤，重用炙麻黄、射干宣肺化痰，干姜、法半夏温肺化饮，以图缓急解痉，迅速解除病患痛苦。二诊时寒邪尽去，但痰浊壅盛，故去干姜，而加三子之味，以减温肺之功，增涤痰之效。三诊时诸邪已去，进入缓解期，治当扶正御邪，故用健脾益气之玉屏风散合六君子汤，以取正气存内、邪不可干之功。刘师一病三法，运用自如，实属治疗哮病之珍贵经验。[摘自：董高威，李竹英. 刘建秋治疗哮病八法. 上海中医药杂志，2017, 51(6): 27-29.]

78 冷哮丸

【出处】《张氏医通》

【组成】麻黄、川乌、细辛、蜀椒、白矾、猪牙皂、半夏曲、陈胆南星、杏仁、生甘草_{各一两}（各30g），紫菀茸、款冬花_{各二两}（各60g）。

【用法】共为细末，姜汁调神曲末打糊为丸，每遇发时，临卧生姜汤服二钱（6g），羸者一钱（3g），更以三建膏贴肺俞穴中。服后时吐顽痰，胸膈自宽。服此数日后，以补脾肺药调之，候发如前，再服（现代用法：用量按原方比例酌减，水煎服）。

【功用】散寒涤痰。

【主治】寒痰壅肺之哮喘。背受寒邪，遇冷即发喘嗽，顽痰结聚，胸膈痞满，倚息不得卧。

【临床应用】

支气管哮喘

案一

患者刘某，女，53岁，退休职工。主诉：反复气喘、咳嗽7年，加重1个月。患者于入院前7年因着凉后出现气喘、咳嗽、咳少许白黏痰，伴喉鸣、胸闷、畏寒，无发热、多汗、盗汗、胸痛，无咳脓臭痰、咯血、夜间阵发性呼吸困难、水肿、少尿等。在我院门诊给予抗炎、止咳、平喘、对症等治疗后好转。但以后上述症状反复发作，多在吸入刺激性气体或受凉后易犯，有时可自行好转。近 1 个月反复气喘、咳嗽、咳少许白色黏痰，伴胸闷、心悸、气短，活动后明显。无发热、多汗、盗汗、胸痛，无夜间阵发性呼吸困难、水肿、少尿。自行吸入"沙丁胺醇气雾剂"，但气喘仍明显。近 1 周剧烈活动后出现左侧胸痛，气短加重。门诊以"支气管哮喘"收住呼吸科。入院查体：神清，双肺呼吸运动正常，肋间隙正常，双侧语音震颤正常，双肺叩诊呈清音，双肺呼吸音粗，可闻及广泛呼气期哮鸣音，未闻及湿性啰音。心前区无隆起及凹陷，心尖搏动不明显，心界无扩大，心率 84 次 / 分，律齐，心音有力，各瓣膜区未闻及病理性杂音。辅助检查：WBC 8.05×10^9，N% 73.51%。胸 CT 片回报"两肺轻度间质性病变"。初步诊断：中医诊断：喘证（寒喘）。西医诊断：哮喘发作期（中期）。给予克林霉素、左氧氟沙星、氨茶碱、氨溴索治疗，并吸入布地奈德气雾剂。因中医辨证该患者属喘证之寒喘证，故应温肺散寒，祛痰平喘。方药：小青龙汤、苏子降气汤、冷哮丸合射干麻黄汤。治疗后，患者咳嗽、气喘、气短明显好转并出院。复查白细胞正常。

按语：患者因着凉长时间出现气喘，咳嗽，咳少许白黏痰，继感染出现哮喘。首先用克林霉素、左氧氟沙星抗炎，使炎症消退，氨茶碱平喘、氨溴索化痰治疗，并吸入布地奈德气雾剂。同时配合中药小青龙汤、苏子降气汤、冷哮丸和射干麻黄汤。中西合璧取得满意疗效。[摘自：任春贞，庄梦婕，张艳红，等. 支气管哮喘 2 例诊疗体会. 世界最新医学信息文摘，2016, 16(90): 159-160.]

案二

患者马某，女，54岁，退休职工。主诉：反复气喘、咳嗽10年，加重2周。患者10年前因着凉后出现气喘、咳嗽、咳少许白黏痰，伴喉鸣、胸闷、畏寒，无发热、多汗、盗汗、胸痛，无咳脓臭痰、咯血、夜间阵发性呼吸困难、水肿、少尿等。在我院门诊给予抗炎、止咳、平喘、对症等治疗后好转。但以后上述症状反复发作，多在吸入刺激性气体或受凉后易犯，有时可自行好转。经常自服氨茶碱及消炎药可好转。2周前受凉后出现流涕、咽痛、咳嗽、咳黄白色黏痰，伴气喘、胸闷、心悸，无发热、多汗、盗汗、胸痛，无夜间阵发性呼吸困难、少尿。为进一步诊治，门诊以"支气管哮喘"收住呼吸科。入院查体：神志清楚，口唇轻度发绀，双肺呼吸运动正常，肋间隙正常，双侧语音震颤正常，双肺叩诊呈清音，双肺呼吸音粗，可闻及广泛呼气期哮鸣音，未闻及湿性啰音。辅助检查：WBC 7.53×10^9，N% 67.10%。支气管激发试验阳性。初步诊断：中医诊断：喘证（寒喘）。西医诊断：哮喘发作期合并感染。给予头孢噻吩钠、氨茶碱、氨溴索治疗。中药：小青龙汤、苏子降气汤、冷哮丸合射干麻黄汤加减。患者病情明显好转并出院。[摘自：任春贞，庄梦婕，张艳红，等．支气管哮喘2例诊疗体会．世界最新医学信息文摘，2016，16(90)：159-160.]

79 定喘汤

【出处】《摄生众妙方》

【组成】白果_{去壳，砸碎，炒黄色，二十一枚}（9g），麻黄_{三钱}（9g），苏子_{二钱}（6g），甘草_{一钱}（3g），款冬花_{三钱}（9g），杏仁_{去皮尖，一钱五分}（4.5g），桑皮_{蜜炙，三钱}（9g），黄芩_{微炒，一钱五分}（4.5g），法制半夏 3 钱（9g）_{如无，用甘草汤炮 7 次，去脐用}。

【用法】水三盅，煎二盅，作二服。每服一盅，不用姜，不拘时候，徐徐服（现代用法：用量按原方比例酌减，水煎服）。

【功用】宣降肺气，清热化痰。

【主治】风寒外束，痰热内蕴证。咳喘痰多气急，质稠色黄，或微恶风寒，舌苔黄腻，脉滑数。

【临床应用】

案一：支气管哮喘

陈某，女，46 岁。2006 年 7 月 12 日初诊。支气管哮喘反复20 年。受凉后经常反复发作，每年发作多次，近几年发作频繁，发作时用沙美特罗替卡松粉吸入剂吸入可立即缓解。诊见体胖，满月脸，脸色暗，发作时、睡觉时喉中有痰鸣，张口抬肩，痰清稀，口不干，舌淡红，苔白如粉，脉略沉弦。诊断为哮喘。辨证为寒饮。治以化痰除饮，止哮平喘。方用小青龙汤。药用：麻黄6g，桂枝 10g，白芍 15g，五味子 10g，干姜 6g，细辛 6g，法半夏

15g，炙甘草 6g。10 剂，水煎，1 日 1 剂，服 3 次。服 10 剂后哮喘发作缓解，痰鸣减轻，舌质淡红，苔白腻，脉略沉。效不更方，仍服前方，少用沙美特罗替卡松粉吸入剂，前方继服 10 剂后，症状进一步缓解，偶尔发作，但鼻干，痰黏，舌红苔白，脉沉。改用定喘汤加射干。药用：射干 15g，麻黄 6g，杏仁 12g，桑白皮 15g，黄芩 10g，半夏 12g，苏子 15g，款冬花 15g，白果 15g，甘草 6g。10 剂，日 1 剂，水煎，分 3 次服。又诊：满月脸减小，脸色不暗，痰黏减轻，痰少，鼻不干，最近未发作，舌红苔白，脉沉。仍服前方 5 剂，症状消除痊愈。

按语：患者支气管哮喘病史 20 年，喉中有清稀痰，里有宿疾，受凉外感引动内饮，病情就发作，常用沙美特罗替卡松粉吸入剂为激素，导致水湿潴留体内，饮邪更加重，满月脸，脸色暗，用小青龙汤温化痰饮，药证相合，故收显效。服药后阳气来复，改用清热化痰定喘之定喘汤收功。[摘自：龚贵川.晋献春应用经方验案举隅.实用中医药杂志,2016,32(5):501-502.]

案二：慢性阻塞性肺疾病

邵某，男，74 岁。2013 年 6 月 20 日初诊。反复咳嗽伴喘息 10 年，加重 1 周。既往有 10 年慢性咳嗽、咳痰、喘息病史，5 年前诊断为 COPD。20 余年吸烟史，平均每日 20 支。平素间断吸入舒利迭，早晚各吸 1 次，茶碱缓释片 10mg 口服，每日 2 次，病情控制不理想。1 周前因受凉出现咳嗽、喘息加重，服苏黄止咳胶囊，症状未得到控制。现患者咳嗽，咳黄色黏痰，痰难咯，伴喘息气促，活动后加重，口渴欲饮，晨起口苦，大便干，小便黄，纳食欠佳，舌质偏暗，有瘀斑，苔薄黄，脉弦数。胸部 CT 显示：

①慢支炎、肺气肿。②右肺上叶小结节，多系慢性炎症。中医诊断：肺胀。中医辨证：痰热壅肺夹瘀。中医治法：清热化痰，降气平喘，疏肝化瘀。治以定喘汤加减。处方：蜜炙麻黄10g，款冬花15g，法半夏15g，紫苏子20g，陈皮15g，茯苓20g，黄芩20g，杏仁15g，厚朴20g，郁金20g，香附20g，柴胡15g，龙胆草20g，三七粉10g（合药冲服），丹参30g，木蝴蝶15g。水煎服，每日1剂，每日3次。连服10剂后患者咳嗽、咳痰量减少，喘息症状好转。二诊：咳嗽，咳少量黄色黏痰，易咳出，稍有喘息，纳眠仍欠佳，舌质暗淡，苔薄黄，脉弦滑。继以定喘汤加减如下：蜜炙麻黄10g，款冬花15g，法半夏15g，紫苏子20g，陈皮15g，莱菔子20g，杏仁15g，厚朴20g，郁金20g，香附20g，三七粉10g（合药冲服），佛手15g，远志15g，柴胡15g。连服6剂后患者偶有咳嗽、咳痰及喘息气促。门诊随访2年，患者病情稳定，未见复发。

按语： 患者老年男性，久病脾虚，脾为生痰之源，脾虚痰浊停聚，致肺气郁闭，肝气失于调达舒畅，日久影响血液运行，痰瘀互结，郁而化热，终致肺气胀满，不能敛降，肺气上逆，发为咳喘。《丹溪心法·咳嗽》篇说，"肺胀而咳，或左或右不得眠，此痰夹瘀血碍气而病"，提示肺胀的发生与痰瘀互结、阻碍肺气有关。痰浊、瘀血为病，导致病势缠绵，纠结难愈。方中以炙麻黄、紫苏子、杏仁、厚朴降气平喘，法半夏、陈皮、茯苓化痰除湿，黄芩、木蝴蝶清肺热，柴胡、郁金、香附、佛手、龙胆草疏肝泻火，三七粉、丹参活血祛瘀，共奏清肺化痰平喘、疏肝化瘀之功。

[摘自：龚新月，李娜，廖春玲，等.定喘汤加减治疗痰热壅肺型肺胀验案2则.亚太传统医药，2016，12(1)：89-90.]

案三：咳喘

刘某，男，62 岁，退休。2010 年 11 月 18 日初诊。主诉：间断咳嗽 20 年。加重伴活动后喘憋 1 个月。患者既往慢性咳嗽病史 20 年。吸烟 40 年，每日 1 包。此次发病前 1 个月无明显诱因出现活动后喘促，咳嗽加重，自服清肺消炎丸 1 周后未见好转。现症：咳嗽，咯黄黏痰，量多，喘促气短，活动后加重，无喉间哮鸣音，大便干，纳食欠佳，舌暗红，苔黄腻，脉滑数。诊为肺胀。证属痰热郁肺。治疗：清肺化痰，降逆平喘。方用定喘汤加减。药用：炙麻黄 6g，杏仁 10g，桑白皮 20g，黄芩 16g，金荞麦 20g，蝉蜕 10g，僵蚕 10g，前胡 10g，桔梗 10g，射干 10g，浙贝母 10g，百部 20g，紫菀 20g，款冬花 20g，紫苏子 10g，郁金 10g，赤芍 20g，半夏 10g，橘红 10g，鸡内金 10g，甘草 6g。水煎服，日 1 剂，分 2 次温服。连服 14 服后，体质明显改善。[摘自：李晓丹 . 运用定喘汤治疗肺系疾病医案 2 则 . 吉林中医药，2012, 32(4): 417–418.]

80 **五虎汤**

【出处】《医宗金鉴·幼科心法要诀》

【组成】麻黄、炒杏仁各三钱（各 9g），石膏五钱（15g），甘草一钱（3g），细茶一撮。

【用法】加桑白皮一钱（3g）、生姜三片、葱白三茎，水煎服。

【功用】宣肺清热，解表散寒。

【主治】暴喘。风热壅肺，身热，咳喘痰多者。

【临床应用】

案一：感冒

丁某，男。2009 年 4 月 9 日就诊。主诉：咳嗽，流涕，恶心1 天。患儿无发热、腹泻，纳稍差，眠可，二便可，舌红，苔腻，脉浮滑。查体：咽充血，扁桃体 Ⅱ 度肿大，未见分泌物。双肺呼吸音粗，未闻及明显干、湿啰音。心脏查体未见明显异常。中医诊断：感冒。证属外感风热。治以清热解毒，宣肺止咳。五虎汤加味，处方：炙麻黄 4g、炒杏仁 10g、生石膏 30g、生甘草 3g、桂枝 10g、黄芩 15g、金银花 15g、连翘 9g、淡竹 10g、淡豆豉10g、麦冬 12g、鲜芦根 30g、生姜 2 片、绿茶 1 撮。5 剂，水煎服。复诊：咳嗽、流涕减轻，偶咳，无恶心、呕吐，舌红、苔薄略腻，脉弦细。查体：咽红，扁桃体 Ⅰ 度肿大，未见分泌物。双肺呼吸音粗，未闻及明显干、湿啰音。心脏查体未见明显异常。在上方基础上去生石膏、淡豆豉，加白前 10g、桑白皮 10g、桑叶 10g，生甘草改为炙甘草 10g。5 剂后痊愈。[摘自：张晶洁. 徐荣谦教授运用五虎汤治疗小儿肺系病证经验. 中医儿科杂志, 2011, 7(3): 9-10.]

案二：咳嗽

徐某，男，38 岁。2010 年 4 月 16 日因畏寒发热，咳嗽咳痰初诊。脉案：时逾清明，其气至而未至，春寒凛凛，触冒风寒，卫气被遏，肺失宣降之职，是以恶寒发热，鼻塞声重，清涕殊多，咳嗽痰稀，咽痒不适，肢体疲软，舌淡红苔薄白，脉浮略数。治拟疏风解表，宣肺止咳。拟五虎汤加味。组方：羌活、荆芥、防风、苏叶、杏仁、白芷、桔梗、姜半夏、陈皮、炙冬花各 12g，薄荷（后下）、甘草各 6g，生姜 2 片，葱白一寸。5 剂，水煎服，每日 2 次温服，服后微出汗，避风。追访患者，诸症已转，无发热，神清气爽，无疲惫感，稍有咳嗽，嘱其多饮水，注意休息，避风寒。

按语：外感六淫伤人，首犯肌表肺卫，出现恶寒发热、头身疼痛、鼻塞咳嗽、脉浮等表证。此时因病邪轻浅，应遵"因其轻而扬之""其在皮者，汗而发之"的治疗原则，使邪气从肌表而出。陈老师认为，辛温之药发汗力雄，如无咽痛、流浊涕等热象，当首选辛温之药以解表祛邪。江南潮湿之地外感多夹湿，临证中用辛苦温之药，以祛风解表胜湿。[摘自：章源. 陈意验方二则. 浙江中西医结合杂志, 2015, 25(2): 105-106.]

案三：喘证

唐某，女，28 岁。1981 年 10 月 12 日初诊。家属背入诊室，喘息不止，不能平卧，曾在某医院住院治疗不效，故来诊。患者咳喘症已10年之久，间断发作，近半月余复发，日渐加剧。症见：面色陈暗无华，口唇紫绀，精神萎靡，喘息抬肩，呼吸急迫，咽喉不利，不得平卧，语言低微，胸闷气短，咳吐黄痰，身热（体温39.2℃），不思饮食，大便干燥，5日未行，小便短赤，舌质干，苔黄厚，脉滑数。胸透：两肺野透过度增强，右膈角平直且动度较差。该患者久病肺虚，外邪侵袭，肺气失宣，郁热壅阻肺络所致，诊为喘息证。治宜清热定喘，宣肺止咳。五虎汤加味。药用：麻黄10g，杏仁15g，甘草10g，生石膏80g，细茶叶5g，桔梗15g。2剂，每6小时服1次。10月13日复诊，喘息减轻，身热退（体温37.5℃），能平卧，仍胸闷气短，稍有思食之意，大便干燥，小便色黄，面色暗红，舌质干，黄厚苔，脉弦数。续服前方3剂，服法同前。10月15日三诊，服药后喘息大减，仍咳黄痰，胸闷气短，饮食略增，大便日1次，干燥，小便色黄，能下床活动，体温恢复正常，脉弦数。续服前方3剂，日3次。10月19日四诊，服上药喘息咳痰均已好转，饮食增加，面色红，无华，舌质干，苔黄，仍胸闷气短，脉弦数。前方加苏子15g，3剂。10月29日五诊：喘咳已好，活动时有气短胸闷感，面色红，舌质干，薄黄苔，脉沉略数。续服前方3剂。11月19日复查，已停药20多天。胸透：肺无异常改变。前症已愈。[摘自：王凤仪. 应用五虎汤治疗喘证. 辽宁中医杂志，1984, (6): 20–21.]

81 苏子降气汤

【出处】《太平惠民和剂局方》

【组成】紫苏子、半夏汤洗七次，各二两半（各75g），川当归去芦，一两半（45g），甘草二两（60g），前胡去芦、厚朴去粗皮、姜汁拌炒，各一两（各30g），肉桂去皮，一两半（45g）。

【用法】上为细末，每服二大钱（6g），水一盏半，入生姜二片，枣子一个，苏叶五叶，同煎至八分，去滓热服，不拘时候（现代用法：加生姜2片，枣子1个，苏叶2g，水煎服，用量按原方比例酌定）。

【功用】降气平喘，祛痰止咳。

【主治】上实下虚喘咳证。痰涎壅盛，胸膈满闷，喘咳短气，呼多吸少，或腰痛脚弱，肢体倦怠，或肢体浮肿，舌苔白滑或白腻，脉弦滑。

【临床应用】

案一：慢性支气管炎伴感染

许某，男，82岁。2015年2月2日于门诊就诊。患者8年前无明显诱因出现咳嗽，甚则气喘，每年冬春季发，进行性加重，1周前受凉感冒再次发作，咳嗽伴咯大量黄黏痰，后转为少量白痰，动则气喘，不能平卧，甚则心悸，伴气短、乏力，舌质暗红，苔黄腻，脉数。查胸片示：两肺纹理增多紊乱模糊。血常规示：中性粒细胞百分比 76.7%，淋巴细胞百分比 8.5%，单核细胞百分比 11.4%，淋巴细胞绝对值 0.5，白细胞计数 5.89×10^9/L，红细胞计数 4.25×10^{12}/L。查体：两肺呼吸音粗，双下肺可闻及湿啰音。门诊拟"慢性支气管炎伴感染"于 2015 年 2 月 3 日收住院。起初暂予以哌拉西林他唑巴坦 3.39g，8 小时 1 次，抗感染，氨溴索 90mg，日 2 次，化痰平喘，多索茶碱 0.3g，日 1 次，平喘，特布他林 5mg、异丙托溴铵 500μg、布地奈德雾化液 3mg 联合雾化吸入抗炎解痉平喘，效果不显。后加用中药治疗，方选苏子降气汤加减。组方如下：炒苏子 10g，黄芩 6g，黄芪 20g，炒白术 15g，前胡 12g，葶苈子 10g，全蝎 4g，山萸肉 15g，云茯苓 15g，杏仁 6g，桔梗 6g，潞党参 20g，山药 30g，广郁金 15g，生甘草 6g。水煎服，每日 1 剂，共 4 剂。2 月 7 日医生查房，患者仍有咳嗽，咯少量白黏痰，但症状较前明显好转。无恶寒发热，无明显气喘，无乏力，无胸痛，无头晕头痛，无恶心呕吐，无腹痛腹泻，胃纳可，睡眠安，大小便正常。查体：两肺呼吸音粗，双肺未闻及明显干湿啰音。舌质暗红、苔黄腻，脉数。2 月 9 日医生查房，患者咳嗽咯痰不显，病症改善，无明显气喘，无恶寒发热，无乏力，无胸痛，无头晕头痛，无恶心呕吐，无腹痛腹泻，胃纳可，睡眠安，大小便正常。查体：两肺呼吸音粗，双肺未闻及明显干湿啰音。患者症情改善，予以出院，并开上述中药 7 剂回家服用，建议门诊随诊。

按语： 患者老年男性，反复咳嗽气喘 8 年，久病肺肾两虚，易感外邪，外风犯肺，入里化热而发热，热灼伤津液，化而为痰，痰热蕴肺，肺失宣降，所谓"邪气盛则实，邪去正自安"，故宣肺清热、化痰平喘为第一要义。本病病位在肺，属本虚标实，辨证肺肾气虚，痰热蕴肺，此方标本兼顾，辨证准确，病情得以缓解，充分体现中医辨证论治整体观思想的优势。[摘自：韩知言．苏子降气汤治疗肺系疾病验案举隅．中国中医药现代远程教育，2016，14(5)：127-129.]

案二：慢性支气管炎急性发作

季某，女，58岁。患"慢支、肺气肿"6载有余，近因受凉咳喘阵作，痰多胸闷，心悸息促，动则尤甚，口唇青紫，舌润稍胖，苔白腻，脉沉滑。此乃痰涎壅盛、肺失肃降、肾气虚怯、摄纳无权之证，拟豁痰降气、肃肺定喘之法，稍佐补肾纳气之品。苏子降气汤加味，处方：苏子、橘皮、厚朴、半夏、前胡各6g，白芥子、莱菔子、当归各12g，沉香末2g，肉桂6g，鲜生姜4片。每日1剂，水煎服。服药5剂，咳喘大减，气息渐畅，咯痰较前为爽。复诊去生姜、白芥子、莱菔子，加太子参、山药、五味子、补骨脂各12g，培本缓图，旬余证除。[摘自：张旭初．苏子降气汤临床验案举隅．吉林中医药，2004，24(5)：53.]

案三：咳喘

李某，女，62岁。2004年9月27日初诊。10年前咳嗽至喘，症状日渐加重。今呼吸不畅，不能平卧，痰多色白，不易咯出，腰腿酸软，小便频数，舌质润而胖，苔薄白，脉弦。本病例属上盛下虚之咳喘，为肾不纳气之故。苏子降气汤加味：苏子15g，陈皮15g，当归12g，前胡15g，肉桂9g，厚朴12g，甘草10g，沉香10g，生姜12g。连服3剂。10月3日二诊，脉弦而有力，咳嗽缓解，仍喘息不能平卧，于上方去前胡、生姜，加葶苈子15g，大枣15g，党参20g，连服3剂痊愈。[摘自：张世平．苏子降气汤的临床应用．临床和实验医学杂志，2006，5(4)：409.]

【出处】《金匮要略》

【组成】葶苈_{熬令黄色，捣丸如弹子大}（9g），大枣_{十二枚}（4枚）。

【用法】以水三升，煮枣取二升，去枣，内葶苈，煮取一升，顿服。

【功用】泻肺行水，下气平喘。

【主治】痰水壅实之咳喘胸满证。肺痈、喘不得卧、胸满胀、一身面目浮肿、鼻塞、清涕出、不闻香臭酸辛、咳逆上气、喘鸣迫塞、支饮胸满者。

【临床应用】

案一：慢性肺源性心脏病急性发作

患者，男，79岁。2015年4月3日初诊。患者反复咳嗽咳痰伴气喘30余年，2015年3月于当地医院住院治疗，诊断为"COPD、慢性肺源性心脏病"。来诊时患者胸闷气喘，心慌，动则加重，咳嗽，咳黄脓痰，双下肢水肿，尿少，睡眠不佳，纳差，大便成形，察其唇色紫暗，舌质暗紫，苔黄腻，脉结代。中医诊断：肺胀（痰瘀阻肺证）。西医诊断：慢性肺心病急性发作伴右心衰。治以清热化痰、泻肺平喘、逐瘀利水为法。处方：葶苈子15g，大枣30g，鱼腥草20g，肺形草15g，金银花30g，浙贝15g，瓜蒌15g，苦杏仁10g，桔梗15g，前胡15g，丹参30g，三棱 18g，莪术 18g，车前子 30g，泽泻 30g，茯苓 15g，山药 50g，酸枣仁 12g，合欢皮 15g，炒薏苡仁 30g，北秫米 30g。7 剂，每日 1 剂，水煎，早晚饭后温服。嘱患者避风寒，慎起居，节饮食。二诊（4 月 10 日）：患者双下肢水肿减轻，痰亦减少，活动后气促有所缓解，纳可，失眠改善，舌红暗，苔白腻，脉结代。原方去鱼腥草、金银花、浙贝，加生脉散（党参 15g、麦冬 15g）。7 剂。三诊（4 月 17 日）：患者下肢水肿消退，偶有咳嗽，伴少量白痰，气喘减轻，心悸减少，无失眠，纳可，舌暗红，苔白，脉沉细。原方去泽泻、车前子、酸枣仁、合欢皮，加玉屏风散（黄芪 30g、炒白术 12g、防风 12g）。续服 14 剂，用药后病情稳定。

按语：导师认为，正虚反复染邪乃肺心病发展为心衰的关键。患者"咳嗽，咳黄痰"故用鱼腥草、肺形草、金银花等以清热解毒，瓜蒌皮、浙贝以清化热痰。"胸闷心慌，气喘动则加重，双下肢水肿"用葶苈子泻肺降气、祛痰平喘，合泽泻、茯苓利水消肿，桔梗、苦杏仁、前胡宣肺平喘，化痰咳止。"唇色紫暗，舌质暗"用丹参、三棱、莪术活血化瘀，通行血脉。茯苓健脾宁心，山药平补肺脾肾，两药合用，补五脏之虚而固本。炒薏苡仁、北秫米共健脾益胃补中，使中焦旺，气血生化有源。睡眠不佳故加酸枣仁、合欢皮以养心安神。二诊患者诸症皆有所好转，去鱼腥草、金银花、浙贝，加生脉散以益气养阴复脉。三诊水肿及失眠皆无，去泽泻、车前子、酸枣仁、合欢皮，加玉屏风散益气固表，巩固疗效。用药步步为营，终获良效。[摘自：张珊珊. 王伟运用加味葶苈大枣泻肺汤治疗肺心病心衰的经验. 广西中医药，2016,39(2): 59-61.]

案二：咳喘

患者张某，男，73岁。2011年3月24日就诊。患者素有痰咳痼疾，每年冬天加剧。今见咳喘心悸已2天，咳吐泡沫痰，量多，间有少许脓痰。全身浮肿，下肢尤甚，按之凹陷。小便减少，饮食懒进，动则气短。脉细弱而稍数，右寸浮弦。舌微紫暗，苔白腻滑。此乃痰水犯肺，阻塞气机，肺失通调，水道不利；气滞血瘀，心阳受损，以至水湿浸渍，水满咳喘，气短心悸。治宜泻肺排痰，疏利气机，补心益气，平喘利水。予葶苈大枣泻肺汤加味。处方：葶苈子9g，大枣20枚，桑白皮12g，麻黄12g，桂枝12g，枳壳12g，半夏12g，陈皮12g，茯苓20g，车前子12g，党参30g，金银花12g，五味子12g。上方连服2剂，诸症衰其大半。去金银花再进1剂，喘满浮肿全消。继以二陈汤送服附桂八味丸以善其后。

按语：葶苈大枣泻肺汤药仅二味，但在临床上若选用适宜，疗效甚佳，一般用于肺部痰热壅结，表现为咳嗽咳喘甚至肿满者，无不应效。本例痰水壅肺，阻滞气机，心阳受损而出现喘咳、肿满、心悸而配用麻黄、桑白皮、桂枝、车前子、党参、茯苓、五味子等宣肺利水、益气强心之品。实践证明，只有辨证用药，灵活变通，才能取得显效。临床实践体验，现代医学之小叶性肺炎、大叶性肺炎、急性支气管炎、肺脓肿、胸腔积液、肺源性心脏病等，如能掌握本方之适应证，按照中医辨证法则，运用葶苈大枣泻肺汤加味，常能获得满意疗效。尤其是治疗肺源性心脏病，因葶苈既能清泻肺中痰热，又能强心利尿，疗效较为显著。[摘自：赵秋侠.葶苈大枣泻肺汤临床应用.中国民间疗法，2012，20(11)：35-36.]

案三：肺脓肿

患者，男，30 岁。始于太阴风热，咳嗽身热，胸闷吐黄痰，左寸浮数，自认感冒，未曾重视。2 周后，痰浊壅盛，憎寒壮热，胸闷憋气，痰稠如脓，其味腥臭，舌质深红，苔黄腻，脉数实，右寸独盛。血检：白细胞 $21.8×10^9$/L，中性粒细胞 0.86，淋巴细胞 0.14。胸片示：肺纹理密度增高，部分实变。初诊：肺化脓症。刻诊：面容憔悴，营养不良，心率 98 次 / 分，呼吸 35 次 / 分，夜卧盗汗，头晕心悸，时有呕恶。食欲不振，食喜凉饮，尿赤便干。辨证：脓毒壅肺，感染菌毒。治法：泻肺涤痰，排脓解毒。方药：葶苈大枣泻肺汤加味。组成：葶苈子 15g，大枣 15 枚，桔梗 15g，甘草 20g，白头翁 40g，浙贝母 15g，金银花 40g，鱼腥草 30g，桃杏仁各 12g，冬瓜子 30g，苡米 30g，黄芩 15g，鳖甲 20g，青蒿 15g。沙参 30g，麦冬 18g，鲜苇茎 30g 为引。1 剂 / 日，水煎，分早午晚 3 次服。复诊：服药 7 剂，壮热减为低热，脓痰减少，呼吸畅快，余症同前。继服上方 7 剂，脓痰无腥臭味，但脓痰仍有，呼吸平稳，夜热已退，中毒症状有改善，肌肤渐润，营养状况稍好，续服原方 10 剂，在个别药物稍作调整的同时，配伍益气养阴药，以求扶正祛邪，约治 2 个月，诸症悉除。[摘自：**陈锐**.**葶苈大枣泻肺汤临床新用**.中国社区医师，2011，27(12): 15.]

【出处】《伤寒论》

【组成】 大戟、芫花、甘遂各等分（各 1g）。

【用法】 三味等分，各别捣为散。以水一升半，先煮大枣肥者十枚，取八合去滓，内药末。强人服一钱匕，羸人服半钱，温服之，平旦服。若下后病不除者，明日更服，加半钱得快下利后，糜粥自养（现代用法：上 3 味等分为末，或装入胶囊，每服 0.5 ～ 1g，每日 1 次，以大枣 10 枚煎汤送服，清晨空腹服。得快下利后，糜粥自养）。

【功用】 攻逐水饮。

【主治】（1）悬饮。咳唾胸胁引痛，心下痞硬胀满，干呕短气，头痛目眩，或胸背掣痛不得息，舌苔滑，脉沉弦。

（2）水肿。一身悉肿，尤以身半以下为重，腹胀喘满，二便不利。

【临床应用】

案一：结核性胸膜炎（一）

余于 2005 年 3 月患结核性胸膜炎，出现盗汗，干咳，不能平卧，动辄气急。拍胸片提示：右侧胸腔积液。在我院门诊 B 超检查，积液约 2000mL，在 B 超引导下抽积液 500mL，建议 1 周后再抽。抽积液第二天清早，余自服十枣汤 2g。药后反应：服药

5 分钟左右即感胃中灼热，恶心，眩晕，全身冷汗，约半小时后感觉药出了胃脘部，腹中有下沉感，并能听到"咕噜咕噜"的鸣响，胃中灼热，恶心，眩晕，全身冷汗等全身反应明显减轻，起来服粥 1 小碗即有便意，排大便 1 次，间隔不到 10 分钟，第 2 次排便，便中出现水，从第 3 次排便就几乎全是水样便，服药 1 次一般排便 4～6 次，服药至腹泻停止不超过 3 小时。泻后顿觉神清气爽。按第 1 次的方法，每早用 1 次，连续服用 3 次，1 周后 B 超复查，给我抽积液的医生非常惊讶，说："你的积液怎么一下就少了？还不到 200mL 呢。这么少就不需要再抽。"其后余服抗痨药和健脾补肾中药 3 个月。停药后每月透视，检查半年，未见胸腔积液。

同年秋季，一位 70 岁患者在结核病医院住院 2 个月，抽积液 6 次，抽了长，再抽又长。抽最后一次时休克，抢救过来，患者放弃治疗出院。患者家属来找余求治。患者自述 30 年前曾患过结核性胸膜炎，采用抗痨和抽积液等方法，治疗半年病情痊愈。这次病情又发，认为抽积液 6 次不能控制病情，故放弃治疗。因其较瘦弱，年龄又大，所以给十枣汤 1.5g，1 周服 2 次，同时每天服用抗痨药，其余时间服用健脾益气中药。第 2 周改为十枣汤 2g，1 周 2 次，用药 1 个月复查，胸水消除。停用十枣汤服健脾补肾中药和抗痨药 3 个月，病情痊愈。半年后随访，病情未发。

按语：用十枣汤治胸腔积液，第一周可连用 2 天，隔 3 天再服 1 次。第二周后改为每周 2 次。一般用 2～3 周胸水即可除。药物用法：芫花（炒）、甘遂、大戟各等分，分别捣为散，肥大枣 10 枚，水煮半小时。清晨空腹送服 1～2g 药散，药散最好现配现用，不宜放置过久，以免药性降低。本方的剂量最好第一次服 1.5g，如果不泻第二天改为 2g。服药后必须服米粥一碗。第一次服药反应最强烈，有胃中灼热，恶心，眩晕，全身冷汗等全身反应，第二次开始就逐渐消除。服药一次排便 4～6 次即为有效。本方为治标之法，消除胸腔积液较快，但要想根除还必须对因治疗，祛除引起积液的根本原因。[**摘自：郭勇，郭儒君.用十枣汤临床体会.世界最新医学信息文摘**,2016,16(67): 400.]

案二：结核性胸膜炎（二）

姚某，男，37 岁，农民。2013 年 8 月 13 日诊。自诉 7 月份在外地打工，患感冒，发烧，体温 37.8～38.2℃，咳嗽，自购治感冒西药服用 3 天不效，出现乏力，咳嗽时牵及胁肋胀痛，平卧时气粗，住市某医院检查，诊断为结核性胸膜炎，胸腔大量积液。经抗结核药物治疗 20 天左右，体温恢复正常，咳嗽减轻，仍胸胁胀痛，不能平卧。X 线、彩超提示：右侧胸腔大量积液，最深处 101mm。胸腔穿刺 7 次，病人苦不堪言，要求中医治疗。现症：胸胁胀闷疼痛，心烦气粗，饮食纳差，乏力，睡眠可，二便调，舌质淡，舌苔白厚腻，脉弦涩。病乃悬饮无疑，非十枣汤不治，处制甘遂、制大戟、制芫花各等分研面装胶囊，大枣 10 枚煎汤去渣，空腹送胶囊 3g。14 日上午 10 时家属电告，服药半小时急欲大便，所下为水，量大，其臭颇甚。15 日嘱其仍服此药，所下臭水更多。16 日二诊，自觉胸胁胀闷减轻，饮食欠佳，精神尚可，舌质淡，舌苔薄白干，脉弦涩，拟四君子汤加减 2 剂。18 日三诊，自觉胸胁胀闷疼痛已减轻十之八九，尚动则气粗、乏力，舌质淡红，舌苔薄白干，脉弦涩，此乃饮邪不净，正气未复，仍需攻逐水饮，再服十枣汤 3 天。8 月 19 日病人电话告知，泻下粪水较前减少，已无不爽，身轻已如常人。8月22日四诊，患者精神焕发，症状消失。彩超提示：胸腔轮廓清晰，积液消除，病愈。

按语： 此例为典型悬饮，饮邪结于胁下。《金匮要略》云："病悬饮者，十枣汤主之。"方中甘遂、大戟、芫花逐水泻饮，直达病所，枣汤送服，安中而调和诸药，使下而不伤正，再拟四君子汤加减健脾补气，使正气足，而易祛邪，可见刘老对虚实夹杂之疑难病的治疗思路缜密，辨证无误，大胆立方，得心应手，祛邪方可安正无不贯穿于临证之中。结核性胸膜炎为难愈之疾，今竟得速效如此，乃不禁叹古方之神奇。[**摘自：安淑芳.刘善锁老中医的经方治验.光明中医**，2015, 30(12): 2659-2661.]

案三：支气管哮喘

吕某，女，60岁。因"反复咳喘、憋气5年，加重1周"于2013年5月11日就诊。5年来患者反复出现发作性喘息气急，喉中响鸣，常因感冒、闻及刺激性气味或饮食不慎而诱发，诊断为哮喘，多次住院治疗。平时用舒利迭、阿斯美等治疗，用药有效，停药则复发，也曾辗转多地服中药治疗，疗效不佳。近1周来因受凉，病情发作，经人介绍来诊。诊见：胸闷憋气，喉中响鸣，咳嗽，咳白黏痰，口苦心烦，口渴不欲饮，无寒热，纳眠可，小便调，大便干。舌淡红，苔薄黄，脉弦。见其体质壮实，遂予十枣汤，首剂每味0.5g，服药后排大便2次，为软便，症状无明显减轻。翌日继予以每味0.5g，排大便1次，仍是软便，但咳喘稍有减轻。第3天加剂量至每味1g，泻下稀水便3次，胸部顿感豁然，喘憋随之消失。虽有胃脘部嘈杂及腹部轻微下坠感，但于当晚不治自愈。后每周服药1次，每味药0.75g，连续服1个月，共

4 次。其间予以四君子汤（去甘草）加减调护脾胃，并嘱患者饮食清淡，忌食油腻生冷。患者咳喘平，纳眠可，面色红润，精神佳，查血常规及肝肾功能无异常。之后每年随访，哮喘未再发作，偶尔于感冒时感轻微胸闷不舒，但症状于感冒后很快消失。

按语：本案支气管哮喘，属于《金匮要略》痰饮篇中"咳逆倚息，短气不得卧"的"支饮"范畴。因其病情顽固，考虑饮邪深伏，结成窠臼，留而不出，以峻下之剂方可祛除窠臼之痰饮。开始 2 天症状改善不明显，考虑病重药轻，顽痰未解。第 3 天加大剂量后窠臼之痰被迎刃而解。此类疾病，病情缠绵，反复发作，不可一蹴而就，必须抽丝剥茧以求祛邪务尽。故共治疗 1 个月，取得了满意疗效。[摘自：王燕青 . 十枣汤治疗肺系病体悟 . 中医药通报，2017, 16(4): 13–15, 24.]

案四：慢性咳嗽

王某，女，45 岁。因"咳嗽 3 个月"于 2014 年 10 月 15 日就诊。患者于 3 个月前因工作环境装修，出现咳嗽，咳甚时感到憋气，各项检查均正常，应用中西药包括激素吸入等治疗，无明显效果。咳嗽频频影响休息，闻及刺激性气味则憋气，甚是痛苦。诊见：频繁咳嗽，干咳为主，偶尔咳少许白痰，憋气，咽痒，怕冷，面色灰滞，口干不欲饮，纳可，二便调。舌淡，苔薄白而润，脉弦。予十枣汤治疗。处方：大戟、甘遂、芫花各 0.5g（打粉），肥大枣 10 枚。嘱其第 2 天清晨用 10 枚肥大枣煎水后冲服，服后食大米粥。服药 20 分钟后感腹部轻微绞痛，随即泻软便，继之为水样便，共 2 次，当天下午咳嗽即明显减轻。3 天后再进 1 剂，剂量如上，症状完全消失，至今未再复发。

按语：本案患者为慢性咳嗽，病情顽固，中西医常规治疗效果均不好。此为饮邪深伏作祟，根据其咳嗽、舌苔薄白而微滑、脉弦，考虑饮邪射肺，符合《金匮要略·痰饮咳嗽病脉证并治》"咳家其脉弦，为有水，十枣汤主之"之说。遂予十枣汤治疗，以驱逐深结在里的水饮邪气。因药切病机，顽固咳嗽覆杯而解，显示出经方"一剂知，二剂已"之宏效。[摘自：**王燕青**．**十枣汤治疗肺系病体悟**．中医药通报，2017, 16(4): 13–15, 24.]

84 滚痰丸

【出处】《泰定养生主论》，录自《玉机微义》

【组成】大黄酒蒸、片黄芩酒洗净，各八两（各20g），礞石一两，碎，同焰硝一两，投入小砂罐内盖之，铁线缚定，盐泥固济，晒干，火煅红，候冷取出（30g），沉香半两（15g）。

【用法】上为细末，水丸如梧桐子大。每服四五十丸，量虚实加减服，清茶、温水送下，临卧食后服（现代用法：水泛小丸，每服 8～10g，日 1～2 次，温开水送下）。

【功用】泻火逐痰。

【主治】实热老痰证。癫狂昏迷，或惊悸怔忡，或不寐怪梦，或咳喘痰稠，或胸脘痞闷，或眩晕耳鸣，大便秘结，苔黄厚腻，脉滑数有力。

【临床应用】

案一：支气管炎、腺病毒感染

郭某，男，10 个月。2004 年 5 月 20 日初诊。患儿于 1 个月前开始咳嗽伴发热，体温 38.5～39.2℃，先后在当地县医院、某市级医院诊断为支气管炎、腺病毒感染，共住院治疗 1 月余。现仍低热，体温波动于 37.3～38.1℃，咳嗽，痰鸣，纳食少，面黄乏力，大便稀溏，日行 3～5 次，舌质淡，舌尖红，苔白，根部黄，指纹淡紫。查体两肺满布痰鸣音，血常规大致正常，X 线胸片示两肺纹理增粗。辨证分析：邪热犯肺，肺气失宣，正气不能鼓邪外出，致邪气留恋，更伤脾肺之气，正虚邪恋。治宜扶正祛邪兼施。方用我院自制儿科散剂七味散（即七味白术散：人参、茯苓、白术、甘草、藿香、葛根、木香共研粗末）1.5g，化痰散（即礞石滚痰丸：礞石、大黄、黄芩共研粗末）1g，每日2次，水煎1分钟，去渣温服。服药3日，体温下降到36.8～37.3℃，咳嗽有所减轻，仍然痰鸣，舌根部黄苔减少。再服3日，舌根部黄苔基本消失。嘱服七味散6日，体温下降至36.3～36.7℃，咳嗽基本消失，痰鸣偶闻。

按语：七味白术散出于《小儿药证直诀》，主治脾胃虚弱，发热，口渴，纳减，腹泻。《名医类案》载薛己曾用治咳喘日久不愈。本方具有健脾化湿之功，以去生痰之源，扶正为主。礞石滚痰丸用于实热老痰久积不去，有降火逐痰之效，以驱邪为主。同时七味白术散又能防止礞石滚痰丸攻伐太过。两方合用，共奏扶正祛邪之效，正盛邪去，则病自除。[**摘自：冯业贺. 小儿顽咳治验. 河北中医**，2005, (4): 275-276.]

案二：阻塞性肺不张

患者，男，49岁。因"结石性胆囊炎"住院治疗，入院时神志清，精神可，自觉乏力，右上腹胀痛，皮肤巩膜发黄，小便黄，大便可，舌淡红，苔白腻，脉沉。查体：T 36.6℃，P 82次/分，BP 122/66mmHg，R 18次/分。体重65.5kg。形体偏胖，面部皮肤及巩膜轻度黄染，腹软，未见肠型、胃型，右上腹及剑突下偏左处轻度压痛，无反跳痛及肌紧张，墨菲征可疑阳性，移动性浊音阴性，肠鸣音4次/分。完善相关检查后诊断为：结石性胆囊炎。于 2014 年 9 月 17 日在全麻下行腹腔镜胆囊切除术，术后予以静滴头孢硫脒、甲磺酸帕珠沙星注射液抗炎抗感染，氨甲环酸止血等治疗。术后第 2 天，患者自觉胸闷不适，心率、呼吸加快，R 44 次 / 分，BP 156/92mmHg，P 120 ～ 140 次 / 分。双肺可闻及明显干鸣音，予以硫酸特布他林雾化，灯盏花素活血化瘀，病情无好转，转入急诊科继续治疗。症见：胸闷气紧、呼吸急促、咳嗽、咯黄白色黏痰，大便干结，舌红苔黄腻，脉滑数。查体：左肺下叶可闻及少量湿啰音，右肺下叶未闻及呼吸音，右肺中上叶可闻及少量啰音，右侧前胸部可闻及干鸣音。血常规提示：WBC $8.67×10^9$/L，N $6.69×10^9$/L，N% 77.2%，CRP 63mg/L。血气分析提示：PCO_2 6.9kPa，PO_2 8.4kPa，pH 7.37。CT 提示：右肺完全阻塞性肺不张。考虑大部分为痰液阻塞，但中间段支气管起始部局部改变不除外其他可能，双侧胸膜腔少量积液，致左肺下叶被动性肺不张及部分肺组织含气不良。中医诊断：喘证（痰热壅肺证）。西医诊断：结石性胆囊炎术后并发阻塞性肺不张；肺部感染；胸腔积液。西医治疗给予无创呼吸机辅助通气（ST 模式，IPAP 16cmH$_2$O，EPAP 4cmH$_2$O），泰能、奥硝唑抗感染，氨溴索祛痰，雾化稀释痰液，二氯醋酸二异丙胺保肝等对症治疗，同时予以辅助机械排痰。患者形体偏胖，"肥人多痰多湿"，且素喜食肥甘厚味，易致痰热内生，湿热蕴于肺，肺失宣降，则咳喘、咯黄白色黏痰，胸闷。患者系上腹部术后，术后切口疼痛，不能剧烈咳嗽，而致痰液蓄积于肺内不能排除，结合舌脉，辨证为痰热壅肺证，故以礞石滚痰丸为主方，加以健脾、清热化痰等药以泻热逐痰。具体中药如下：金礞石 15g，生大黄 15g，黄芩 15g，沉香 15g，黄连 9g，竹茹 15g，陈皮 15g，法半夏 15g，茯苓 15g，大枣 15g，生甘草 10g。3 剂，每日 1 剂，每日 3 次，每次 100mL。3 剂后，患者咳嗽，咳出较多黄色黏痰，仍感胸前憋闷，二便正常，舌质淡红，苔薄黄。继续予以前方 3 剂，后复查血气，提示：PCO_2 6.5kPa，PO_2 12.9kPa。患者低氧血症纠正，继续予以无创呼吸机辅助通气，并予以纤维支气管镜吸痰。6 剂后，患者咳嗽、咯痰，痰量较前减少，以白色为主，胸前无憋闷感，舌质淡，苔偏腻，脉沉细。查体：左肺呼吸音清，右肺呼吸音较前清晰，闻及少量痰鸣音。患者术后，正气亏虚，又与峻药以泻热逐痰，峻药易伤脾胃，痰量较前明显减少。"脾胃为后天之本"，故予以六君子汤合苇茎汤以健脾益气，清肺化痰逐瘀。具体中药如下：党参 30g，茯苓 30g，白术 30g，法半夏 15g，陈皮 15g，芦根 15g，桃仁 15g，薏苡仁 15g，瓜蒌 15g，薤白 30g，生甘草 15g。6 剂后，患者仍咳嗽，咯白色泡沫痰，痰量较前明显减少，二便正常，舌淡，苔薄白，脉沉。查体：双肺呼吸音清，未闻及明显干湿啰音。复查血常规：WBC $5.37×10^9$/L，N $3.39×10^9$/L，N% 63.1%，CRP 16mg/L。血气分析：PCO_2 6.0kPa，PO_2 9.1kPa，pH 7.45，SaO_2 94%。CT 示：慢支炎伴慢性感染；双侧胸膜增厚，右侧胸膜腔少量积液。患者病情好转出院。患者肺脾气虚，痰浊阻肺，故院外予以参苓白术散以健脾益气，化痰除湿善后。随访，患者目前已痊愈。[摘自：金伟，宋洋，罗晓琼，等.礞石滚痰丸结合西医治疗阻塞性肺不张.中国中医急症，2016, 25(3): 555–557.]

案三：肺性脑病

裔某，男，54 岁，干部。患者慢性支气管炎病史 20 余年，反复发作，平素嗜好烟酒、茶，形体黑瘦。此次发病，咳嗽、气喘、喉中痰鸣 10 余天。入院来，气喘益甚，喉中痰鸣，烦躁不安。今日出现神志谵妄，撮空理线。大便干结，3 日未解，舌苔焦黄，舌质红，脉滑数。体检：口唇紫绀，颈静脉不怒张，两肺满布干性啰音，湿性啰音少许，心率 114 次 / 分、律齐。诊断为：慢性支气管炎并发肺性脑病。证属痰热胶结，腑气不通，肺失宣肃，神明被蒙。治以涤痰通腑，宣肃肺气，启蒙神明。处方：礞石滚痰丸 3g，每日 3 次，药后当天患者腹泻数次，泻下物秽臭，神志渐清，气喘得缓，紫绀减轻。续以健脾化痰、宣肺、益肾，配合抗感染治疗，好转出院。

按语：该患者有慢支史 20 余年，经中、西药治疗，症情反复不已。究其病因，"百病皆由痰作祟"，痰浊内恋，形成夙根，内壅肠腑，肺失宣肃，而致咳嗽、气喘，经久难愈，痰蒙清窍而致神志谵妄、撮空理线，痰热胶结，腑气不通，故大便秘结，烦躁不安。此症抓住舌苔焦黄，大便秘结，舌红，脉滑，老痰胶结而正气不衰，取"礞石滚痰丸"荡涤老痰，通畅腑气，药到病所，中病即止，老痰得去，收效显著。[摘自：冯祯钰．礞石滚痰丸治疗肺性脑病举隅．南京中医学院学报，1990, (2): 43.]

85 竹沥达痰丸

【出处】《摄生众妙方》

【组成】半夏汤泡洗七次，再用生姜汁浸透，晒干切片，瓦上微火炒熟用之，二两（60g），人参去芦，一两（30g），白茯苓去白，二两（60g）甘草炙，一两（30g），白术微火炒过，三两（90g），大黄酒浸透热，晒干后用，三两（90g），黄芩酒炒，三两（90g），沉香用最高者，五钱（15g），礞石一两（同焰硝一两共火煅金色）（30g）。

【用法】共研细末，竹沥一大碗半，生姜自然汁二盅和匀，入锅内火熬一刻许令热，却将前药末和捣如稀酱，以瓷器盛之，晒干，仍以竹沥、姜汁如前法捣匀，再晒干，如此三次，仍将竹沥为丸，如小豆大。每服百丸，食远白米汤送下（现代用法：按原方比例酌减量，水煎服）。

【功用】降火逐痰，益气扶正。

【主治】老痰胶固，久积不去，而正气不足者。症见痰热上壅，咳喘痰多，大便干燥，顽痰胶结，烦闷癫狂。

【临床应用】

痰热蕴肺扰心

张某，女，74岁。1975年11月8日初诊。该患发病已1周余。初起发热恶寒，头身疼痛，胸痛咳嗽，咯痰色白稀薄而多泡沫，实一派风寒束肺之象。其家属以"感冒"之俗称，自投银翘解毒丸，连用 3 天未获效，遂改服西药解热镇痛、止咳祛痰之品，然亦非但未得减轻而反日益加剧。至邀余赴诊，已距起病 1 周余矣。患者系一年逾古稀之高龄女患，由于初起失治，证已转化。余临病榻，症见高热神昏，有时谵语，辗转不安，气息喘促，喉中痰声如曳锯，痰涎壅盛而无力咳出，其痰偶从呕势而出，痰黄而黏结，丝连口唇而不自断，每次均需擦拭方去。据家属述，病起即不思饮食，食以少许蛋糕、果汁之类赖以维持，大便始终未行，舌质绛红，苔黄燥，根部灰黑，脉弦滑。纵观上症，患者病体正气虚衰，邪热亢盛，气津两伤，反致邪热更甚。遂以清热豁痰与扶正养津之治法相兼为用，宗竹沥达痰丸化裁成汤用之。处方：陈橘红 15g，陈半夏 6g，茯苓 12g，甘草 6g，红参 6g，生石膏 15g，大青叶 15g，水煎取汤，调竹沥 9g，生姜汁少许，送服礞石滚痰丸 6g。上方服 2 剂，热势大减。神志渐清，痰转清稀薄而较易咯出，气息稍平，思饮而进少许软食。二诊：守前方继续服 2 剂，体温复常，神清气顺，咳、喘、痰三症俱减，并排燥便而畅肠。三诊，守方如法，竹沥达痰丸中减石膏、大青叶，礞石滚痰丸减量，又继续服 2 剂。至 11 月 15 日四诊之际，诸症悉平，惟感乏力纳呆，遂继投一段养正开胃之品以善其后而逐渐康复，至今健在。[摘自：庄志双. 竹沥达痰丸临证心得. 辽宁中医杂志，1980, (2)：12.]

86 控涎丹

【**出处**】《三因极一病证方论》

【**组成**】甘遂_{去心}，紫大戟、白芥子_{各等分}（各6g）。

【**用法**】上为末，煮糊丸如梧子大，晒干。食后临卧，淡姜汤或熟水下五七丸至十丸。如痰猛气实，加丸数不妨，其效如神（现代用法：共为细末，水泛为丸，如绿豆大。每服1～3g，晨起以温开水送服）。

【**功用**】祛痰逐饮。

【**主治**】痰饮伏在胸膈上下，忽然胸背、颈项、股胯隐痛不可忍，筋骨牵引灼痛，走易不定，手足冷痹，或令头痛不可忍，或神志昏倦多睡，或饮食无味，痰唾稠黏，夜间喉中痰鸣，多流涎唾等。现常用于治疗颈淋巴结核、淋巴腺炎、胸腔积液、腹水、精神病、关节痛及慢性支气管炎、哮喘等。

【**临床应用**】

案一：急性支气管炎

孙某，女，65岁，退休职工。初诊日期：2009年7月26日。患者素体健康，1周前因游泳感受风寒而出现咳嗽。现症见：咳嗽频剧，痰涎清稀量多，甚则不能平卧，夜间及晨起为甚，恶寒发热，体温38.5℃，无汗，头痛身困，胸闷干呕，饮食一般，二便如常，舌质淡胖，苔白滑，脉浮紧。胸透提示肺纹理增粗，血常规示白细胞计数正常。诊断为急性支气管炎，笔者以为证属外寒里饮，治当解表散寒、温肺化饮，因此处方小青龙汤。药用：麻黄9g，桂枝9g，干姜12g，细辛6g，清半夏12g，五味子6g（捣），白芍9g，炙甘草9g，2剂，1剂/天，水煎温服。服第1剂后仅体温降至38.0℃，其余诸症无改变；服第2剂后汗仍不出，咳嗽寒热同前，反增烦躁面赤。二诊用前方加生石膏24g，再进1剂，服后仍无改善。三诊改用控涎丹，晨起8点空腹温开水送服3g，服后无反应，中午12点又服3g，下午4点开始腹泻，便质如稀水，夹杂黏胶样物质。腹泻过程中即大汗淋漓，体温降至36.8℃，周身困惫。令其泻后随即饮热稀粥约200mL，温覆避风休息，当夜咳嗽即大减。次日晨起仅微咳两三声，除身困乏力外余症全消，更方用苓甘五味姜辛汤去细辛合玉屏风散3剂，调理善后而安。

按语： 由患者起病之诱因及恶寒、发热、无汗之表现知其必有表寒，咳嗽而痰涎清稀量多，甚则不能平卧知其里有寒饮伏肺。表寒里饮证而用小青龙汤无效，估计是寒饮较重阻遏气机而药力相对不足之故，则非但不能解表化饮反而徒增里之郁热。因此用控涎丹逐去寒饮之后，表里气机通达，营卫出入无碍，方能汗出表解，肺气宣畅而咳嗽自止。[摘自：**邵雷. 控涎丹临床应用札记. 陕西中医学院学报**，2010, 33(6): 53-54.]

案二：咳喘

夏某，男，56岁。初诊日期：1991年10月3日。患者自1991年咳喘，痰稀量多，唇紫，杵状指，某院诊其为肺心病。后经南昌、北京三甲医院检查，怀疑肺癌，行肺支气管镜检，未发现癌病灶。再经某名医开完整的六君子汤方，服用 30 天，无效。刻诊：动则气喘，乏力，下肢浮肿，舌紫胖、苔白厚腻。诊断：瘀阻肺络；治法：祛瘀化痰利水；方以控涎丹。以制甘遂、制大戟、炒白芥子等分研末，制成蜜丸（每丸 5g）。服用第 1 天泻下溏泥样便 4 次，气喘明显好转，乏力改善；但随即出现足部抽筋，用芍药甘草汤 3 剂即愈。但患者因惧足部抽筋而未继续服用控涎丹。其后转某中医院治疗，用药不详，输液后手足面部浮肿更为严重，终不治身亡。如其坚持用控涎丹是否可长期缓解或治愈不得而知，但就仅 1 剂药即见显效，足见其功。[摘自：徐国彬 . 控涎丹治验 2 则 . 上海中医药杂志，2014, 48(2): 65.]

案三：包裹性胸腔积液

郭某，男,31 岁。2002 年 11 月 8 日初诊。患者以高热、咳嗽、吐痰、胸闷憋气，在北京某县结防所诊断为结核性胸膜炎，20 天前转入我市某医院，以左侧胸腔积液收治住院。胸部 X 线片示：左肺中下野大片致密阴影。B 超检查结果显示：左侧胸腔积液内可见分隔漂动。西医诊断为左侧包裹性胸水。住院后行常规抗痨药物治疗，胸腔穿刺 6 次，抽出草黄色液体，每次 400 ～ 600mL。后因病人发生剧烈疼痛、心慌、出汗等反应而终止，遂邀余治疗。症见：体形消瘦，面色苍黄晦暗，胸闷气短，胁肋刺痛，午后低热，自汗盗汗，食纳尚可。舌质暗、有瘀斑、苔滑腻，脉弦滑。中医诊断为悬饮，证属痰瘀互结，阻遏气机。投以控涎丹。每日 1 丸（5g），晨起空腹姜汤送下，得泻后糜粥自养。患者连用 5 日，泻下青黄黏液，起初泻下次数多而量大，以后泻下量少，自觉胸闷刺痛大减，诸症好转。B 超报告：左侧胸水较前减少。减量继服，根据大便情况，隔日 1 丸，每周 3～5 丸，历时 2 个月余，共服 30 丸，未见明显副作用，胸闷、咳嗽消失，面色红润，体重增加，已恢复工作。1 年后随访未复发。

按语：包裹性胸水，胸腔积液呈多分格状，虽反复抽取，难收全功。笔者从痰瘀互结着眼，观病人虽体形消瘦，但年纪尚轻，饮食尚可，故投以逐水峻剂控涎丹，得泻后饮糜粥以顾护胃气，故屡经攻下而正气未伤，痰瘀去而气道顺，邪气除而正气复，津液归于正化而收全功。[摘自：邓磊. 控涎丹临床新用 3 则. 山西中医，2004, (5): 51–52.]

泽漆汤

【出处】《金匮要略》

【组成】半夏半升（9g），紫参五两（15g），泽漆以东流水五斗，煮取一斗五升，三斤（30g），生姜五两（15g），白前五两（15g），甘草、黄芩、人参、桂枝各三两（各9g）。

【用法】上九味，㕮咀，内泽漆汁中，煮取五升，温服五合，至夜尽（现代用法：用量按原方比例酌减，水煎服）。

【功用】培土化饮，止咳平喘。

【主治】水饮内停，喘咳身肿之证。咳喘气逆，痰声辘辘，胸满烦躁，咽喉不利，倚息不能平卧，或见但头汗出，脉浮苔滑等。

【临床应用】

案一：咳喘（肺源性心脏病）

张某，女，72岁。1987年10月25日诊。患慢性支气管炎伴肺气肿10年，素日气短，劳则作喘。旬日前，贪食肥厚，复勉强作劳，遂扰动宿疾，咳痰肿满，气急息迫，某医院诊为肺源性心脏病，于西药治疗1周罔效。刻诊：面晦紫虚肿，咳逆气促，鼻张抬肩，膈膨胀，不能平卧，痰涎壅盛，咯吐不爽，心慌不宁，颈静脉怒张，肝肋沿下3cm伴明显压痛，剑突下上腹部动悸可见，下肢呈凹陷性水肿，小便不利，大便数日未行。唇青紫，口干不欲饮，舌质紫暗，苔白厚，脉沉有结象。辨属痰饮潴留，胸阳阻遏，气滞血瘀，肺病累心。治宜开结降逆，决壅逐水。拟泽漆汤原方。泽漆 30g，紫菀、白前、生姜各 15g，半夏、党参、桂枝、黄芩、炙甘草各 10g。5 剂，煎服。二诊：药后诸症明显好转，泻下黏浊物甚多，脉转缓，续予原方 5 剂。三诊：咳平喘宁，肿消痰却，肝大缩回，小便通利，纳谷馨，改拟金水六君煎调理，连进月余，病情稳定。经询访，年内未再反复。

按语：本例虽年高气衰，然由内伤饮食，引动伏邪，浊饮迫肺，酿成邪实标急之候，故以泽漆汤首应其急。本方虽为逐水之剂，但实具敦土生金之妙。邪却后，以金水六君煎善后，培土生金，金生水，肺脾肾三脏根本得固，故获长治久安之效。[摘自：海崇熙. 泽漆汤治疗肺系急重病验案三则. 国医论坛, 1991, (3): 14-15.]

案二：肺癌并胸腔积液

杨某，女。2014 年 3 月 3 日初诊。主诉：反复咳嗽 5 个月，气喘胸闷 1 周。2013 年 9 月 11 日在某医院行病理诊断：左肺鳞状上皮细胞癌。因年老拒绝放化疗，要求中医药保守治疗。2014 年 3 月 3 日超声提示：左侧胸腔积液（左侧肋膈角处可见深约 5.3cm，宽约 3.8cm 的液性暗区）。刻下症见：患者偶有咳嗽，无咯痰，感气喘胸闷，活动后加重，无心慌，恶寒，无发热，怕风，口干，纳寐一般，二便通畅。舌红，苔白腻，脉沉。处方：泽漆汤加减。泽漆 40g（先煎），桂枝 15g，法半夏 30g，黄芩 15g，麦冬 21g，猪苓 30g，泽泻 30g，茯苓 30g，蜂房 20g，白术 15g，王不留行 15g，水红花子 20g，全蝎 10g。每日 1 剂，水煎服。2014 年 3 月 17 日第 2 诊，患者感气喘胸闷症状消失，仍有咳嗽，无咯痰，舌红苔薄白，脉沉。复查超声提示：左侧胸腔积液（左侧肋膈角处可见深约 2.0cm，宽约 1.7cm 的液性暗区）。原方加射干 12g，牛蒡子 12g，桔梗 12g，蜈蚣 2 条。每日 1 剂，水煎服。2014 年 4 月 2 日第 3 诊，患者咳嗽明显减轻。效不更方，守前方继续服用。2014 年 7 月 4 日第 9 诊，患者感咽痛，无咽痒，无恶寒发热，无鼻塞流涕。舌红，苔薄，脉沉。超声提示：左侧胸腔积液（左侧肋膈角处可见深约 1.0cm，宽约 0.5cm 的液性暗区）。用初诊方加玄参 12g。每日 1 剂，水煎服。2014 年 8 月 7 日患者来我院贴三伏贴，诉现无胸闷气喘，无咳嗽，生活自理。复查超声，未再提示胸腔积液。

按语：正如王三虎老师所说，泽漆是我们不应该生疏却生疏了的一味好药。泽漆为大戟科植物泽漆的全草，生于山沟、路旁、荒野及湿地。我国除西藏外，各地均有分布。其味辛、苦，性微寒，有行水消肿，化痰止咳之功效。《医林纂要》谓："泻肺降气，行水去热。"其指出，泽漆是一味泻肺降气行水而略具补性的药，故泽漆作为君药。猪苓、泽泻助泽漆逐水消痰之功；桂枝、法半夏、白术、茯苓温阳化饮，降气消痰；麦冬与桂枝、法半夏等配伍，润肺而不碍脾，化痰而不伤津；王不留行、水红花子、蜂房、全蝎四药共同发挥消瘀破积，健脾利湿作用；佐黄芩以清泻水饮久留所化之郁热。全方共奏逐水通阳，化痰散结，健脾扶正，清化郁热之功。[摘自：张炜，高元喜．泽漆汤加减治疗肺癌并胸腔积液．湖北中医杂志，2015, 37(3): 49.]

案三：慢性支气管炎并感染

黄某，女，53 岁。全身浮肿咳喘 8 年，加重半个月，住西医病房治疗。西医诊断：慢支感染，肺心病，西药治疗近旬，因疗效不满意，1987 年 3 月 12 日邀请会诊。刻诊：全身浮肿，咳喘，痰白不多，气急，平卧加重，口干，饮水不多，小便不利，大便不实，舌淡红，苔薄黄，脉沉。此饮邪上迫于肺，外溢肌肤，法当逐水化饮，止咳平喘，兼以补脾清热，泽漆汤主之。泽漆 20g、川桂枝 4g、生姜 5g、半夏 10g、黄芩 10g、白前 10g、款冬花 10g、党参 10g、甘草 3g。3 剂。患者咳喘浮肿减轻，痰少尿增，效不更方，原方加泽漆至 30g，5 剂。患者咳喘止，浮肿大减而出院。此案脉症切合泽漆汤，获效如神，良由经方之奇功也。泽漆逐水消痰，功同大戟相似，对咳喘痰多，或兼水肿，验之临床，疗效显著。[摘自：吴永林．咳喘证治浅谈．南京中医学院学报，1988, (4): 30, 33.]

88 皂荚丸

【出处】《金匮要略》

【组成】皂荚刮去皮，用酥炙，八两（24g）。

【用法】上一味，末之，蜜丸梧子大，以枣膏和汤服三丸，日三夜一服（现代用法：研细末，炼蜜为丸，每服2g，每日3次，枣汤送下）。

【功用】止咳平喘，消浊排脓。

【主治】痰浊壅肺之证。痰浊壅肺，气道被阻，呼吸不利，其势每多危急，故治宜速除其痰。

【临床应用】

案一：顽痰咳嗽

王某，女，35岁，农民。1992年8月8日初诊。主拆：左前胸及后背部胀痛3个月，夜间不能平卧，卧之则背部胀痛难忍。每夜必用被2～3床垫其后背而靠之，方觉少适之，否则左前胸闷而窒息气促，无法入睡片刻。近半年来每月经水延后且暗黑如漆样，全身各处针之出血皆黑，体形本胖，现已渐瘦，去肉近10kg，偶有咳嗽、唾浊，气上涌之感，饮食渐少，二便几乎如常，多方求医，服中西医药无数而丝毫无效，苦不堪言。查：患者病处不红不肿，肤色如常，无明显压痛处，面色略黄而无泽。舌质淡，舌体偏胖，舌尖边色暗带紫，苔薄白。脉象双寸弦紧而涩。

思之此咳嗽、上气、唾浊之证，乃水湿痰积聚，气滞血瘀为患，投以小青龙汤合二陈汤加行气活血化瘀之药3剂，嘱其煎水服，每日1剂，每日3次。复诊：患者告之，丝毫无效。余思之再三，束手无策，告之曰：明日复诊再拟方药。晚遂翻习仲圣《金匮要略·肺痿肺痈咳嗽上气病脉证治》的经文反复揣摩，疑其证应宜皂荚丸主之，立查经方大师曹颖甫之《经方实验录》，皂荚丸证治验案，反复细读之，深受启发，方知此证非"十枣汤""小青龙汤""射干麻黄汤"之辈可除。遂决意投峻剂皂荚丸变为皂荚枣以攻之。辨证：顽痰胶浊，入营窜络，伤阴败血。立法：劫痰清血，化浊除垢。处方：皂荚枣（皂荚丸变之）。用药：皂荚油500g，大红枣500g。皂荚枣配制方法：取皂荚若干捣烂加水煎煮，去渣，取皂荚油500g，加水2500g，倒进隔层锅中，上层放红枣500g，武火蒸约20分钟，文火蒸约20分钟，其间不停翻动红枣，使其受药均匀，并加蜂蜜250g，分3次均匀淋在红枣上，枣熟去其破烂者，得皂荚枣约800g，每日3次，每次4枚，服完为止（大约1个月）。缓取其效，服后饮浓米汤一碗压之，以养胃气。1个月后患者复诊，告之曰：服皂荚枣3天后出一奇象，吐乌黑发亮如胶水样痰20天左右，病证也随之渐渐减轻，现枣已服完，诸症悉除，前几日，适逢经水而至，色质已复常，察其面色红润，神气悦爽。余喜而告之曰："此罕见之顽疾已除，将息之无虑也。"

按语：此案例未识之前确奇，尤其经水暗黑似漆样及全身各处针刺出血皆黑一症，更应古人云，"怪病多由痰作祟"之说。但此证与《伤寒论》之心下有水气，《金匮要略·痰饮咳嗽病脉证并治》之咳逆倚息不得卧证情相类，因投以小青龙汤无效，更思之也非十枣汤、射干汤之辈可除之。皂荚之功用，能治胶痰，而不能祛湿痰，实由皂荚能去积年之油垢，而不能除水气也。尤氏云，"饮以枣膏，安其本也"，即恐皂荚入胃，非但祛胶浊之痰，更将伤及胃中宝贵之津液也，故必用枣膏以固护之。今变皂荚丸为皂荚枣，并以浓米汤养胃气而护之，并无虑也，缓以图之，尽收全功。由此叹之，经方确令人高山仰止。[摘自：秦琼．经方治验奇证案2例．光明中医，2006，21(1)：48-49.]

案二：慢性肺源性心脏病急性发作

肖某，男，45 岁，工人。1983 年 1 月 26 日诊。原患二尖瓣狭窄伴闭锁不全，1982 年春赴北京检查，诊断为肝、肺淤血和心衰。入冬以来咳嗽痰多，呼吸困难，心慌气短，曾服中药培补心肺，祛痰止咳，降逆平喘等剂，西药口服地高辛每日 0.25mg，症状时有缓解。近年来咳嗽较甚，吐大量白色黏痰，昼夜但坐不得眠，动则心慌气急，不时吸氧才得稍息，纳呆食减，二便尚可。检查：形体消瘦，面色晦暗，手足欠温，胁下及胃脘部胀闷不舒，舌质略淡有紫点，舌苔前半部薄白，后根部白厚，脉结而濡，稍观散乱无根。证属肺失宣降，心气虚衰，治疗本当急顾心气，佐以祛痰平喘，但检查前方，参、芪、桂、附、阿胶、葶苈之类历用无济。细审其证：咳逆上气，时时吐浊，但坐不得眠，与《金匮要略》皂荚丸证无二。肺为"相傅之官""主气司呼吸"，痰浊阻肺，功能失司，宗气形成不足。患者脉结而濡，稍现散乱无根，虽属心气虚衰的表现，但宗气不足，不能行使贯心脉以行呼吸的功能，进一步加重了心气虚衰的证候。前人有云："邪气不去，正气不复""欲得南风，先开北牖"。欲救心气之衰，必先开通肺之壅塞，否则何得宗气推动之力？遂投以皂荚丸，以涤黏痰。1月

27 日下午 5 时 30 分用大枣 10 枚（去核）煎汤送服皂荚丸 9g，6 时胃脘部略觉微痛不舒，7 时脐周疼痛，有肠鸣，10 时 30 分，泻下黄色夹有黏液之稀便近一痰盂，胸腹顿觉轻松，当即可以平卧，迅速入眠，一夜安睡，天明醒来精神好，没有咳嗽，未吐黏痰，胸闷气短明显好转，已不需吸氧，有饥饿感，食量增加，脉仍结但较前有力，舌根部白厚苔略退。中午又见咳嗽吐痰，嘱其下午 4 时再服皂荚丸 9g，服后感觉如前，晚 8 时泻下黄色水样便一次，黏液已不多，当夜安静入眠。第 3 日将 1 丸分作 3 次服，1 日大便 3 次。此时患者尚有轻度咳嗽，吐少量白痰，呼吸轻快，已能平卧入眠，停皂荚丸易汤剂培补心肺，化痰止咳。**[摘自：安淑芳 . 刘善锁老中医的经方治验 . 光明中医**，2015，30(12)：2659–2661.]

案三：支气管哮喘

陈某，男，3 岁。1991 年 7 月 5 日初诊。半年前因感冒咳喘住某医院，诊为支气管哮喘证，缓解后至今已复发 2 次。旬日前又感冒复发，咳喘痰鸣，经某医院中西药治疗 1 周无效。刻下：咳喘口甚，气息急迫，呼多吸少，喉间痰声辘辘，肺呈哮鸣音，口唇发绀，面潮红，额汗淋漓，口干喜饮，纳少便结，小便黄短，舌红，苔黄腻。家父诊为痰热壅阻，肺气郁闭，急宜调中通腑，降浊升清，投皂荚天龙散，日量 3g，分 3 次用大枣 10 枚捣膏炖汤送服。药服 2 日，每日大便通畅，解下秽臭便较多，诸症即日大减，次日即平，惟夜间稍有痰鸣，苔转白薄。减药量为每日 1g，分 2 次服，嘱守服 1 个月，食欲大增，大便每日通畅，面转红润，体重增加，追访 2 年无复发。

按语：此病多因肺气壅滞，腑气不通，浊气不降则上逆所至。

小儿无思虑劳伤之患，多因积滞、伏热、痰浊为害，导致上为哮喘痰鸣，下则腹胀不食之肺胃壅滞之证。更因肺和大肠相表里，大肠的传导功能有赖于肺气的肃降，故腑气不通，浊气不降，哮喘诸症难平。家父拟峻猛药"皂荚天龙散"乃从《金匮要略》"皂荚丸"及遵朱良春老先生之《虫类药的应用》一书中介绍的"表里和解散"和"盐蛇散"治疗惊风痰壅和各种结核病悟出。实践证明，小儿哮喘，不论风寒、风热，凡属实证，调中通腑或宣肺通腑堪为治疗小儿哮喘之大法。拟投峻猛涤痰通腑之皂荚、生大黄，恰能切中病机，且妙在皂荚、生大黄微用均有调中健胃之功，久用除调中健胃之外，还有疗痞化症之用。天龙味咸寒，性燥悍，入心肝两经，能祛风定惊，解毒消坚，通络定惊，能治小儿风痉惊痛，小儿疮症，消化不良，无名肿毒等。民间验方天龙可治顽固咳喘，现代药理报道有解除支气管痉挛，祛痰，促进支气管黏膜炎症吸收等作用。拟三药同用，共奏上病下取，上下并取，通腑肃肺之用，疗效相得益彰。考钱乙之"葶苈丸"治疗小儿咳喘实证，用牵牛子；仲景"大黄附子麻黄汤"治疗成人顽固咳喘实证；今人报道用水蛭皂荚丸治哮喘实证。《金匮要略》皂荚丸一味皂荚治咳逆上气，时时吐浊，但坐不得眠者。古今治咳喘良方均有通腑肃肺，上病下取之楷模。皂荚性燥悍，有强烈刺激性，能刮垢，能涤瑕，除顽痰，涤垢腻功力最强。《本草经疏》云："凡肠胃有垢腻秽恶之气，皂荚均能荡涤垢腻，宣通秽积。""散药"用大枣捣膏和汤送服，乃恐皂荚燥悍，服后有嘈杂烦扰之副作用，故于峻猛燥悍之中，寓润沃缓和之药，此仿"十枣汤"之法。临证中家父据症增减皂荚、生大黄、天龙三药的比例，如偏虚寒者减生大黄，偏实热者增生大黄，剂量亦随人随证增减，更要随大便溏结增减。峻猛药在儿科诸难症中合理应用，妙在灵活变动，才能左右逢源。[摘自：邱江东．邱志济治疗小儿急慢性咳喘经验举隅．实用中医药杂志，2000, 16(7): 38–39.]

89 二陈汤

【出处】《太平惠民和剂局方》

【组成】半夏汤洗七次、橘红各五两（各15g），白茯苓三两（9g），甘草炙，一两半（4.5g）。

【用法】上药咬咀，每服四钱（12g），用水一盏，生姜七片，乌梅一个，同煎六分，去滓，热服，不拘时候（现代用法：加生姜7片，乌梅1个，水煎温服）。

【功用】燥湿化痰，理气和中。

【主治】湿痰证。咳嗽痰多，色白易咯，恶心呕吐，胸膈痞闷，肢体困重，或头眩心悸，舌苔白滑或腻，脉滑。

【临床应用】

案一：支气管哮喘（一）

张某，女，68岁。1993年12月6日就诊。患者自述哮喘12年，天气变化或季节更替时发作，多方医治罔效。近2天因受凉发作，患者畏寒怕冷，咳嗽气促，动则张口抬肩，痰白而稀，咽部频频发痒，咳声阵阵不断，腹胀纳差，大便稀溏，舌苔薄白，脉沉而濡。辨证为脾肾阳虚，痰湿阻肺。治以温运脾肾，化痰平喘。方用牙辛二陈汤（猪牙皂6g，北细辛6g，法半夏20g，茯苓30g，陈皮12g）加制附片30g，生姜12g，白芥子30g，莱菔子30g，蛇床子30g。共服10剂，诸症悉除，患者再未复发。

按语：哮喘是由多种原因引起的一种痰气搏结，气道阻塞的发作性痰鸣气喘疾患。归纳其要点有三：①呼吸急促（喘）。②痰鸣有声（痰）。③病有宿根，反复发作。本例患者，脾肾阳虚是发病的根本，故重用生姜、制附片、蛇床子温补肾阳，纳气平喘。痰是本病的病理产物，痰阻气道故痰鸣有声，故用牙辛二陈汤合三子养亲汤温化寒痰，本方正合"痰饮之为病，当以温药和之"之意，痰化则气道通，故哮喘自止。[摘自：梁德泉．牙辛二陈汤加味治疗咳喘二则．河南中医，2002, 22(1): 37.]

案二：支气管哮喘（二）

余某，男，6 岁。1993 年 10 月 4 日初诊。自幼有奶癣及哮喘史，每年秋冬季明显发作。近日咳嗽气急又起，咯痰色白，喉间有痰鸣声，夜间明显，形体消瘦，面色无华，听诊两肺布哮鸣音，苔薄白，脉细带数。辨证为伏痰内郁，外感诱发。按"急则治标"，予宣肺化痰、平喘降逆之剂。方取三拗汤、三子养亲汤、二陈汤加味。炙麻黄 5g，光杏仁、苏子、莱菔子、半夏、白芥子、紫菀各 9g，射干、陈皮各 6g，茯苓、炙枇杷叶各 10g，蛤壳 25g。14 剂后，咳喘渐平，夜间能平卧，两肺哮鸣音已消，即予扶正平喘散剂调之。紫河车 30g，生晒参 12g，地龙、煅蛤壳各 60g，川贝、陈皮、苍耳草、甘草各 25g。研末吞服。每服 3g，日 3 服。患儿坚持服药两料，次年春季咳喘小发，秋冬未再发作。

按语：姚师曾说，哮喘的病根在于伏痰，而伏痰产生，常因先天不足，肺脾肾亏，而肺肾两虚尤为关键所在。经曰，"肺主吸气，肾主纳气"，所以治喘之要在于缓解期的扶正化痰。本例治疗注重肺脾肾三脏的调治。方中紫河车"受精血之余液，得母之气血为多";人参大补元气,入肺脾二经;蛤壳、川贝、陈皮、地龙皆具化痰降逆平喘之功;苍耳草通鼻渊,抗过敏;甘草调和诸品。笔者临证用本方治愈不少此类病人,具体剂量可据年龄大小而增减。[摘自:杨佩兰.哮喘、偏头痛治验.上海中医药杂志,1998, (2): 38.]

案三:慢性阻塞性肺疾病

郭某,男,65 岁。2015 年 11 月 6 日初诊。患者平素嗜烟 40 余年,5 年前患者因喘促、咳痰、呼吸困难就诊于某医院。肺部 CT 提示:双肺上叶多发肺气肿。肺功能示:①重度阻塞性肺通气功能障碍。②支气管舒张试验阴性。根据患者的检查及临床表现诊断为"慢性阻塞性肺疾病、肺气肿",经抗感染、解痉平喘等对症治疗后,病情缓解。但咳喘反复发作,尤以冬春季节发作较为频繁,曾多次住院治疗。就诊时患者诉咳喘,动则加剧,痰多黏稠难咯,咯白色黏腻痰,胸闷,气短,腹胀,纳呆,小便少,大便尚可,舌青苔白腻,脉沉细滑。查体:口唇紫绀,颈静脉充盈,双下肢轻度凹陷性水肿,SpO_2 78%,心率 94 次 / 分,律齐,双肺呼吸音低,双下肺可闻及湿啰音。肺部 CT 示:①双下肺炎症。②双肺多肺大疱。中医诊断:肺胀(肺肾阳虚,寒湿痰饮阻肺证)。治以温阳益气,散寒除湿,纳气平喘。方选麻辛附子二陈汤加减。一诊疏方:附片 90g,炙麻黄 15g,细辛 6g,陈皮 10g,茯苓 15g,杏仁 10g,桂枝 20g,炙远志 10g,公丁香 10g,桔梗 10g,射干 15g,紫苏子 20g,葶苈子 20g,五味子 10g,砂仁 15g,石菖蒲 10g,大枣 10g,甘草 10g。5 剂,每日 1 剂,水煎服,并配合盐酸莫西沙星片 0.4g,口服,日 1 次。二诊(2015 年 11 月 13 日):患者诉服用上方后咳喘有所减轻,双下肢仍水肿,但有所好转，但痰仍多黏腻难咯，饮食一般，舌质青，苔白腻，脉沉细。SpO_2 83%，肺部呼吸音低，双下肺可闻及湿啰音。继守上方5剂，每日1剂，水煎服。继予盐酸莫西沙星片口服。三诊（2015年11月20日）：诉咳喘已明显好转，夜间咳嗽明显，咯白色泡沫样痰，易咯，无双下肢水肿，胸闷、腹胀等症状好转，纳食改善，二便调，舌淡青苔白，脉沉细。SpO_2 85%，肺部呼吸音低，双下肺可闻及少量湿啰音。上方去五味子、葶苈子，加炙紫菀、炒厚朴以化痰除湿。四诊（2015年11月27日）：患者诉偶有咳嗽，动则喘促，痰少，色白易咯，胸闷、气短、腹胀等症状已去。纳可，二便调，舌淡苔白根部稍腻，脉沉细。SpO_2 87%，肺部呼吸音低，双下肺未闻及湿啰音。中药以玉屏风桂枝二陈汤加减顾护表气，止咳化痰。[摘自：陈浩炎，夏自银，李磊磊，等.吴生元教授辨治慢性阻塞性肺疾病的经验探析.云南中医中药杂志，2016, 37(8): 3-4.]

90 三子养亲汤

【出处】《皆效方》录自《杂病广要》

【组成】白芥子（9g），紫苏子（9g），莱菔子（9g）（原书未著剂量）。

【用法】上药各洗净，微炒，击碎。看何证多，则以所主者为君，余次之。每剂不过三钱（9g），用生绢小袋盛之，煮作汤饮，代茶水啜用，不宜煎熬太过（现代用法：三药微炒，捣碎，布包微煮，频服）。

【功用】温肺化痰，降气消食。

【主治】痰壅气逆食滞证。咳嗽喘逆，痰多胸痞，食少难消，舌苔白腻，脉滑。

【临床应用】

案一：慢性支气管炎合并感染

金某，男，62岁。咳嗽、咯痰加重5天。于2010年1月7日就诊。患者有慢性支气管炎病史25年。本次发病因赴宴饱食、饮酒而起。咳嗽气急，昼轻夜重，咯痰量大，痰色黄质黏，易咯出，痰中偶带血丝。咽干痛，纳差。舌质红、舌苔黄厚，脉弦滑。查：T 37.5℃，R 20次/分，P 90次/分，BP 120/70mmHg。双肺呼吸音粗。X检查：双肺纹理增多，紊乱。血常规：WBC 5.2×10^9/L，N% 73.3%。西医诊断：慢性支气管炎合并感染。中医诊断：咳嗽，痰热阻肺证。治法：清热肃肺。处方：苏子、黄芩、桑白皮、陈皮各 12g，白芥子、莱菔子、川贝母、炙甘草各 10g，生石膏 30g，瓜蒌、杏仁各 15g。6 剂，水煎服，每日 1 剂，嘱餐后 30 分钟服药。一周复诊，症状明显改善，咯痰明显减少。但身体困乏，仍纳差。舌质淡红、舌苔白黄腻，脉滑。考虑邪热已去，刻下脾虚湿盛成为病机关键。处方调整：苏子、白芥子、法半夏、陈皮、鸡内金各 12g，茯苓 15g，莱菔子、黄芩、桑白皮、白术、枳壳各 10g，党参 20g，炙甘草 5g。三诊，咳嗽、咯痰消失，嘱服补中益气丸巩固疗效。[摘自：雷瑗琳，吉海旺. 吉海旺擅用三子养亲汤治疗咳嗽的经验. 陕西中医，2011, 32(3): 315–317.]

案二：肺部感染

赵某，男，75 岁。初诊日期：2010 年 2 月 28 日。患者因"右上肺炎"于 2010 年 2 月 24 日收住入院。入院 3 天前出现咳嗽、咯痰，痰量多、色白或黄、喉间痰鸣，不能自行咯出，伴气促、动则加剧，继则发热，体温高至 39.0 ～ 39.5℃，并逐渐出现神志模糊。胸片示：右上肺炎症。患者既往有高血压病、冠状动脉粥样硬化性心脏病、脑梗死病史，长期卧床，生活不能自理。入院后予气管插管、机械通气，吸出大量痰液，并予积极抗感染、解痉化痰平喘及对症治疗。就诊时症见：神志模糊，呼之不应，面色白；发热，体温在 38 ～ 39℃；痰量多，痰色白黏或黄；大便溏薄，尿色清；舌淡红、苔白腻，脉滑数。痰培养示：金黄色葡萄球菌、鲍曼不动杆菌生长。西医诊断：右上肺炎。中医诊断：喘证。辨证：痰浊蕴肺，郁而化热。治法：化痰理气，降气平喘。方拟二陈汤合三子养亲汤加减。处方：苏子 9g，白芥子 6g，莱菔子 15g，姜半夏 9g，青皮 12g，陈皮 12g，茯苓 15g，炙甘草 6g，苍术 15g，白术 15g，厚朴 15g，十大功劳叶 15g，浙贝母 9g，桑叶 15g，桑白皮 15g。每日 1 剂，水煎，早晚分服。首剂热减，5 剂热退，痰量明显减少。

按语：本案患者症见发热、咳嗽、痰多，且痰色白黏或黄，并有气急喘促，为痰浊壅肺、郁而化热之征；纳呆、便溏、溲清及苔腻、脉滑数，为脾失健运、湿浊内生之象。故以二陈汤合三子养亲汤治之。二陈汤出自《太平惠民和剂局方》，为治疗湿痰之主方。方中半夏为主药，最善燥湿化痰，且能和胃降逆止呕；辅以青皮、陈皮理气燥湿，使气顺而痰消；茯苓健脾渗湿，使湿无所聚、痰无由生，兼顾其本；甘草调和诸药。患者痰湿较重，故加用苍术、厚朴以燥湿理脾、化痰行气。三子养亲汤为降气行气之剂，原用于治疗老年人中气虚弱、运化不及所致咳、喘。药选白芥子温肺祛痰、苏子降气化痰、止咳平喘，莱菔子消食化积、降气化痰。三药合用，具有化痰行气之功，可使痰消气顺，食化喘平。吴昆云："治痰先理气，此治标之论耳，终不若二陈有健脾祛湿治本之妙也，但气实之证，则养亲汤亦捷径之力矣。"故本案将两方联用，标本同治。方中还加入浙贝母、桑叶、桑白皮以清肺化痰，入十大功劳叶清虚热以退热。[**摘自：林琳** . 急重症发热治验 4 则 . 上海中医药杂志，2012，46(9)：62–63.]

案三：慢性肺源性心脏病

黄某，男，57 岁。2003 年 5 月 11 日初诊。有慢性咳嗽、气喘病史 5 年。1 周前感冒后出现胸闷、心悸，气短不能平卧，痰多色白黏腻，纳呆乏力。T 37℃，P 100 次 / 分，R 30 次 / 分，BP

120/80mmHg；胸呈桶状，双肺可闻及干、湿性啰音，X线胸片示肺气肿并双下肺感染；超声心动图示右心系统增大，符合肺心病改变；舌淡胖，苔白腻，脉滑。证属痰浊阻肺，肺气上逆。治宜化痰降气，止咳平喘。药用陈皮10g，法半夏10g，茯苓15g，甘草5g，白芥子10g，莱菔子10g，葶苈子10g，沉香6g，紫苏子10g，川贝母10g，瓜蒌壳10g。每日1剂，连服7剂，并配合西医抗感染治疗。药后咳喘减轻，痰少易咳出，遂停用抗生素，继宗原方7剂。其后咳止痰消。[**摘自：吴夏棉，黄启祥**．**慢性肺心病论治体会**．中国中医急症，2005, (2): 180–181.]

91 厚朴麻黄汤

【出处】《金匮要略》

【组成】 厚朴五两（15g），麻黄四两（12g），石膏如鸡子大（45g），杏仁半升（9g），半夏半升（9g），干姜二两（6g），细辛二两（6g），小麦一升（18g），五味子半升（9g）。

【用法】 上九味，以水一斗二升，先煮小麦熟，去滓，纳诸药，煮取三升，温服一升，日三服（现代用法：用量按原方比例酌减，水煎至小麦熟，温服）。

【功用】 宣肺降逆，化饮止咳。

【主治】 咳而脉浮者。症见咳嗽喘逆，胸满烦躁，咽喉不利，痰声辘辘，苔白滑。

【临床应用】

案一：感冒

任某，女，82岁。感冒咳嗽2天。畏寒，咳嗽，痰清，鼻干燥，面色萎黄，乏力，肩背稍痛，舌淡，苔薄白，左寸关沉弱，右寸关浮大稍数，关部重按无力。根据舌脉，诊断为素体气虚阳虚，感受风寒，有化热之势。"咳而脉浮者，厚朴麻黄汤主之"。选用厚朴麻黄汤。处方：厚朴15g，麻黄4g，石膏20g，苦杏仁12g，干姜2g，细辛3g，法半夏12g，五味子5g，淮小麦12g。3剂。病人1剂后症缓。[摘自：**陈斌．脉诊之临床感悟．福建中医药，**

2017, 48(3): 47–48.]

案二：肺炎

患者，男，84岁。2017年4月24日就诊。主诉：咳嗽、咳痰8天。患者在当地人民医院用双联抗生素治疗后症状无明显减轻，来本院时主要症状为咳嗽、咳痰，黏痰难咳出，气喘，活动后上症加重，不能平卧，需抬高床头30°，主要诊断为社区获得性肺炎，已下病重通知。血常规检查示：白细胞 11.7×10^9/L，C反应蛋白88.22mg/L。降钙素原检测0.13μg/L。血气分析提示低氧血症。结核抗体、肺炎支原体及呼吸道病毒检测阴性。胸部CT平扫主要示右肺中下叶炎症。给予强效抗生素治疗。5天后复查血常规示：白细胞 15.1×10^9/L，中性粒细胞百分比89.8%。胸部CT提示：右肺中叶病变增多，右下叶病变较前吸收，两肺纤维增殖灶。现仍咳嗽、气喘，咳黄色痰，但较前易咳出，无发热，舌淡苔白滑，脉浮滑。体格检查：呼吸稍促，可闻及喉间哮鸣音，双肺呼吸音粗，双下肺可闻及少量湿啰音及中等量干啰音，心音低钝，双下肢轻度水肿。治以宣肺平喘、化饮止咳为大法，给予厚朴麻黄汤加味。处方：厚朴20g，麻黄10g，石膏10g，干姜10g，细辛3g，法半夏10g，杏仁6g，五味子8g，款冬花10g，紫菀10g，巴戟天20g，淫羊藿20g，芦根15g，炙甘草6g，枇杷叶6g，小麦10g。3剂，水煎服，1天1剂，分3次温服。二诊：患者咳嗽咳痰明显减轻，无气喘，查体双肺呼吸音粗，双下肺可闻及少量湿啰音，无明显干啰音，双下肢水肿减轻。上方再服6剂。三诊：白细胞 10.0×10^9/L；降钙素原0.07μg/L；胸部CT检查示两肺纤维增殖灶，未除外部分为慢性炎症可能。病重通知已停，咳嗽咳痰已减轻、气喘、水肿不明显，不慎受凉后咽痛，但已缓解，舌暗，淡苔白，脉紧。拟方 5 剂带出院。麻黄 10g，桂枝 10g，白芍 10g，细辛 3g，干姜 10g，五味子 8g，附子片 10g，枇杷叶 10g，款冬花 10g，木蝴蝶 10g，芦根 15g，炙甘草 6g。水煎服，1 天 1 剂，分 3 次温服。

按语：此老年患者咳嗽气喘病程虽不太长，经强效抗生素等药物治疗后咳嗽、气喘症状不但无明显好转，反而白细胞及中性粒细胞明显升高，胸部 CT 示右肺中叶病变增多。笔者认为，患者虽经抗生素治疗病情已经发生了转变，但其咳喘等表证仍在，再观其舌脉，舌淡苔白滑、脉浮滑，此为厚朴麻黄汤证，宜用厚朴麻黄汤。正如《金匮要略·肺痿肺痈咳嗽上气病脉证治》载："咳而脉浮者，厚朴麻黄汤主之。"《医门法律》同样言："若咳而其脉亦浮，则外邪居多，全以外散为主，用法即于小青龙汤中去桂枝、芍药、甘草，加厚朴、石膏、小麦，仍从肺病起见。"厚朴麻黄汤由厚朴、麻黄、石膏、杏仁、半夏、干姜、细辛、小麦、五味子组成，具有宣肺平喘、化饮止咳之效。方中厚朴、杏仁治喘效果佳，且笔者在一诊时重用厚朴，旨在偏于治喘；再于方中加入苦温之款冬花、紫菀除咳逆；巴戟天、淫羊藿护阳气之本；枇杷叶、芦根以防变化热，亦可下气止咳；再入炙甘草以和诸药。二诊时患者咳嗽咳痰、气喘等症状、体征已有缓解，效不更方，继续原方施治，以巩固疗效。三诊时患者症状已明显好转，病情稳定，再给予小青龙汤化裁温肺化饮，以化其伏痰。此为高龄患者，伴有高血压病、糖耐量减退等其他疾病，咳嗽、咳痰、气喘症状经西药治疗效果不著，加用中医药辨治后虽一时未能完全祛除症状，但症状明显缓解，转危为安，亦不失为满意疗效。[摘自：

徐发飞,韩景波.顽固性咳嗽验案举隅.中医研究,2017,30(10): 36-38.]

案三：肺纤维化

患者，女，35 岁。2012 年 12 月 10 日初诊。自诉咳嗽 1 周，咳白痰，质黏，量多，咳时不分昼夜，伴胸背怕冷，鼻流清涕，胸闷，咳声重，尿频量多，眠差。查血常规正常，既往肺纤维化、溶血性贫血、脾大、高血压、白内障、胆囊息肉病史，目前服用甲泼尼龙每日 7.5mg，舌暗红，苔黄厚，分布不均，脉弦。辨证为风寒入里化热。治法：宣肺泻热平喘。处以厚朴麻黄汤加减。炙麻黄 9g，厚朴 6g，炒杏仁 9g，细辛 3g，法半夏 9g，五味子 6g，干姜 3g，黄芩 9g，炙桑白皮 10g。水煎服，日 2 次。12 月 17 日二诊：服药后咳嗽明显减轻，背冷减轻，小便次数较前减少，仍咽中痰稠量多，乏力。舌暗红，苔黄干厚。上方加太子参 12g，地骨皮 10g，以益气清热。

按语：本案患者咳嗽以咳声重浊、咳白痰、痰多质稠为特征，并兼有胸背怕冷等卫阳虚的表现，又加之多种疾病缠身，正虚不能驱邪于外，寒邪伏肺，治当温散伏寒、宣通肺气。咳嗽虽有外感、内伤之分，但总属痰邪阻肺，肺气不得宣通，上逆为咳。外感咳嗽多为风寒袭肺，如《景岳全书》曰："六气皆令人咳，风寒为主。"《医学心悟》曰："咳嗽之因，属风寒者十居其九。"治疗总以宣通为第一要义。本案方中以麻黄宣肺，辛温解表，厚朴、杏仁宽胸理气化痰，细辛、干姜、半夏既助麻黄温散，考虑患者里热现象并不明显，又无烦躁等症状，故不用石膏清泻肺热、小麦养阴，而酌加黄芩、炙桑白皮以泻肺平喘。厚朴麻黄汤见于《金匮要略·肺痿肺痈咳嗽上气病脉证治》，"咳而脉浮者，厚朴麻黄汤主之"。本方可视为小青龙汤之变方，可散寒化饮平喘，兼以清除里热。临床表现为咳嗽气喘、胸闷、烦躁、口干、痰多等症。

[摘自：王春霞，刘喜明. 刘喜明应用经方经验举隅. 山东中医杂志，2015，34(5): 387–388.]

92 苓桂术甘汤

【出处】《金匮要略》

【组成】 茯苓四两（12g），桂枝去皮，三两（9g），白术三两（9g），甘草炙，二两（6g）。

【用法】 上四味，以水六升，煮取三升，分温三服（现代用法：用量按原方比例酌减，水煎服）。

【功用】 温阳化饮，健脾利湿。

【主治】 中阳不足之痰饮。胸胁支满，目眩心悸，短气而咳，舌苔白滑，脉弦滑或沉紧。

【临床应用】

案一：膀胱咳

患者，女，48岁。2016年3月27日就诊。3年前因感受风寒而咳嗽，此后每遇寒而咳不止。2年前再次受凉后咳而遗溺，曾多次就诊于当地医院治疗无效，遂来我处治疗。症见：咳嗽，咳痰清稀色白，夜间较重，咳时遗溺，每夜3～4次，急躁易怒，心情不舒，伴口（咽）干，口苦，舌淡红，苔薄白，脉沉滑。中医诊断：膀胱咳。证型：肺脾肾虚，肝气郁滞证。治法：补肺脾肾，升阳固涩，疏肝理气。方用苓桂术甘汤加味。处方：桂枝10g，茯苓15g，白术15g，炙甘草6g，麸炒北柴胡12g，当归15g，郁金10g，木香10g，薄荷10g（后下），炒紫苏子10g，姜厚朴10g，苦杏仁 10g，升麻 10g，沉香 6g，佛手 10g，香橼 10g，玄参 16g，生姜 3 片。6 剂。水煎服，食前服用。服药后咳时遗溺症状衰其大半，二诊在此方基础上加柴胡疏肝散。处方：麸炒北柴胡 12g，醋香附 10g，麸炒枳壳 12g，当归 15g，川芎 15g，郁金 10g，木香 10g，薄荷 10g（后下），炒紫苏子 10g，桂枝 10g，茯苓 15g，白术 15g，炙甘草 6g，姜厚朴 10g，陈皮 10g，苦杏仁 10g，升麻 10g，沉香 6g，佛手 10g，香橼 10g，玄参 16g，生姜 3 片。7 剂。水煎服，食前服用。服后诸症皆失，继服 3 剂。随访 1 年未发。

按语：咳而遗溺又称膀胱咳，是一种不咳时小便控制尚可，咳时小便随之遗出的症状，以女性最为常见。咳嗽不单是肺脏受邪，而与五脏六腑皆有相关。《素问·咳论》曰："五脏六腑皆令人咳，非独肺也……肾咳不已，则膀胱受之，膀胱咳状，咳而遗溺。"清代唐容川《血证论》中讲："然气生于水，即能化水；水化于气，亦能病气……太阳之气上输于肺，膀胱、肾中之水阴即随气升腾而为津液，是气载水阴而行于上者也。气化于下，则水道通而为溺，是气行水亦行也。"故可以看出肺、脾、肝、肾在机体水液代谢中息息相关，相辅相成。肺为乾金，象天之体，又名华盖，水之上源。肾主水脏，水中含阳，化生元气，达于膀胱，为水之主。脾称湿土，长养脏腑，为水液升降之枢纽，水液由脾上达于肺，下输于肾及膀胱布散周身。肝为风木之脏，木之性主疏泄，食气入胃，全赖肝木之气疏泄之，而水谷乃化。肺宣发肃降之功能，有赖于脾的运化及肾之气化。肺气虚，则每遇寒致肺失宣肃而发为咳，肺津不布则凝而为痰，则咳痰清稀色白。脾气虚则运化失司，痰湿内生，聚而为痰为饮，进一步阻碍脾气运行，脾气愈虚则升提无力，病久及肾，肾不纳气，气化失司，终致膀胱失约，开合失司，则每于夜间较重，咳而遗溺。肺脾肾虚，金不制木，木郁化火，则肝胆之火相对较旺，故急躁易怒，伴口（咽）干、口苦。舌淡红，苔薄白，脉沉滑为肺脾肾虚之症。本例患者虽兼有肝气郁滞的表现，初诊遗尿较重，故遵循"急则治其标"的原则缓解症状。后续给予柴胡疏肝散疏肝理气，气行则升降相因，以治其标。苓桂术甘汤温阳利水以治其本。标本兼治，疗效更佳。[摘自：**杨宇星，周进**. 妇人咳而遗溺治验 1 例. 中国民间疗法，2018, 26(2): 71, 95.]

案二：慢性咽炎

郑某，女，45 岁。2002 年 12 月 2 日初诊。因咽喉不利，咽有物梗阻，咯之不出，咽之不下，反复发作 1 年余，前来就诊。曾在某市人民医院、某医学院附院进行胃镜、食管造影等检查后，而诊断为慢性咽炎。经给予多种抗生素、冬凌草口服液、六神丸等治疗无效。来诊时仍感咽喉都不适，似有物梗阻，咯之不出，咽之不下，精神不振，二便调，纳差，舌质淡胖，苔白腻，脉弦略滑。按梅核气治之，予半夏厚朴汤加减。药用：半夏 12g，厚朴 10g，茯苓 15g，苏梗、香附各 12g，佛手 10g，生姜 8g。1 日 1 剂，水煎，分 2 次服。用药 5 剂后，患者自觉症状无明显减轻，因患者心中恐慌，近日又伴发心悸、失眠。二诊：细查之，患者苔白润滑，脉沉弦略滑。受刘渡舟老前辈《伤寒论临证指要》一则病历启发，此证非半夏厚朴汤所治痰气上凝之喉痹，乃苓桂术甘汤所治水气上冲之喉痹。遂予苓桂术甘汤原方。药用：桂枝 12g，茯苓 30g，白术 12g，炙甘草 6g。连服 10 剂后，咽喉通利，诸症消失。随访 1 年未复发。[摘自：**杨用轩**. 苓桂术甘汤治验 2 则. 辽宁中医学

院学报，2004, 6(5): 373.]

案三：支气管哮喘

徐某，女，15 岁。罹患哮喘已有 3 年之久，每当天气转冷或过度疲劳时，哮喘即发。是岁冬季严寒，旧疾又作，昼夜哮喘，喉中痰鸣如水鸡声，四末欠温，纳谷不馨，大便溏薄，舌苔白腻，脉象细滑。证属肺脾肾俱病，津停成痰，水泛为饮，上迫肺系。先予肺脾同治，温肺化痰，健脾蠲饮。以苓桂术甘汤化裁。茯苓 15g，桂枝 10g，炒白术 10g，甘草 5g，苏子 10g，白芥子 6g。3 剂。二诊：哮喘渐平，原方再服 5 剂。三诊：哮喘发作已止，转以培补脾肾。药用：茯苓 10g，桂枝 6g，炒白术 6g，炙甘草 3g。隔日 1 剂。另服金匮肾气丸 4 粒，每日 3 次，服 1 月余，3 年之沉疴竟瘥。随访 2 年，未见复发。

按语：患者哮喘 3 年之久，素体不健，遇寒或劳累即发，肺、脾、肾不足之征显露，正值严冬之际，旧疾发作，病属寒饮。仲景云："病痰饮者，当以温药和之。"故初诊肺脾同治，标本兼顾，以苓桂术甘汤温化痰饮，以杜其生痰之源；并加苏子、白芥子降气化痰。肺为贮痰之器，脾为生痰之源，肾为生痰之根。二诊以后，哮喘渐平，转以培补脾肾为主。苓桂术甘汤方中白术、茯苓、甘草均为健脾佳品，即四君子汤中之 3 味，加服金匮肾气丸补肾纳气平喘以求固本，汤丸并进，脾肾同养，以奏全功。[摘自：郭灵龙，杨爱国，张恩树. 张恩树应用苓桂术甘汤治疗哮喘验案. 实用中医药杂志, 2018, 34(6): 741.]

【出处】《伤寒论》

【组成】茯苓三两（9g），芍药三两（9g），白术二两（6g），生姜切，三两（9g），附子炮，去皮，破八片（9g）。

【用法】以水八升，煮取三升，去滓，温服七合，日三服（现代用法：用量按原方比例酌减，水煎服）。

【功用】温阳利水。

【主治】阳虚水泛证。畏寒肢厥，小便不利，心下悸动不宁，头目眩晕，身体筋肉瞤动，站立不稳，四肢沉重疼痛，浮肿，腰以下为甚；或腹痛，泄泻；或咳喘呕逆。舌质淡胖，边有齿痕，舌苔白滑，脉沉细。

【临床应用】

案一：**慢性支气管炎**

王某，男，65岁，退休干部。2014年2月25日初诊。有慢性支气管炎病史多年，反复咳嗽、咳痰，形体偏胖。近4年来，自汗明显，活动后加重，伴怕冷，易疲劳，大便稀溏，舌淡、苔白，脉细。曾服桂枝加黄芪汤、玉屏风散不效，改服金匮肾气丸3个月余，症状改善也不明显。参合脉症，考虑为阳虚汗证，给予真武汤加味。处方：制附片12g（先煎），白术12g，白芍15g，茯苓20g，生姜10g，生龙骨30g，生牡蛎30g。药服5剂，汗出减少，余症减轻。再服 15 剂，出汗明显减少，怕冷减轻，大便成形。继以金匮肾气丸善后，病情稳定，感冒咳嗽发作频率明显减少。

按语：患者咳嗽日久，肺气受损，肌表疏松，表虚不固，反复感受风邪，导致营卫不和，卫外失司而自汗。自汗日久，阴液受损，阴损及阳，表现出较气虚更进一层的阳虚症候群。桂枝加黄芪汤益气固表，调和营卫，玉屏风散补肺益气固表，两方以肺气不足，表虚失固之证为宜，对于阳虚症状突出之汗症显然力度不够。金匮肾气丸似属对证，但"丸者缓也"，如同杯水车薪。慢性咳嗽，迁延未愈，肾元亏虚，阴损及阳，脾肾阳虚，当温阳益气，固表敛汗。真武汤是经典的温阳利水方，《黄煌经方使用手册》在真武汤适用人群中有"头晕、心悸、乏力、多汗""脉沉细、舌胖大、苔滑"等描述，受此启发，笔者将真武汤用于阳虚汗证的治疗，果获奇效，从而深信"经方惠民"。[摘自：彭慕斌. 真武汤临床新用 3 则. 中医文献杂志，2018, 36(5): 53–55.]

案二：重症肺炎

患者，男，69 岁。2015 年 8 月 20 日诊。主因"间断发热 10 天，加重伴意识不清 3 天"于 2015 年 7 月 20 日入院。入院诊断：①重症肺炎，Ⅱ型呼吸衰竭。②休克。③冠状动脉粥样硬化性心脏病，急性冠脉综合征，心功能不全。④肝功能异常。⑤肾功能不全。⑥应激性胃溃疡伴出血。⑦多发性硬化。⑧电解质紊乱，低钾血症。⑨低蛋白血症。入院后给予呼吸机支持、抗感染、保肝、化痰、保护胃黏膜、抗血小板、营养支持等治疗后，患者病情好转，但因使用多种抗生素后感染迁延不愈，痰培养提示为耐药铜绿假单胞菌，体温维持在 37～38℃，血压偏低，需要小量多巴胺泵入维持，因不能脱机于 8 月 3 日行气管切开术。中医给予清热化痰养阴、除湿化浊等汤药治疗，效果不明显。8 月 20 日查房，询患者因多发性硬化已卧床近 30 年，形体偏瘦，四肢肌肉萎缩，面色黄暗。发热时精神萎靡不振，时有喘息。痰多，色黄白，质黏。小便量偏少，需要给予利尿剂，大便通畅。双下肢有轻度水肿。舌暗红、苔厚腻，脉沉乏力。辨证考虑为阳虚水饮内停，兼有痰热。予真武汤加味治疗。处方：附子 10g（先煎），茯苓 30g，生白术 20g，白芍 30g，干姜 30g，薏苡仁 30g，桔梗 10g，炙甘草 10g。7 剂。水煎服，日 1 剂。8 月 27 日查房：患者病情较前变化不大，痰量仍多，色黄白，质黏。继续守上方去桔梗、炙甘草，加北败酱 30g、芦根 60g，加强清热化痰之功，7 剂。后继续以真武汤加味治疗半个月余，患者体温逐渐下降至正常，多巴胺停用，厚腻苔退去，转为少苔。

按语：本案中开始只注意到患者发热，痰黄白黏，舌苔厚腻，认为以痰热、湿热为主，给予清热化痰、除湿化浊汤药，效果不明显。仔细查看后发现患者发热时表现为精神萎靡不振，有小便不利、水肿、脉沉乏力、血压偏低等症状，考虑为疾病日久，阳气亏虚所致；从发热，痰黄白黏，舌苔厚腻等来看，仍有邪热痰浊未清。阳气亏虚，若只用清热化痰、除湿化浊方药，徒伤正气，病情迁延不愈，故转方用真武汤加味治疗。真武汤振奋元阳；改生姜为干姜，加强温阳之效，同时干姜、茯苓、白术兼温化痰浊之功；加薏苡仁、北败酱、芦根、桔梗等，有薏苡附子败酱散、千金苇茎汤及桔梗汤之意，清热化痰，但不苦寒伤正。全方扶正祛邪，祛邪不伤正，故取效。治疗半个月患者体温正常，血压稳定，厚腻的舌苔也逐渐退去。迁延不愈的感染或者反复不退的发热，中医的治疗中有温阳一法，真武汤是可以选用的有效方剂之一。据笔者观察，此类患者往往以老年人多见，多伴有基础疾病（如本案患者有多发性硬化卧床多年），感染严重，可以出现休克，发热时精神萎靡不振，也可以不发热而精神萎靡，可伴有水肿、小便不利等水饮内停的表现，脉沉微、沉弱、沉细乏力等，舌不红、苔厚腻或薄。[摘自：**盛海忠**.**真武汤治疗危重疾病验案 3 则**.**江苏中医药**, 2016, 48(9): 55–57.]

案三：慢性肺源性心脏病

患者马某，男，43 岁，农民。因"反复咳嗽、气短 20 年余"就诊。每于冬天发作，持续 3 个月左右，来年气温转暖症状逐渐消失。确诊为"慢性肺源性心脏病"。2015 年 6 月 23 日来诊。因受风寒，出现咳嗽，气短，多痰，畏寒乏力，胸闷，气短，纳差，大便不成形，1 ～ 2 次 / 天，夜眠差，下肢水肿，不能平卧（喜左侧卧睡），舌淡暗体胖大，苔水滑，脉沉。患者平素肺脾气虚，脾肾阳气不足，感受风寒，外邪引动内疾。证为脾肾阳虚，水邪上泛，兼营卫不和。治法以温阳利水，调和营卫，兼以平喘。真武汤合桂枝汤治疗。处方：黑附子 15g（先煎），茯苓 20g，白芍 15g，炒白术 15g，生姜 15g，桂枝 15g，桔梗 6g，杏仁 12g，紫菀 15g。5 剂，水煎服。服药 5 剂后，咳喘、多痰缓解，畏寒怕冷减轻，纳食增多，效不更方，再以原方加减 5 剂，患者可以平卧，水肿消失。考虑到舌质暗，结合久病多虚，久病多瘀的特点，原方加上丹参以化瘀，山萸肉以温肾纳气，标本兼治，共服用 1 个月余，症状消失，改为调理脾胃，香砂六君子汤兼以补肾为主以培本，目前患者控制良好。

按语： 薛老师认为，哮喘多因平素有痼疾，复以外感而成。本证是素体不及，感受风寒邪气后感冒，使患者体质更虚，出现咳喘，多痰，畏寒乏力，纳食差，结合舌脉，为阳虚水泛证兼营卫不和，故用真武汤合桂枝汤以温阳利水，调和营卫，兼以平喘，考虑到舌质暗，结合久病多虚、多瘀的特点，加上丹参以化瘀，山萸肉以温肾纳气，标本兼治，最后以香砂六君子汤健脾以杜绝后患，使脾运健旺，诸症消失。[摘自：赵鹏忠，薛敬东．薛敬东主任医师应用真武汤临床经验举隅．世界最新医学信息文摘，2016, 16(65)：301, 397.]

94 参蛤散

【出处】《济生方》

【组成】蛤蚧（1 对），人参（9g）。

【用法】研末，每服 1 ～ 2g，每日 2 ～ 3 次。

【功用】止咳定喘，补肺肾。

【主治】肺气虚，肺失宣降，气逆喘咳。

【临床应用】

案一：慢性阻塞性肺疾病

患者，男，年过七旬。慢性支气管炎、慢性阻塞性肺气肿，终年咳嗽咳痰，少气懒言，言语、活动则气短而虚喘不宁。每入秋冬感畏寒肢冷，经常感冒并引发肺部感染，致咳喘加重，咳痰黄稠，肺部啰音难以消失，非用高档、足量抗生素不能控制。4 年前予服用参蛤散（生晒参、蛤蚧），从深秋连续至初春，当年咳喘减轻，精神转振，感冒明显减少，得以安度秋冬，其后每年秋冬坚持服用，并于方中加服冬虫夏草，肺部感染明显减少，生活质量得以提高。[摘自：郝传铮．参蛤散治疗慢性咳喘．中华医学写作杂志，2001, 8(23): 2776.]

案二：慢性支气管炎合并肺气肿

黄某，男，68 岁，工人。1998 年 2 月 3 日就诊。咳喘反复发作 10 余年，每到冬春季加重，咯痰时稀时黏，自觉痰有咸味，气短喘促，活动后尤甚，平时腰酸腿软，消瘦，舌质淡苔白少，脉沉细弱，双肺呼吸音低，闻及少许散在湿啰音。胸片示：双肺纹理粗糙紊乱，透亮度增强。提示：慢性支气管炎并肺气肿。诊为肾虚喘促。治以补肾纳气，止咳化痰。方用参蛤散合苏子降气汤加减。党参 9g，生地 9g，熟地 9g，山茱萸 9g，补骨脂 9g，川贝母 9g，厚朴 6g，制半夏 6g，橘红 9g，百合 12g，前胡 6g，炙苏子 6g，当归 6g，蛤蚧粉 6g（冲服），炙甘草 6g。水煎服，1 日 1 剂，分早、中、晚 3 次服。随症加减：痰稀多泡沫加白芥子 9g，痰黏黄加桑白皮 12g、黄芩 12g，肾阳不足畏寒加制附子 10g（先煎）、肉桂 3g（后下）。连服 30 余天后精神振合，咳止痰消，气平不喘。

[摘自：娄兴德 . 慢性支气管炎治验举隅 . 吉林中医药，2000, (3): 31–32.]

案三：喘证

李某，男，55 岁。1983 年冬，不慎受惊，作喘，胸满气急，咯吐白沫，端坐难卧。经用消炎、镇静、激素、脱敏等药，治疗 10 多日，不效。遂就治于中医。经诊，系寒邪壅肺所致，证属实喘。投用《医宗金鉴》定喘汤，连进 6 剂便基本告愈。后因工作忙未及善后即停药，虽仍常觉头晕乏力，腰酸腿软，未甚介意。至 1984 年 10 月初，随天气渐冷而复发，只要稍加活动即感喘促不休，气短无续，全身倦软，精神疲惫，甚或汗出肢凉。诊见身形肥胖，面色虚浮，舌质胖淡，白苔少许，脉沉而弱，纯属形盛气衰，上损及下，肺肾俱虚，气不归原之象，因断为虚喘，授以自拟参蛤丸方，嘱其依法配制，服尽一料而愈，未再复发。[摘自：刘景章，刘志媛 . 参蛤丸治疗虚喘证 . 内蒙古中医药，1985, (3): 35.]

95 升陷汤

【出处】《医学衷中参西录》

【组成】生黄芪六钱（18g），知母三钱（9g），柴胡一钱五分（4.5g），桔梗一钱五分（4.5g），升麻一钱（3g）。

【用法】水煎服。

【功用】益气升陷。

【主治】胸中大气下陷证。气短不足以息，或努力呼吸，有似乎喘，或气息将停，危在顷刻，脉沉迟微弱，或三五不调。

【临床应用】

案一：虚劳短气

陈某，男，50岁。主诉：气短乏力半年余。病史：患者平素工作劳累，需经常熬夜，饮食不规律。半年前患者开始出现胸闷气短，动则气不足，平日哈欠连连，手足心汗出严重，心烦失眠，纳食尚可，小便清长，大便溏稀，日2～3次，舌淡红，舌体细，苔薄白，脉沉细无力，以双寸脉尤显。予升陷汤加味。处方：生黄芪60g，柴胡10g，桔梗12g，太子参15g，知母10g，麦冬10g，白术15g，生龙骨12g，生牡蛎12g，酸枣仁20g。7剂，水煎，早晚分2次温服，并嘱患者以静养为主，清淡饮食，生活起居规律，忌熬夜劳累，不宜食肥甘厚味之品。二诊：患者胸闷气短、心烦失眠、手足心汗出等症有所好转，二便调，舌淡红，苔薄白，脉沉细。处方：守方去龙骨、牡蛎，黄芪改为 30g，7 剂，日，1 剂，饮食起居同前。三诊：患者诸症基本消除，大小便调，纳寐可，舌淡红，苔薄白，脉细。未予开药，建议用黄芪、麦冬泡水喝。

按语：患者因平素工作劳累、熬夜及饮食不规律，耗伤气阴，故胸中大气下陷，气短不足以息，皆乃大气不足，不能支撑胸廓所致，故见胸闷气短，动作气不足，哈欠连连；气虚不能固摄津液，加之日久熬夜伤阴，阴虚但见手足心汗出严重，心烦失眠；脾气虚则见大便溏稀。此患者属气虚不摄，日久伤阴之证，方用升陷汤加味。其中大剂量黄芪补益肺气，兼固表止汗；柴胡、桔梗升提气至胸中；患者兼有阴虚之证，惟其性稍热，故以知母、麦冬之凉润者济之；大便溏稀，佐以太子参、白术健脾益气；生龙骨、生牡蛎、酸枣仁合用酸敛固摄，镇静安神，取其护液止汗汤之义。诸药共达益气升陷、滋阴敛汗之功。[摘自：吴旦，葛来安. **升陷汤临床运用之浅析**. 健康前沿，2017，26(6): 174.]

案二：肺间质纤维化

患者，男，69 岁。主因"间断咳嗽咳痰 3 年，加重伴喘憋 2 月余"就诊。患者既往体健，吸烟史 20 年，20 支 / 日；3 年前出现咳嗽咳痰，痰白黏量少，未诊治；1 年前受凉后出现咳嗽咳痰加重，伴呼吸困难，咳嗽剧烈或步行上楼或快走时出现，伴发热，体温最高 38.5℃，于某医院住院治疗。查肺功能：FVC% 71.1%，FEV$_1$% 75.1%，FEV$_1$/FVC 81.76%，TLCO–SB 21.6%。 胸 部 CT 示：慢性支气管炎、肺气肿、肺间质纤维化、右肺炎症，予抗感染、解痉化痰、激素抗炎治疗后症状好转。出院后规律口服甲泼尼龙 20mg，1 天 1 次，自觉呼吸困难逐渐加重，仍间断发热，后自行停口服激素。2 个月前因喘憋加重，发热，活动耐量明显下降，步行 5m 即感呼吸困难，住院治疗，查抗核抗体（＋）1∶100，余自身抗体阴性。胸部 CT 示：双肺间质纤维化、双肺气肿、肺大疱，予静点莫西沙星加头孢唑肟 10 天后改为舒普深，每天 2 次，抗感染，静点甲泼尼龙 40mg，1 天 1 次，共 5 天，余治疗予常规解痉化痰平喘、利尿药物。患者咳嗽咳痰未见明显好转，间断发热，呼吸困难逐渐加重，休息时仍可有呼吸困难，于 2017 年 3 月 1 日就诊。症状：精神弱，面色暗，唇甲紫绀，张口抬肩，坐位喘息，发热恶寒，轻微活动则喘憋明显，活动耐力明显下降，咳嗽无力，痰色白，痰质黏稠，夜间憋醒数次。体征：T 37.6℃，杵状指，听诊双肺呼吸音低，双肺底可闻及多量吸气末爆裂音。辅助检查：血常规：WBC 14.32×10^9/L，N% 90.8%，CRP 27.56mg/L，PCT 0.36ng/mL，BNP 39ng/L；血气分析（鼻导管吸氧，3L/min）：PH 7.534；PCO_2 22.8mmHg，PO_2 52mmHg，BE 3mmol/L，SaO_2 91%；胸部 CT：双上肺肺气肿并肺大疱、双下肺磨玻璃影及蜂窝影，双肺间质纤维化；床边 UCG：EF 59%，三尖瓣少量反流，左室舒张功能减低；双下肢静脉超声未见血栓。入院诊断考虑"肺间质纤维化合并肺气肿、肺部感染、Ⅰ型呼吸衰竭"。西医治疗予舒普深联合左氧氟沙星抗感染及常规解痉化痰平喘、利尿，未予激素治疗。喘憋呈进行性加重，发热，最高体温 38.6℃。2017 年 3 月 1 日第一次中医查房：倦怠，气短，乏力，精神弱，面色暗，唇甲紫绀，喘促甚，坐位喘息，张口抬肩，咳嗽无力，肩息咳，痰白质黏量少，发热恶寒，夜间憋醒数次，纳食不馨，眠差，小便短少，大便稀溏，2 ～ 3 次 / 日。舌质暗红，苔白腻，脉浮滑数，沉取无力。中医诊断：肺痿病。辨证：胸中大气下陷兼瘀血阻络，痰浊不化。治以升举大气、活血通络、肃肺化痰。方宗升陷汤加味。处方：生黄芪 30g、生知母 5g、升麻 5g、柴胡 5g、桔梗 5g、三七花 3g、沙棘 3g、钩藤 10g、薄荷 5g、丹参 20g、党参 5g、瓜蒌皮 10g、丝瓜络 10g、金银花 10g、杏仁 9g、厚朴 10g、泽泻 10g、五味子 5g、生麦芽 15g、炙甘草 10g。7 剂。2017 年 3 月 8 日第二次中医查房：服上方 7 剂后，精神及喘促明显好转，鼻导管吸氧状态可缓慢步行 10m，咳嗽轻微，痰量明显减少，无发热，纳食渐多，小便量多，大便可，但时有腰痛。复查白细胞、中性粒细胞百分比恢复正常，CRP 较前下降。舌暗尖红，苔薄白腻，脉沉滑，尺不足。此诊查房，整体病情基本稳定，肺司呼吸渐复，宗气渐足，此诊重在滋补肾水，意在恢复肾主纳气之功能。方选六味地黄丸合升陷汤加味。熟地黄 10g、生山药 10g、山茱萸 10g、泽泻 10g、茯苓 15g、牡丹皮 5g、生黄芪 30g、桔梗 10g、生知母 5g、柴胡 10g、升麻 10g、三七花 3g、沙棘 3g、钩藤 10g、薄荷 5g、丹参 30g、党参 5g、瓜蒌皮 10g、丝瓜络 10g、金银花 10g、杏仁 9g、厚朴 10g、五味子 5g、生麦芽 15g、炙甘草 10g。7 剂。遵上治疗原则，上方加减，7 日后患者喘憋好转。复查血气：PCO_2 41.1mmHg，PO_2 90.1mmHg。CRP 恢复正常，可脱离鼻导管缓慢步行 50m，咳痰利，纳食增，好转出院。[摘自：邵飞，祝勇．升陷汤加减治疗肺间质纤维化合并肺气肿个案报道．环球中医药，2018, 11(5): 712-713.]

案三：慢性阻塞性肺疾病

袁某，男，80 岁，煤矿工人，井下工作 40 余年。2013 年 12

月 25 日初诊。主诉：慢性咳嗽、咳痰 20 余年，加重 1 个月。患者既往有吸烟史 40 年，现已戒烟 20 年。自诉 20 年前患支气管肺炎后开始咳嗽，咳少量白痰，每年秋冬季节加重，受凉易诱发。1 周前因"心悸，伴血压增高 5 天"住于我院心内科。胸片示：双肺纹理增粗，诊断为慢性阻塞性肺疾病、慢性支气管炎、冠心病、高血压，经西医治疗，心悸、高血压得以控制，但仍咳嗽、咳痰伴下肢水肿。现每日晨起 5 时左右则咳少量白黏痰，伴喘息气短或从睡中咳醒。口干思饮，喉中痰鸣，双肺听诊闻及湿啰音。平素胸闷气短，活动后加重，易感冒，大便干燥。舌暗红，苔薄白，边有齿痕，脉沉细弦滑。诊属本虚标实，本为胸中大气下陷，标为痰湿阻肺，方用升陷汤合生脉饮、二陈汤、玉屏风散化裁。生黄芪 30g，升麻 8g，柴胡 8g，知母 10g，桔梗 12g，焦白术 15g，党参 10g，麦冬 15g，五味子 15g，半夏 10g，陈皮 12g，杏仁 10g，紫苏子 15g，枳壳 15g，厚朴 10g，地龙 15g，炙甘草 6g。服用上方 6 剂后，咳嗽咳痰明显减少，口干消失，大便通畅。原方去枳壳，加山药、茯苓各 15g。再服 12 剂，饮食增加，下肢水肿减轻，病情稳定。1 个月后复诊，咳、痰、喘均不明显，活动后气短减轻，夜尿频，3～5 次。考虑患者年老体弱，久病体虚，肾亦虚，方中稍佐山萸肉、益智仁等益肾纳气之品，另嘱其常服调脾益肺之品，以固根本，使正气存内，邪不可干，间断服用 20 余剂，未再发作。[摘自：田树杰，马华．薛秦升陷汤妙用四则．临床医药实践，2016, 25(1): 28–30.]

96 都气丸

【出处】《症因脉治》

【组成】熟地黄（24g），山萸肉（12g），干山药（12g），泽泻（9g），牡丹皮（9g），茯苓（9g），五味子（6g）。

【用法】上为细末，炼蜜为丸，如梧桐子大，每服三钱（9g），空腹服时用白汤送下。

【功用】滋肾纳气。

【主治】肺肾两虚证。咳嗽气喘，呃逆滑精，腰痛。

【临床应用】

案一：支气管哮喘

刘某，女，56岁。哮喘史9年，每年春秋两季必发，曾经中西药物治疗，效果不显。近年来发作频繁，发作时胸闷气促，喘鸣，不得平卧，甚感胸痛，用西药控制该病大发作后采用补肾法治疗，方以都气丸加减。药物组成：熟地50g，丹皮30g，枣皮30g，云苓30g，牛膝20g，泽泻20g，肉桂10g，山药30g，五味子30g，补骨脂50g，胡桃肉15g，磁石30g。上药为末，用蜜调和，作杏仁大小丸，用制半夏9g，陈皮50g，炙甘草30g，研极细末，泛为衣。每日早晚各服6g，坚持服药1年，停用任何药物，哮喘偶有几次轻度发作。[摘自：张兰霞.中药治疗哮喘病临床应用举隅.山西中医学院学报，2008, 9(6): 39-40.]

案二：慢性阻塞性肺疾病

患者，男，64 岁。于 2012 年 12 月 18 日初诊。因"活动后喘息 3 年余"就诊。症见：活动后气喘，咳嗽，无明显咳痰，胸闷，纳可，二便调，夜寐欠安，舌红，苔薄白，脉缓右尺弱。辅检：外院肺功能检查提示重度阻塞性肺通气功能障碍。中医诊断：喘证（肾不纳气）；西医诊断：慢性阻塞性肺疾病。治法治则：补肾纳气，止咳平喘。予七味都气丸加减。方药组成：熟地黄 10g，山药 10g，山茱萸 6g，茯苓 10g，泽泻 10g，牡丹皮 6g，五味子 6g，百合 10g，紫苏子 10g，地龙 10g，当归 10g，鸡血藤 15g，芦根 10g，川牛膝 10g，桑椹 10g，天冬 10g。7 剂，每日 1 剂，水煎取汁 600mL，分 3 次温服。患者拒绝吸入西医支气管舒张剂及糖皮质激素，予服上方 1 周后咳嗽、胸闷较前好转，后嘱患者连续服上方 4 周，1 个月后复诊，诉活动量较前增加，无明显咳嗽及胸闷，予去桑椹、天冬，加川贝 6g，固肺润肺止咳，阿胶 6g，养血润肺治疗。

按语：对于老年咳喘患者，往往虚实并存，痰浊阻肺、肺失宣降实为标证，肺肾亏虚、肾不纳气则是发病根源，遂不能单纯遵循传统宣肺平喘之法，故治疗上选取滋肾纳气之都气丸以治本，加用苏子、地龙降气化痰平喘；百合、天冬、芦根清肺润肺止咳；当归、桑椹、鸡血藤养血活血通络；川牛膝引药下行。诸药合用，肺肾同治，补肾纳气为主，固肺润肺为辅，气能正常摄纳，喘息则平。[摘自：李端丹．陈红主任医师运用七味都气丸加减治疗慢性阻塞性肺疾病．中西医结合研究，2014, 6(3): 165–166.]

案三：喘证

黄某，女，30岁。自诉2年前曾因一度劳累太过，加之情志抑郁而致胸闷、气促、喘息时作，经多方治疗无效，近几个月来病情加重。初诊时见气促，喘息，胸闷，善太息，干咳，心悸心烦，腰痛，消瘦，舌红、苔薄白，脉弦略数。证属肾阴亏损，肾不纳气，肺失肃降。方用都气丸加味。熟地、淮山、茯苓各20g，山萸肉、泽泻、白芍、枳壳、紫菀、丹皮各10g，五味子、沉香（后下）、生甘草各5g。每日1剂，水煎服。二诊：诉药后气促喘息已消失，能安静入眠，胸闷减轻，舌脉如前，原方去沉香，加熟枣仁10g，再进5剂而愈。[摘自：林中．**七味都气丸治疗疑难杂症举隅**．民族医药报，2006, 11(3): 11.]

97 麦味地黄丸

【出处】《医部全录》引《体仁汇编》

【组成】熟地黄（24g），山萸肉（12g），干山药（12g），泽泻（9g），牡丹皮（9g），茯苓（9g），麦冬（15g），五味子（15g）。

【用法】上为细末，炼蜜为丸，如梧桐子大，每服三钱（9g），空腹时用白汤送下。

【功用】滋补肺肾。

【主治】肺肾阴虚证。虚烦劳热，咳嗽吐血，潮热盗汗。

【临床应用】

案一：喘证

患者，男，69岁。2012年3月9日来诊。有喘证病史。因天气燥热，气喘发作，动则加重，心累，气促头晕，口干思饮，舌质红，少苔，少津液，脉象左右皆浮大，沉取无力。胸片提示肺气肿。证系肺肾阴虚，相火上逆。治宜滋阴收敛，潜降肺气。拟麦味地黄丸加减。药用麦冬10g，五味子10g，玄参10g，熟地20g，山药10g，山茱萸10g，茯苓5g，川牛膝5g，法半夏10g。水煎服，日1剂。服7剂诸症大减。继服1个月已无气促症状。

按语：实喘者邪在肺。治当祛邪化痰为主；虚喘者在肾，治当补肾纳气为主。麦味地黄丸所治之喘为肺肾阴虚，阴不敛阳所致的虚喘。[摘自：刘华元．麦味地黄丸治案四则．实用中医药杂志，2014，

30(10): 969-970.]

案二：支气管哮喘

患者，男，51岁，职员。1978年11月24日初诊。既往史：体弱易感冒，咽喉痛，常患口腔炎、口角炎。6年前患胃溃疡治愈。多年来高血压160～170/90～100mmHg，约4年前咳嗽、喘息、呼吸困难，经某医院诊断为变态性支气管炎，治疗后缓解，但常有反复。两个半月以来，每日夜间卧床身暖时，咳嗽、喘息、咯黄色黏痰、不易咯出，常因呼吸困难就医。检查：脉搏82次/分，血压160/100mmHg。意识清楚，肺轻度干啰音。面红黑色，两鼻唇沟附近脂溢性皮疹及鳞屑，从颈部到上胸部微小毛细血管扩张，腹诊"脐下不仁"。食欲正常，尿频，夜尿5次，口渴，两下肢倦怠，无浮肿，时有足心烦热，因睡眠时喘息发作而入睡困难。脉沉弦数，左尺脉细数，右寸脉滑大。唇红舌红，苔白略黄，咽喉明显发红。常规血尿化验，除尿蛋白（＋）外，其他无异常。给予麦味地黄丸：干地黄6g，山药、山茱萸、泽泻、丹皮、茯苓、五味子各3g，麦门冬8g。服药2周后，夜间咳喘减半，夕夜尿由5次减为4次，血压150/100mmHg。服药4周后，咳喘轻微，发作时间缩短，能熟睡，血压130/80mmHg。尿蛋白（±）。5周后咽喉痛并发红，鼻塞，流浓涕，咳嗽，咯痰夹鲜血，颈部淋巴结肿大，胸透无异常。尿蛋白（＋），血压132/80mmHg，夜尿3次，仍口渴，给予麦味地黄丸加苍耳子、麻黄、桑白皮、金银花、连翘、桔梗各3g，生甘草2g。7周后咽喉痛、鼻塞、流涕等悉除，咳喘减轻，继服麦味地黄丸，其后不常感冒。面部皮疹，口腔炎、口角炎也痊愈。尿蛋白（－），血压130～140/80～90mmHg，很稳定。初诊后 6 个月停药。于 1979 年 10 月又咳嗽、喘鸣、呼吸困难，体温 37℃左右，寒热往来，胸胁苦满，给予小柴胡汤加减，2 周后治愈，此后 1 年来未再复发。

按语：本例属肺肾阴虚证，可从脏象理论说明。肺开窍于鼻，咽喉为肺之门户，肺阴虚表现为肺热，故易患感冒和长期咽痛。肺喜润恶燥，燥引起肺阴虚，肺阴虚则肺热，肺热则燥，形成恶性循环。肺主气、主皮毛，肺的功能失调则皮肤容易患病，面部皮疹与此有关。常患口腔炎、口角炎和既往胃溃疡，是由于"先天之阴藏于肾，后天之阴本于胃"。胃和肺皆喜润恶燥，因内热而肺胃阴虚，久病伤阴。从颈部到上胸部微细血管扩张属阴虚表现。脐下不仁亦属由肺及肾的表现。口渴、尿频、夜间多尿、下肢倦怠、足心烦热属肾虚证候。脉沉弦数，右寸滑大，左尺虚表示肺实肾虚，上盛下虚。从朱丹溪《脉因证治》关于虚喘由于肾虚，治宜补肾的记载，给予麦味地黄丸，故显效而治愈。[**摘自：松本裕、李忠**. 肺肾阴虚型支气管哮喘的中医治疗. **日本医学介绍**，1982, 3(10): 30-31.]

案三：慢性肺源性心脏病

彭某，男，62 岁。于 1991 年 8 月 26 日入院。咳嗽、气喘 6 年余，加重 10 天。现咳嗽，气喘，咳时腰部疼痛，难以坐立，足跟疼痛，咯吐白色泡沫痰，胸闷气短，胸痛，咽干咽痒，口苦，头晕头痛，疲乏无力，五心烦热，纳呆，夜间眠差，昼时嗜睡，二便正常。"肺结核"病史。移居青海 3 年。西医检查：桶状胸，双肺呼吸音粗，未闻及干湿性啰音。心电图：①窦性心动过缓。②心电轴左偏。③ QRS 低电压。胸片：慢性支气管炎；慢性阻塞性肺气肿；慢性肺源性心脏病；右上肺陈旧性结核灶。腰部拍片：腰2椎体骨折。中医诊断：咳嗽。西医诊断：①慢性支气管炎合并感染。②慢性阻塞性肺气肿。③慢性肺源性心脏病。④腰椎骨折。曾用止咳、平喘、清热解毒、化痰、滋肺等多种方法，疗效不显，痰转为块状，且易咯出，咽痒口干，苔转薄白。酌斟再三，患者60有余，患病日久，肺病日久及肾，肾阴不足，相火上炎，致肺阴受灼，肺热叶燥，故咽干痰黏成块，咳嗽不止，兼见腰部、足跟疼痛。古人云，"咳在于肺而本于肾"，当益阴滋水，兼止咳平喘。麦味地黄丸加味：生地、山药、天冬、麦冬、款冬花、天花粉各15g，熟地、五味子、丹皮、百部、茯苓等各12g，山萸肉、阿胶（烊）各9g，蛤蚧1对（研末冲）。服1剂，咳嗽大减，痰少气平。3剂后咳止痰无，症状均消，西医各项化验检查均正常，患者痊愈出院。

按语：肾阴为一身阴液的根本，肺与肾之间的阴液是相互滋生的，肺津敷布以滋肾，肾精上滋以养肺。当肺阴虚损到一定程度时，则可使肾阴亏虚，出现肺肾阴虚证，故当滋肾纳气，以麦味地黄丸为主，去泽泻之渗利防伤阴，配以滋阴清肺之麦冬、花粉、阿胶，止咳平喘之百部、款冬花，补益肺肾亏虚并止咳喘之蛤蚧，则疗效卓著，药到病除。[摘自：汪筱燕．**麦味地黄丸加减治疗肺心病**．四川中医，1994, (12): 32-33.]

参苓白术散

【出处】《太平惠民和剂局方》

【组成】 莲子_{肉去皮，一斤}（500g），薏苡仁_{一斤}（500g），缩砂仁_{一斤}（500g），桔梗_{炒令深色，一斤}（500g），白扁豆_{姜汁浸，去皮，微炒，一斤半}（750g），白茯苓_{二斤}（1000g），人参_{二斤}（1000g），甘草_{炒，二斤}（1000g），白术_{二斤}（1000g），山药_{二斤}（1000g）。

【用法】 上为细末。每服二钱（6g），枣汤调下。小儿量岁数加减服之（现代用法：作汤剂，水煎服，用量按原方比例酌减）。

【功用】 益气健脾，渗湿止泻。

【主治】 脾虚湿盛证。饮食不化，胸脘痞闷，肠鸣泄泻，四肢乏力，形体消瘦，面色萎黄，舌淡苔白腻，脉虚缓。

【临床应用】

案一：咳嗽

患者张某，男，45岁。于2015年7月10日初诊。主诉：咳嗽咳痰5天。现病史：患者于5天前到海边游玩，感受风寒，当晚即咳嗽咳痰，伴发热恶寒，自服感冒灵颗粒无缓解，翌日即到当地医院就诊。查X线胸片提示双肺纹理增粗，血常规提示白细胞总数略高，两肺闻及散在干湿啰音，部位不固定，诊断为急性气管-支气管炎，予抗生素抗感染、盐酸氨溴索化痰止咳及雾化治疗，治疗5天，已无发热恶寒，但咳嗽咳痰无缓解，特来求诊。

刻诊：咳嗽咳痰，咳声沉闷重浊，痰多色白稠厚，劳累疲倦，食后加剧，伴恶心欲呕，纳呆，自诉平素多汗易感冒，大便时溏，小便正常，舌淡苔白腻，脉沉弱。查咽部充血不甚，扁桃体无红肿，X线胸片提示双肺纹理增粗，血常规正常，两肺闻及轻微散在干湿啰音。西医诊断：急性气管－支气管炎。中医诊断：咳嗽，证属脾湿犯肺，肺失宣降。治以健脾化湿，宣肺止咳。处方：莲子肉 15g，薏苡仁 30g，砂仁 6g（后下），桔梗 15g，扁豆 20g，茯苓 15g，党参 30g，炙甘草 6g，白术 15g，山药 20g，大枣 5 枚，杏仁 10g，泽泻 15g，车前子 15g，紫苏子 15g。共 3 剂，日 1 剂，水煎服。3 日后复诊：患者自诉服药后尿量明显增加，咳嗽亦大大减轻，便溏改善，但仍偶尔咳嗽，纳呆，舌淡苔薄白，脉沉缓。效不更方，于原方加藿香 10g、豆蔻 10g，加强醒脾作用，再服 3 剂。3 日后来诊诸症全无，嘱用参苓白术散成药调理，治疗 3 个月后电话随访，未见复发。[摘自：黄延芳，刘炜. 参苓白术散加减治疗咳嗽验案一则. 中国民族民间医药，2016, 25(11): 35.]

案二：慢性支气管炎

丁某，男，70 岁。2015 年 4 月 7 日初诊。主诉：反复咳嗽咳痰 10 余年，喘息 5 年，再发 2 周。患者既往有慢性支气管炎病史 8 年，长期吸烟，每遇受凉或冬春季节即咳嗽咳痰，严重时感喘息气急，每年持续 3～4 个月不等，近 6 年均有类似症状发作，平素一直服用头孢类抗生素、肺宁颗粒止咳化痰，不规律使用支气管舒张剂等药物治疗，2 周前因衣着不慎，上症再发。症见：咳嗽，咳大量白痰，晨起咳痰尤甚，咳声重浊，胸闷气急，喘息，活动后加重，伴见神疲乏力，动则汗出，纳差，大便稀溏，小便可。舌淡、苔白腻，脉细。查体：双肺可闻及湿性啰音及少许哮鸣音。中医辨证为肺脾两虚，痰浊阻肺。治法：健脾化痰，肃肺止咳。拟方参苓白术散加减。药物组成：太子参 30g，山药 20g，白术 15g，薏苡仁 15g，砂仁 10g（后下），茯苓 15g，桔梗 10g，陈皮 10g，法半夏 10g，紫菀 10g，黄芪 20g，射干 10g，浙贝母 15g，甘草 6g。服药 1 周，咳嗽、咳痰明显减少，痰量变稀薄易咳，胸闷气急减轻，精神渐旺，纳食增进，嘱患者前方继进 7 剂。三诊：咳嗽、咳痰进一步改善，无胸闷、气急、喘息等症，精神乏力明显改善，二便、舌脉均正常，参苓白术散原方 10 剂巩固以防复发。随诊 1 年，未见复发。

按语：慢性支气管炎属于中医学"内伤咳嗽""肺胀""喘证"范畴，临床症状主要为咳嗽、咳痰，或伴喘息。关于咳嗽早在《内经》就有"五脏六腑皆令人咳"的论述。金代刘河间曰："咳嗽是有痰有声，盖因伤于肺气而咳，动于脾湿因咳而为嗽也。"清代林珮琴曰："因痰致咳，痰为重，主治在脾。"《医学心悟》载："久咳不已，必须补脾土以生肺金。"其明确提出了运用培土生金来治疗。基于此，王教授认为，本案中患者咳嗽咳痰日久，肺气亏虚，气不化津，聚生痰湿，痰湿困脾，水谷不能化生津微上输滋养肺，反而上干于肺，久延则肺脾气虚。治疗上张景岳有"安五脏以调脾胃"的治法。王教授选用参苓白术散加减补益脾气，还兼有渗湿保肺之功，一则脾胃为万物之母，气血生化之源，通过健脾从而达到"四季脾旺不受邪"及增强机体防御功能的目的；二则土为金之母，虚则补其母，通过健脾可以补益肺气，肺气充足则咳嗽自止；三则通过健运脾胃水湿得化，肺的宣发肃降正常，以助消除咳喘之根。[摘自：王中云，晏水英，宋文华，等. 参苓白术散在肺系疾

病中的应用验案 4 则 . 湖南中医杂志 , 2018, 34(5): 118–120.]

案三：慢性阻塞性肺疾病

患者邓某，女，55 岁。50 年前因吸入刺激性气体出现咳嗽、气喘，后反复发作。此次因受凉后出现发热咳嗽，咯黄色痰，痰黏不易咯出，伴喘息气促，发病后患者于当地医院住院治疗，诊断为"慢性阻塞性肺疾病急性加重期"，予以静脉输入"哌拉西林他唑巴坦、左氧氟沙星"及对症治疗 40 余天，症状缓解出院。后无明显诱因出现发热（最高体温 39.0℃），伴咳嗽咯痰，痰色黄，量多不易咯出，呼吸困难，心慌胸闷，烦躁不安，小便量少。遂于 4 月 9 日就诊。入院时患者烦躁不安，发热咳嗽，咯痰，痰色黄，量多不易咯出，喘息气促，心慌胸闷，不思饮食，眠差，小便量少，近 2 个月体重下降约 15kg。舌淡红，苔白腻，脉细数。体格检查：T 39.9℃，P 142 次 / 分，R 28 次 / 分，BP 97/63mmHg。形体消瘦，皮肤弹性减弱，皮下脂肪减少，桶状胸，双肺叩诊过清音，双肺呼吸音粗，双肺可闻及散在哮鸣音，双下肺可闻及大量湿啰音；四肢皮肤硬化，色素沉着，布满鳞屑状斑片；余查体未见明显异常。行相关检查：2016 年 4 月 10 日胸部 CT：①右肺门改变，可疑占位，右中间支气管、下叶支气管低密度影填充，性质待定，右肺部阻塞性肺炎及肺不张。②双肺少许支气管扩张伴感染。③纵隔内见多个淋巴结显示，部分肿大。④双侧胸膜腔少量积液。血气分析：PH 7.39，PO_2 7.3kPa，PCO_2 5.2kPa Lac 2.8mmol/L。血常规：WBC 14.5×10^9/L，NEUT 8.92×10^9/L，CRP 136.8mg/L。生化：PCT 0.37ng/L，CYS-C 1.34mg/L，ALT 46U/L，AST 158U/L，ALB 35.8g/L，NT-proBNP 146pg/mL。自身免疫抗体谱：抗核抗体阳性（＋），核型为着丝点型1∶320。痰涂片：革兰阳性球菌（＋＋）。痰脱落细胞学检查：未查见癌细胞。结合患者病史、临床表现、体征及相关辅助检查，考虑重症肺部感染合并呼吸衰竭。西医予以氧疗、无创呼吸机辅助通气，左氧氟沙星、拉氧头孢抗感染及补液、营养支持等对症治疗。中医辨证为肺脾气虚，予加味参苓白术散口服。经治疗后4月18日复查胸部CT：双肺散在支气管扩张，右肺散在感染，左侧胸膜腔少量积液；右肺下叶不张已复张，支气管通畅，未见确切占位。以上结果显示，患者经过中西医结合治疗后，感染得到控制，营养状况较好，病情趋于好转。患者于2016年5月5日病情好转出院，后于笔者导师门诊随诊，坚持口服中药加味参苓白术散3个月余，病情明显好转。主要表现为：咳嗽咳痰较前明显减少，活动耐量增加，饮食量增加（3个月体重增加约5kg）。[摘自：**肖玉琼，张玉婷，宁迪. 以参苓白术散为例论培土生金法在老年肺病中的应用. 世界最新医学信息文摘，2018, 18(24): 199-202.**]

99 **金水六君煎**

【出处】《景岳全书》

【组成】当归二钱（6g），熟地三至五钱（9～15g），陈皮一钱半（5g），半夏二钱（6g），茯苓二钱（6g），炙甘草一钱（3g）。

【用法】水二盅，生姜三五七片，煎七八分，食远温服（现代用法：水煎服，用量按原方比例酌减）。

【功用】滋养肺肾，祛湿化痰。

【主治】肺肾阴虚，痰湿内盛证。咳嗽呕恶，喘急痰多，痰带咸味，或咽干口燥，自觉口咸，舌质红，苔白滑或薄腻。

【临床应用】

案一：咳嗽

王某，男，68岁。于2000年10月8日初诊。1个月前因气候突变，摄身不慎，感受风寒，发热恶寒，咳嗽咯痰，经西药静滴抗生素及中药杂治，热退寒除，然咳嗽痰多未止且加重。刻诊：咳嗽气短，呕恶多痰，难以平卧，胸膈满闷，饮食减退，舌微红，苔白腻，脉细滑。细询之咯痰毕口中总留一丝咸味。观前医已进平陈汤、三子养亲汤、六君子汤等剂而无效，便诊为肾虚水泛，痰浊内阻，治以滋阴补肾、燥湿化痰，方用金水六君煎加味。药用：熟地24g，当归12g，法半夏12g，茯苓12g，陈皮6g，白芥子6g，神曲10g，炙甘草6g。服3剂后咳减气平，已能安卧，痰饮胸闷大减，饮食已馨，原方增减续进 9 剂，诸症尽痊，随访半年未再复发。[摘自：张芙蓉.金水六君煎应用刍议.光明中医，2007，22(5): 11–12.]

案二：肺部感染

李某，女，13 岁。2016 年 10 月 5 日初诊。肺炎 1 个月，发热 37.8℃，咽干，咳嗽上逆，咯痰稀黄，气息喘促。舌体胖大，质淡，苔薄腻，脉细数。胸部 X 线片可见肺实质渗出性炎症阴影，双肺听诊闻及湿啰音，反复肺部感染。思为肺肾不足，痰湿郁热，治宜补肺益肾，化痰止咳，兼清郁热。方用金水六君煎合温胆汤加减。清半夏 15g，青皮、陈皮各 10g，当归 30g，熟地黄 45g，茯苓 30g，甘草 10g，杏仁 10g，川贝母 15g，炒白芥子 30g，炙百部 30g，前胡 15g，黄芩 20g，炒牛蒡子 15g，桔梗 15g，炒枳实 15g，竹茹 15g，太子参 15g。7 剂，日 1 剂，水煎服。复诊：低热已退，仍咳嗽，咯痰，口干喜饮，舌质红，苔黄腻，脉虚数。更方：太子参 15g，天冬、麦冬各 15g，五味子 10g，淡竹叶 10g，生石膏 10g，桔梗 15g，蒲公英 30g，甘草 10g，生地黄、熟地黄各 18g，鸡内金 15g，桑叶 15g，黄芩 15g，生姜 3 片，大枣 5 枚。7 剂，日 1 剂，水煎服。三诊咳嗽止，无痰，舌质淡，苔薄白。继服 7 剂，巩固疗效。

按语：该患者肺炎 1 个月，发热，咳嗽，咯痰，反复肺部感染，思其正值年幼，肺脾肾常不足，脏腑娇嫩，机体抵抗力较差，感受邪气后发病迅速，加之肺肾气虚，不能通调水道，水湿上泛为痰，痰湿郁而化热，虚实夹杂，治当补肺固肾，清解郁热，方用金水六君煎合温胆汤加减，佐以炒白芥子涤痰逐饮，川贝母、炙百部、前胡化痰止咳，黄芩清上焦湿热，桔梗宣肺祛痰利咽，竹茹、枳实取温胆汤之意，清热化痰。复诊见低热已退，仍咳嗽，偶咯痰稀白，思其低热虽退，但热已伤气津，口渴喜饮，宜益气生津，更方为生脉饮与竹叶石膏汤加减。生脉饮益气养阴，生津止渴；竹叶石膏汤则重在清气分余热，兼助益气和胃。[摘自：**冯秀婷，崔应珉，罗长江．崔应珉教授应用金水六君煎治疗肺部感染验案举隅．光明中医**，2017，32(14)：2035–2036．]

案三：慢性阻塞性肺疾病

平某，男，77 岁。2013 年 4 月 26 日初诊。主诉：反复咳嗽、咳痰、气喘 10 余年，加重 1 个多月。患者近 10 余年出现反复咳嗽、咯痰、气喘，以冬春季好发，曾多次住院诊断为"慢性阻塞性肺疾病"，平素活动后气喘，休息后可缓解，曾吸入西药沙美特罗替卡松粉吸入剂（50/250）治疗。近 1 个月来患者出现咳嗽、咯痰加重，咯吐白稀痰，痰量较多，活动后气喘明显，夜间可平卧，无恶寒、发热，无鼻塞、流涕，口服消炎药及茶碱缓释片，咳嗽、气喘未有缓解。刻下：活动气喘，夜间可平卧，咳嗽，咯吐白稀痰，痰量中等，乏力，口干，腰膝酸软，纳食一般，大便稀溏，夜间小便频数，夜寐欠安。既往有"高血压病、高血压性心脏病"，现服用氨氯地平、厄贝沙坦片、氯吡格雷片等治疗。否认"糖尿病"病史，无药物过敏史。查体：血压 145/80mmHg，两肺呼吸音低，两肺未闻及干湿性啰音，心率 85 次 / 分，律齐，未闻及杂音，双下肢无浮肿。舌质淡红，苔薄白，脉弦滑。治以补肺益肾，健脾化痰。处方：熟地黄 10g，当归 10g，法半夏 10g，陈皮 6g，茯苓 10g，款冬花 10g，车前子 10g（包），佛耳草 10g，穿山龙 10g，平地木 15g，降香 10g，五味子 5g，炙甘草 3g。每日 1 剂，水煎 300mL，早晚分服。5 月 3 日二诊：服药 7 剂，患者咳嗽减轻，痰量减少，活动后气喘稍好转，腰膝酸软好转，纳食不馨，大便软，小便尚可，夜寐可。舌质淡红，苔薄白，脉弦滑。金水六君煎加味。熟地黄 10g，当归 10g，法半夏 10g，陈皮 6g，茯苓 10g，款冬花 10g，穿山龙 10g，沉香 3g（后下），平地木 15g，佛耳草 10g，焦楂曲（各）10g，甘草 3g。每日 1 剂，水煎 300mL，早晚分服。患者药后症状渐除，改口服金水宝胶囊治疗，继续调养。

按语：本案属中医学"喘证"范畴，以肺肾气虚不足为本，壮师运用金水六君煎加减，获得良效。方中穿山龙是壮师治疗肺系疾病较喜欢使用的药物之一，该药具有止咳化痰、降气平喘之效，同时有活血通络之功，对于咳、痰、喘患者，大多存在久病入络之势，可从活血化瘀论治，用该药可达到"一箭双雕"之效。同时，上方中药对"茯苓和陈皮""焦山楂和六神曲"亦使用较多，其可和胃健脾，运化水谷，输布精微，从而肺肾并调。[摘自：丁强 . 壮健教授治疗肺咳喘病的经验 . 中国中医急症，2015, 24(6): 1005–1007.]

⑩ 金匮肾气丸

【出处】《金匮要略》

【组成】 干地黄八两（24g），山药、山茱萸各四两（各12g），泽泻、牡丹皮、茯苓各三两（各9g），桂枝、附子炮，各一两（各3g）。

【用法】 上方八味末之，炼蜜和丸梧子大，酒下十五味，加至二十五味，日再服（现代用法：研末，炼蜜为丸，每服6～9g，日服2次，温开水送下，或作汤剂，水煎服）。

【功用】 补肾助阳，化生肾气。

【主治】 肾阳气不足证。腰痛脚软，身半以下常有冷感，少腹拘急，小便不利，或小便反多，入夜尤甚，阳痿早泄，脉虚弱，尺部沉细，以及痰饮、水肿、消渴、脚气、转胞。

【临床应用】

案一：过敏性鼻炎

李某，男，47岁，教师。2017年2月20日初诊。患者鼻塞，打喷嚏，流清水鼻涕，反复发作10余年，早晨起床后多发，遇冷空气尤为明显。西医诊断为过敏性鼻炎，长期服用西药、中药治疗，均未见明显效果。刻诊：鼻塞，流清水鼻涕，打喷嚏，遇冷加重，饮食、大小便均正常，舌质淡红，苔薄白，脉沉。证属肺气虚，卫表失固。治疗当以益肺固表为法。予金匮肾气丸加味。处方：炮附子3g，桂枝3g，熟地黄24g，怀山药12g，山萸肉

12g，茯苓 9g，牡丹皮 9g，泽泻 9g，黄芪 12g，防风 10g，苍耳子 10g，白芷 10g，甘草 5g。7 剂，每日 1 剂，水煎服。1 周后复诊，诸症悉愈，予金匮肾气丸口服 2 周，巩固疗效，嘱多食怀山药，补益肺肾。随访 3 个月未复发。

　　按语：过敏性鼻炎，又称变应性鼻炎，是指特应性个体接触变应原后，主要由 IgE 介导的介质（主要是组胺）释放，并有多种免疫活性细胞和细胞因子等参与的鼻黏膜非感染性炎性疾病，是一种由基因与环境互相作用而诱发的多因素疾病，为临床常见病，对冷空气过敏者尤为常见。西医治疗多效果不理想。中医认为，本病多为肺气虚，卫表不固，感受外邪所致，治疗上多从补肺固表、祛风散邪入手。然肾为五脏之根本，为元阴元阳之脏，肾藏精化生元气，为气之根，故可以通过补肾气补肺气。方中金匮肾气丸补益肾气，黄芪补肺固表，防风、白芷、苍耳子疏风散邪通窍，甘草调和诸药。诸药合用，使肺气充盛，御邪有力，邪去病除。[摘自：吕恒军．金匮肾气丸临床新用．内蒙古中医药，2017，36(Z1)：84–85.]

案二：慢性支气管炎

　　冯某，男，34 岁。2013 年 11 月 30 日初诊。患者长期咳嗽，常于冬季发作甚，每次发作必迁延 2 ～ 4 个月才缓解，慕名从北京前来就诊。症见咳嗽频作，干咳为主，体形高大微胖，大便可，舌淡红，苔薄，脉沉缓滑，寸弱。此为久咳伤肾，肾气受损，故逢冬季寒冷之季加重，以金匮肾气丸加味治之。制附片 10g，肉桂 5g，熟地 10g，山药 20g，山茱萸 5g，丹皮 10g，茯苓 20g，泽泻 15g，苏叶 20g，前胡 10g，炒白术 15g，苍术 15g，神曲 10g。

7剂，水煎服。12月5日复诊：咳嗽减轻，便溏，舌红润水苔薄，脉沉细缓。肾气渐敛，脾虚水湿较著，转温脾肾之阳。金匮肾气丸加味，方药：制附片10g，肉桂5g，红参5g，炒白术15g，苍术15g，茯苓20g，丹皮5g，泽泻15g，苏叶15g，前胡10g，山茱萸5g，杜仲15g，蝉蜕5g，炙甘草5g。15剂而咳止。[摘自：高锋，刘建，官菊梅．宋兴应用金匮肾气丸治咳经验．中国中医基础医学杂志，2017, 23(2): 281–282.]

案三：慢性肺源性心脏病

戴某，女，72岁。主诉：咳嗽、咳痰10年，喘息8年，加重3天。3天前患者受凉后咳喘加重，活动后加重，伴心慌、胸闷、双下肢浮肿，痰色白，质黏稠，不易咳出，面色紫暗，口唇紫绀，腰膝酸软，纳眠差，大便溏，小便少。舌质暗，舌体胖，舌苔白滑，脉沉细。西医诊断：COPD急性加重期，慢性肺源性心脏病。中医诊断：肺胀，证属肺肾阳虚，痰瘀内阻。金匮肾气丸加味，处方：炮附子15g，肉桂3g，生地黄12g，山药15g，山茱萸10g，丹皮15g，茯苓15g，泽泻10g，杏仁10g，桔梗10g，三七粉3g（分吞），丹参30g，黄芪30g。二诊：服药15剂后，患者咳喘明显好转，胸闷、嘴唇紫绀改善，下肢浮肿改善，仍有心慌、睡眠差，上方去生地、山茱萸、丹皮，加炙甘草15g，夜交藤15g，桃仁15g，麦冬10g。再服7剂后患者上述症状缓解，继续守方7剂。嘱长期低流量家庭氧疗，适寒温，勿受凉。

按语：中医认为，初病在气，久病入血。王师认为，久咳、久喘，肺气郁滞，不能宣布津液，痰浊潴留，肺失治节，心血营运不畅，血脉瘀阻，而致肺病及心，痰瘀阻碍肺气，瘀滞心肺，肺气痹而不降，此时应及时应用活血化瘀药，如川芎、赤芍、丹参、红花等，对改善微循环，改善血流变，扩张血管，改善心肺功能都有益处。"气为血之帅""气行则血行"，在活血化瘀的同时，尤其应加重益气的黄芪、党参等补气药，以达到益气活血、理气化瘀的目的。[摘自：郑岚，王鹏，乔桂圆. 王鹏运用金匮肾气丸治疗"肺胀"经验举隅. 湖北中医药大学学报，2018, 20(5): 104–106.]

附录：方歌 100 首

1. 桂枝汤

桂枝汤治太阳风，芍药甘草姜枣同，解肌发表调营卫，表虚自汗此为功。

2. 麻黄汤

麻黄汤中用桂枝，杏仁甘草四般施，发热恶寒头项痛，伤寒服此汗淋漓。

3. 桂麻各半汤

桂加麻杏名各半，肌表小邪不得散，面有热色身亦痒，两方合用发小汗。

4. 桂枝新加汤

桂枝汤治太阳风，芍药甘草姜枣同，新加汤增芍姜量，更添人参使胃强。

5. 葛根汤

葛根桂枝加葛黄，无汗项背几几强，二阳合病下利治，刚痉无汗角弓张。

6. 麻黄加术汤

麻黄汤中用桂枝，杏仁甘草四般施，麻黄汤中加白术，湿困身疼总能医。

7. 银翘散

辛凉解表银翘散，芥薄牛蒡竹叶甘，豆豉桔梗芦根入，上焦风热服之安。

8. 越婢汤

越婢汤中有石膏，麻黄生姜加枣草，风水恶风一身肿，水道通调肿自消。

9. 大青龙汤

大青龙汤桂麻黄，杏草石膏姜枣藏，太阳无汗兼烦躁，风寒两解此为良。

10. 九味羌活汤

九味羌活用防风，细辛苍芷与川芎，黄芩生地同甘草，三阳解表一葱姜。

11. 桂枝加附子汤

桂加附子治有三，风寒肢痛脉迟弦，汗漏不止恶风甚，肌肤麻木卫阳寒。

12. 麻黄细辛附子汤

麻黄细辛附子汤，发表温经两法彰，若非表里相兼治，少阴反热皆能康。

13. 麻黄附子甘草汤

麻黄附子甘草汤，是治少阴表证方，麻黄量小附子温，微汗解表神能强。

14. 败毒散

人参败毒茯苓草，枳桔柴前羌独芎，薄荷少许姜三片，时行感冒有奇功。

15. 荆防败毒散

人参败毒草苓芎，羌独柴前枳桔同，生姜薄荷煎汤服，祛寒除湿功效宏，若须消散疮毒肿，去参加入荆防风。

16. 麻杏苡甘汤

湿热麻杏苡甘汤，发热日晡身疼痛，临证权衡用剂型，清热利湿能祛风。

17. 防风通圣散

防风通盛大黄硝，荆芥麻黄栀芍翘，甘桔芎归膏滑石，薄荷芩术力偏饶，里交攻阳热盛，外科疮毒总能消。

18. 小柴胡汤

小柴胡汤和解剂，半夏人参甘草从，更用黄芩同姜枣，少阳百病此为宗。

19. 柴胡桂枝汤

柴胡桂枝两方合，善治太少两经病，心下支结关节痛，初期肝硬亦能和。

20. 正柴胡饮

正柴胡饮平散方，芍药防姜陈草煎，轻疏风邪解热痛，表寒轻症服之康。

21. 柴葛解肌汤

陶氏柴葛解肌汤，邪在三阳热势张，芩芍桔甘羌活芷，石膏大枣与生姜。

22. 玉屏风散

玉屏组合少而精，芪术防风鼎足形，表虚汗多易感冒，固卫敛汗效特灵。

23. 参苏饮

参苏饮内用陈皮，枳壳前胡半夏齐，干葛木香甘桔茯，气虚外感最相宜。

24. 再造散

再造散用参芪甘，桂附羌防芎芍参，细辛加枣煨姜煎，阳虚无汗法当谙。

25. 加减葳蕤汤

加减葳蕤用白薇，豆豉葱白桔梗随，草枣薄荷八味共，滋阴发汗功可慰。

26. 葱白七味饮

葱白七味外台方，新豉葛根与生姜，麦冬生地千扬水，血虚外感最相当。

27. 苍耳子散

苍耳子散辛夷花，薄荷白芷四药抓，疏风祛邪通肺窍，鼻塞涕浊效堪夸干。

28. 过敏煎

过敏银胡草与梅，防风五味一方随，荨麻疹癜因于敏，咳喘鼻炎力可催。

29. 半夏散及汤

半夏散及汤方并，桂草半夏等分用，桂枝甘草证咽痛，当知不是少阴病。

30. 桔梗汤

脓如米粥肺烦清，毒溃难支药要轻，甘草二两桔一两，土金合化得生生。

31. 猪肤汤

猪肤斤许用水煎，水煎减半滓须捐，再投粉蜜熬香服，少阴咽痛利且烦。

32. 苦酒汤

半夏一枚十四开，鸡清苦酒搅几回，刀环捧壳煎三沸，咽痛频吞绝妙哉。

33. 升降散

升降蝉蚕姜黄军，一二三四酒蜜煎。

34. 麻黄升麻汤

两半麻升一两归，六铢苓术芍冬依，膏姜桂草同分两，十八铢兮芩母葳。

35. 半夏厚朴汤

半夏厚朴与紫苏，茯苓生姜共煎服，痰凝气聚成梅核，降逆开郁气自舒。

36. 三拗汤

三拗汤用麻杏草，宣肺平喘效不低。

37. 华盖散

华盖麻杏紫苏子，茯苓陈草桑白皮。

38. 止嗽散

止嗽散中用百前，陈皮桔梗草荆菀。

39. 金沸草散

金沸草散疏风寒，前胡荆芥细辛甘，半夏旋芍生姜枣，头昏咳嗽属外感。

40. 杏苏散

杏苏散内夏陈前，枳桔苓草姜枣研，轻宣温润治凉燥，咳止痰化病自痊。

41. 桑菊饮

桑菊饮中桔梗翘，杏仁甘草薄荷饶，芦根为饮轻宣剂，热盛阳明入母膏。

42. 桑杏汤

桑杏汤中象贝宜，沙参栀豉与梨皮，身热咽干咳痰少，辛凉甘润燥能医。

43. 柴胡枳桔汤

柴胡枳桔陈皮茶，黄芩生姜与半夏，邪郁腠理胸满痛，辛开苦泄此方。

44. 柴胡陷胸汤

柴胡陷胸小柴胡，更把参草枣剔除，加入枳桔连瓜蒌，寒热消退胸闷舒。

45. 小陷胸汤

小陷胸汤用黄连，解除心热又除烦，瓜蒌半夏降痰气，除却胸痹心下满。

46. 黛蛤散

黛蛤散剂治痰黄，蛤壳十倍黛一倍，咳嗽方中不能少，若加竹沥效更过。

47. 甘草干姜汤

甘草干姜二药齐，温肺运脾暖四肢。

48. 桑白皮汤

桑白皮汤半夏苏，杏仁贝母芩连栀。

49. 泻白散

泻白甘草地骨皮，桑皮再加粳米宜，泻肺清热平咳喘，肺中伏火用之宜。

50. 宣白承气汤

宣白承气生石膏，大黄瓜蒌杏仁敲，除痰泻热兼医喘，黄降辛开力最豪。

51. 苇茎汤

苇茎汤方出千金，桃仁薏苡冬瓜仁，肺热痰痈兼瘀血，泻热排脓病自宁。

52. 桔梗杏仁煎

桔梗杏仁用甘草，银翘红藤与枳壳，贝母夏枯加百合，恢复麦冬和阿胶。

53. 白虎汤

白虎汤中石膏知，甘草粳米四般施，阳明大汗兼烦渴，清热生津法最宜。

54. 麻杏石甘汤

仲景麻杏石甘汤，辛凉宣肺清热凉，邪热壅肺咳喘急，有汗无汗均可尝。

55. 凉膈散

凉膈硝黄栀子翘，黄芩甘草薄荷饶，竹叶蜜煎疗膈上，中焦燥实服之消。

56. 清气化痰汤

清气化痰星夏橘，杏仁枳实瓜蒌实，芩苓姜汁糊为丸，气顺火消痰自失。

57. 清肺化痰汤

清肺化痰蓝根芩，贝母橘红天竺加，参杏前草芦菀甘，降气化痰咳喘佳。

58. 清金化痰汤

清金化痰黄芩栀，桔梗麦冬桑贝知，瓜蒌橘红茯苓草，痰火犯肺咳嗽止。

59. 贝母瓜蒌散

贝母瓜蒌天花粉，橘红桔梗茯苓添，肺燥有痰咯难出，润肺化痰病自安。

60. 清燥救肺汤

清燥救肺参草杷，石膏胶杏麦胡麻，经霜收下冬桑叶，清燥润肺效堪夸。

61. 养阴清肺汤

养阴清肺是妙方，元参草芍冬地黄，薄荷贝母丹皮入，时疫白喉急煎尝。

62. 沙参麦冬汤

沙参麦冬扁豆桑，玉竹花粉甘草襄，秋燥耗津伤肺胃，咽痛干咳最堪尝。

63. 麦门冬汤

麦门冬汤用人参，枣草粳米半夏存，肺痿咳逆因虚火，清养肺胃此方珍。

64. 竹叶石膏汤

竹叶石膏气阴伤，病后虚羸呕逆方，不欲茶饭参草麦，粳叶石膏半夏匡。

65. 百合固金汤

百合固金二地黄，玄参贝母桔甘藏，麦冬芍药当归配，喘咳痰血肺家伤。

66. 咳血方

咳血方中诃子收，瓜蒌海粉山栀投，青黛蜜丸口噙化，咳嗽痰血服之瘳。

67. 月华丸

月华丸方擅滋阴，二冬二地沙贝苓，山药百部胶三七，獭肝桑菊保肺金

68. 补肺汤

补肺汤用参芪地，紫菀五味桑白皮。

69. 全真一气汤

全真方义本归藏，术附人参熟地黄，秒入麦冬牛膝味，相生相胜济乾坤。

70. 九仙散

九仙散中罂粟君，五味乌梅共为臣，参胶款桑贝桔梗，敛肺止咳益气阴。

71. 补肺阿胶汤

补肺阿胶马兜铃，鼠黏甘草杏糯停，肺虚火盛人当服，顺气生津嗽哽宁。

72. 桂枝加厚朴杏子汤

桂加厚朴杏子仁，喘家中风妙如神，如今肺炎求治法，媲美麻杏说与君。

73. 小青龙汤

小青龙汤治水气，咳喘呕哕渴利慰，姜桂麻黄芍药甘，细辛半夏兼五味。

74. 小青龙加石膏汤

小青龙把石膏配，咳喘而烦效更佳。

75. 越婢加半夏汤

风水多兮气亦多，水风相搏浪涛涛，全凭越婢平风水，加夏半升奠巨波。

76. 苓甘五味姜辛汤

苓甘五味姜辛汤，温肺化饮常用方，半夏杏仁均可加，寒痰水饮咳嗽康。

77. 射干麻黄汤

射干麻黄用生姜，紫菀款冬与五味，宣肺祛痰细辛又，半夏大枣合止咳。

78. 冷哮丸

冷哮丸用麻乌辛，蜀椒白矾陈胆星，皂杏半曲甘紫款，痰结冷喘此方珍。

79. 定喘汤

定喘白果与麻黄，款冬半夏白皮桑，苏杏黄芩兼甘草，外寒痰热喘哮尝。

80. 五虎汤

五虎汤清热定喘，细茶入麻杏石甘。

81. 苏子降气汤

苏子降气半夏归，前胡桂朴草姜随，下虚上盛痰嗽喘，亦有加参贵和机。

82. 葶苈大枣泻肺汤

葶苈大枣泻肺汤，支饮喘息不得卧，面目浮肿胸满胀，肺痈支饮证把握。

83. 十枣汤

十枣逐水效堪夸，大戟甘遂与芫花，悬饮内停胸胁痛，大腹肿满用无差。

84. 滚痰丸

滚痰丸用青礞石，大黄黄芩与沉香，百病皆因痰作祟，顽痰怪证力能匡。

85. 竹沥达痰丸

妙用竹沥达痰丸，半夏人参白茯甘，白术大黄芩沉香，再加礞石逐痰良。

86. 控涎丹

控涎丹用遂戟芥，攻涤痰涎力不差。

87. 泽漆汤

五两参姜白前，三升泽漆法分煎，桂芩参草同三两，半夏半升涤饮专。

88. 皂荚丸

痰浊上气坐难眠，痈势将成壅又坚，皂角蜜丸调饮下，绸缪需在雨之前。

89. 二陈汤

二陈汤中半夏陈，益以茯苓甘草成，理气和中煎燥湿，一切痰饮此方珍。

90. 三子养亲汤

三子养亲祛痰方，芥苏莱菔共煎尝，大便实硬加熟蜜，冬寒更可加生姜。

91. 厚朴麻黄汤

厚朴麻黄夏杏膏，姜辛五味小麦妙，宣肺降逆饮咳止，咳而脉浮症对好。

92. 苓桂术甘汤

苓桂术甘化饮剂，湿阳化饮又健脾，饮邪上逆胸胁满，水饮下行悸眩去。

93. 真武汤

真武汤壮肾中阳，茯苓术芍附生姜，阳虚水饮停为患，悸眩瞤惕保安康。

94. 参蛤散

方名便是方歌。

95. 升陷汤

大气下陷不足息，知柴桔麻生箭芪，张锡纯唤升陷汤，再加参萸治虚极。

96. 都气丸

六味再加五味子，丸名都气虚喘安。

97. 麦味地黄丸

地黄丸中加麦味，咳喘盗汗皆能挽。

98. 参苓白术散

参苓白术扁豆陈，山药甘莲砂薏仁，桔梗上浮兼保肺，枣汤调服益脾神。

99. 金水六君煎

金水六君用二陈，再加熟地与归身，别称神术丸苍术，大枣芝麻停饮珍。

100. 金匮肾气丸

金匮肾气治肾虚，干地怀药及山萸，丹皮苓泽加桂附，引火归原热下趋。